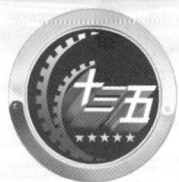

全国医药类高职高专"十三五"规划教材·临床医学类专业

U0719613

医学伦理学

（第2版）

主　编　李德玲　齐俊斌

副主编　王彩霞　罗光强　李占则　张丽芳

编　者　（以姓氏笔画为序）

王　霞　山西职工医学院

王宇清　广西医科大学

王彩霞　哈尔滨医科大学

田丽影　首都医科大学

刘　洁　首都医科大学

齐俊斌　桂林医学院

李占则　赤峰学院附属医院

李德玲　首都医科大学

肖湘君　桂林医学院

张丽芳　齐鲁医药学院

罗光强　桂林医学院

郎卫红　赤峰学院附属医院

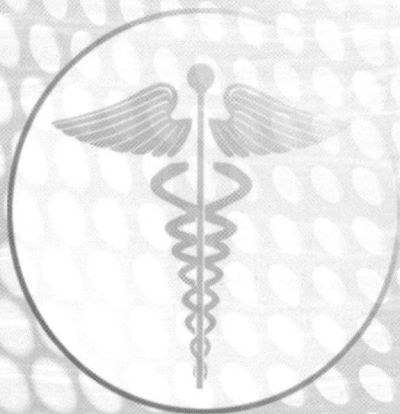

西安交通大学出版社
XI'AN JIAOTONG UNIVERSITY PRESS

图书在版编目(CIP)数据

医学伦理学/李德玲,齐俊斌主编. —2版.—西安：西安
交通大学出版社，2017.11(2023.8重印)
全国医药类高职高专"十三五"规划教材·临床医学类专业
ISBN 978 - 7 - 5693 - 0246 - 2

Ⅰ.①医… Ⅱ.①李…②齐… Ⅲ.①医学伦理学—高
等职业教育—教材 Ⅳ.①R - 052

中国版本图书馆 CIP 数据核字(2017)第 277491 号

书　　名　医学伦理学(第 2 版)
主　　编　李德玲　齐俊斌
责任编辑　宋伟丽　杨　花

出版发行　西安交通大学出版社
　　　　　(西安市兴庆南路 1 号　邮政编码 710048)
网　　址　http://www.xjtupress.com
电　　话　(029)82668357　82667874(市场营销中心)
　　　　　(029)82668315(总编办)
传　　真　(029)82668280
印　　刷　陕西奇彩印务有限责任公司

开　　本　787mm×1092mm　1/16　印张 14.75　字数 354 千字
版次印次　2018 年 7 月第 2 版　　2023 年 8 月第 4 次印刷
书　　号　ISBN 978 - 7 - 5693 - 0246 - 2
定　　价　34.00 元

如发现印装质量问题,请与本社市场营销中心联系。
订购热线:(029)82665248　(029)82667874
投稿热线:(029)82668803　(029)82668804
读者信箱:med_xjup@163.com

再版说明

全国医药类高职高专规划教材于 2012 年出版,现已使用 5 年,为我国医学职业教育培养大批临床医学专业技能型人才发挥了积极的作用。本套教材着力构建具有临床医学专业特色和专科层次特点的课程体系,以职业技能的培养为根本,力求满足学科、教学和社会三方面的需求。

为了适应我国高职高专临床医学专业教学模式与理念的改革和发展需要,全面贯彻《国家中长期教育改革和发展规划纲要(2010—2020 年)》《医药卫生中长期人才发展规划(2010—2020 年)》和《高等职业教育创新发展行动计划(2015—2018 年)》等文件精神,更好地体现"职业教育要以就业为导向,增强学生的职业能力,为现代化建设培养高素质技能型专门人才"的要求,顺应医学职业教育改革发展的趋势,在总结汲取第一版教材成功经验的基础上,西安交通大学出版社医学分社于 2017 年启动了"全国医药类高职高专临床医学类专业'十三五'规划教材"的再版工作。本次再版教材共 12 种,主要供临床医学类专业学生使用,亦可作为农村医学专业中高职衔接的参考教材。

本轮教材改版,以《高等职业学校专业教学标准(试行)》和国家执业助理医师资格考试大纲为依据,进一步提高教材质量,邀请行业专家和临床一线人员共同参与,以对接高职高专临床医学类专业教学标准和职业标准。以就业为导向,以能力为本位,以学生为主体,突出临床医学专业特色,以培养技能型、应用型专业技术人才为目标,坚持"理论够用,突出技能,理实一体"的编写原则,根据岗位需要设计教材内容,力求与临床实际工作有效对接,做到精简实用,从而更有效地施惠学生、服务教学。

为了便于学生学习、教师授课,再版时在教材内容、体例设置上进行了优化和完善。教材各章开篇以高职高专教学要求为标准,编写"学习目标";正文中根据课程、教材特点有选择性地增加"案例导入""知识链接""小结"等模块,此外,为了紧扣执业助理医师资格考试大纲,增设了"考点直通车"模块;在每章内容后附有"综合测试",供教师和学生检验教学效果、巩固学习使用。

由于众多临床及教学经验丰富的专家、学科带头人和教学骨干教师积极踊跃并严谨认真地参与本轮教材的编写,使教材的质量得到了不断完善和提高,并被广大师生所认同。在此,西安交通大学出版社医学分社对长期支持本套教材编写和使用的院校、专家、老师及同学们表示诚挚的感谢!我们将继续坚持"用最优质的教材服务教学"的理念,为我国医学职业教育做出应有的贡献。

本轮教材出版后,各位教师、学生在使用过程中如发现问题,请及时反馈给我们,以便及时更正和完善。

前　　言

医乃仁术,道德是医学的本质特征;大医精诚是业医者永恒的追求。医学伦理学在培养医学伦理素质和塑造医学人文精神方面具有举足轻重的作用。

医学伦理学是临床医学专业及医学相关专业的医学人文核心课程,是高等医药院校学生的必修课。通过医学伦理学的学习,切实提高医学生职业道德认识、陶冶医学道德情感、锻炼医学道德意志、树立医学道德信念、养成医学道德行为习惯、凝结医学道德品质,以适应医学工作和医学发展的需要。

本教材是以第1版教材基本框架及主要内容为基础,保持第1版教材“必需、可读、适度、够用”的原则,根据医学高职高专培养目标和执业(助理)医师考试大纲,全面梳理了原版教材的内容,对重点内容进行了修订。

1. 梳理的内容　全面梳理了第1版教材的正文内容,力争表述更准确、条理更清晰,以方便学生自主学习。重新编写了社区卫生服务伦理章节。对第1版的知识拓展部分内容进行了更新。

2. 增加的内容　每个章节正文中增加“考点直通车”内容,每章综合测试部分增加了单项选择题A1、A3题型,便于学生掌握核心知识点,积极应对执业(助理)医师考试。书末附有2套医学伦理学样卷,帮助学生自测。

3. 删除的内容　删除第1版第十四章:医学实习生角色要求及其伦理定位。

本教材的修订任务分工如下:齐俊斌,第一章;刘洁,第二章;李德玲,第三章和第十二章;肖湘君,第四章;王宇清,第五章;王霞,第六章;郎卫红,第七章和第八章;李占则,第九章和第十章;王彩霞,第十一章;张丽芳,第十三章;罗光强,第十四章;田丽影,第十五章。全书由李德玲统稿、定稿。

本书修订得到了各参编院校领导和教师的大力支持和帮助,在此表示诚挚的感谢!由于编者水平有限,疏漏之处在所难免,恳请广大师生批评指正。

李德玲

2017 年 12 月

目　　录

第一章 绪 论

学习目标

(1)识记:道德、医学道德的概念;医学伦理学的概念、研究对象和研究内容。
(2)理解:职业道德的概念及其要素;学习医学伦理学的意义。
(3)运用:简要介绍医学伦理学课程。

案例导入

2000年夏天某日凌晨,年仅3岁的男孩儿刘某不慎被严重烫伤。刘某在求治过程中先后被某市4家三级甲等医院或以押金不足,或以没有烧伤科,或以没有床位为由推诿、拒绝治疗。因贻误了最佳救治时机,受伤幼儿在第五家医院里医治无效而去世。

阅此案例,请思考:医学是什么? 道德与医学是什么关系? 医务人员如何处理患者的生命权与医疗机构的经济权之间的矛盾? 此案例说明了医务人员行医与行医道德规范有着怎样的内在联系?

第一节 道德、职业道德和医学道德

医学伦理学是源于医学及其实践活动,又服务于医学及其实践活动的文化观念,是医务人员在职业活动中应遵循的行为准则,是对医学职业道德的系统化研究。理解道德、职业道德和医学道德的概念是学习医学伦理学的起点。

一、道德

(一)道德的概念

道德是人们在社会生活实践中形成并由经济基础决定的,用善恶标准去评价,依靠社会舆论、内心信念和传统习俗调节人与人之间、人与社会之间、人与自然之间关系的行为准则和规范的总和。

从道德调节的关系范围看,道德蕴含于各个领域的所有层面,其所涵盖的个体与自身的关系,即个体道德准则和个人信念,如一个人可不可以有某种行为,一方面是社会、法律或信仰认为如何;另一方面更是因为他本人认为,从自己的良心来看,这种行为是正确的或者是错误的,这一方面的道德属于个人道德。个人与社会的关系中的社会道德涉及一个人与其他人的关系,包括个人如何处理人际关系中的血缘关系、业缘关系、地缘关系及其他方面的联系,这方面的道德属于社会道德。人与自然界关系中可依据个人对待周围自然物的行为,判定他是道德的还是不道德的,这方面的道德属于自然道德范畴。

人与超自然的关系,即宗教道德。道德基本上是讨论人的问题的,讨论人与其他存在物的关系如何。道德讨论人如何对待其他存在物,以促进共同的福利、发展、创造性和价值,力求扬善抑恶,扶正祛邪。

(二)道德的基本内涵

道德的基本内涵可分为以下几个层次理解。

1. 道德的起源

关于道德的起源,有人或认为道德起源于某个或某些超自然的存在物或原则,或认为道德总是以某种形式蕴含于自然界,并且存在着"自然法则",或认为道德起源于人类自身有了评价事物的价值或善恶的能力之时。马克思主义认为,人不能单独存在,人的本质不是单个人所固有的抽象物,在其现实性上,人是一切社会关系的总和。这就在客观上提出了如何处理人际关系的要求。生产关系与其他社会关系的变化和丰富,决定了道德观念和道德规范的变迁,而社会意识和人的自我意识的形成是道德起源的关键环节,它实现了道德意识和规范由不自觉到自觉的转变。因此,道德是人们在社会生活实践中形成和发展的一种社会现象,起源于人的共同需要或所有人的利益之需。

2. 道德的本质

道德的本质是道德区别于其他社会现象的一般性质。道德的本质分为一般本质和特殊本质。从一般本质上看,道德是一种社会意识形态,属于上层建筑,是由经济基础决定的。道德既受政治、法律、宗教、文化、科技、社会心理等因素的影响,又始终被经济基础所制约。道德的特殊本质则是指道德的特殊调节规范体系和实践精神。

3. 道德的评价标准和评价方式

道德以善恶为评价标准,体现社会意识和社会态度。有利于他人、社会幸福的行为就是"善"的道德行为;有害于他人、社会幸福的行为就是"恶"的不道德行为。非道德的行为是指不具有善恶道德意义的行为。

道德的评价方式包括社会舆论、内心信念和传统习俗三种方式。社会舆论和传统习俗以外在的方式,内心信念以内在的方式评价行为者及其行为的善恶。

4. 道德的功能

道德具有调节功能、教育功能、认知功能和激励功能。道德的调节功能具有特殊性:①非强制性,道德调节必须在人们内心接受或部分接受的情况下才能发挥作用。如医学道德规范只有被医务人员真心诚意接受,并转化为内在的良心和责任感时,才能真正发挥作用。②道德调节的范围深入到社会生活的各个方面,适用于一切社会。道德调节功能的发挥渗透在人的各种行为中。如医学道德存在于医务活动的各个方面和医务人员行为中,表现在言行举止上,深藏于医务人员的品格习性内,并在其中履行它的职能。③在调节利益关系时,道德调节的突出特点是要求个人或多或少的做出必要的节制与牺牲。道德的实现是以个人或多或少的自我节制和自我牺牲为前提。④自律与他律的统一是道德调节功能的重要特征。

道德是人的行为应当遵循的准则,做人应当奉行的道理和规矩。道德能够促进人的自我发展,是人格完善的条件;道德也能够维持社会秩序,促进生产力发展,维护社会成员的利益。

二、职业道德

(一)职业道德的概念

职业道德是指人们在长期职业生活实践中逐渐形成的比较稳定的道德观念和行为规范,是从事一定职业的人们所必须遵循与其特定的职业活动相适应的行为规范的总和。职业道德的基本要素包括职业理想、职业态度、职业责任、职业技能、职业纪律、职业良心、职业荣誉和职业作风等。尽管每一个行业都各有各的职业道德,但又有共同的敬业乐业的基本道德要求,即忠于职守、热爱职业是对所有从业人员的道德要求。

(二)职业道德的特点

与一般道德相比较,职业道德的特点表现为以下几方面。

1. 范围上的专业性

职业道德是在特定的职业生活中形成并在其职业领域内发挥调节作用的。如在医疗领域中,职业道德规定了医疗机构、医疗服务和医学传统的一般道德规范,以此来调节医疗行业及医务人员的行为。

2. 内容上的相对稳定性

内容上的相对稳定性表现为世代相袭的职业传统,形成比较稳定的职业心理、职业习惯和职业美德。例如,医务人员的角色和临床实践体现了社会的期望、医疗职业的内在标准和理想,其医学职业道德的要求主要来源于处理医疗人际关系的需要,这些因素的稳定性决定了医学职业道德内容的相对稳定性,如医学人道主义、医乃仁术等。

3. 形式上的多样性

根据职业活动内容、交往形式的要求及职业活动的环境和具体条件,职业道德规范表现为制度、规章、守则、公约、须知、誓词、条例等不同的形式,具体灵活,易于接受和掌握。

4. 功效上的适用性

职业道德不是空洞的说教,而是适用于从业者思想和行为的塑造。

三、医学道德

(一)医学道德的概念

医学道德是医务人员的职业道德,它是医务人员在医疗实践活动中应该遵守的、调整医疗人际关系及其与社会之间关系的行为准则和规范的总和。医乃仁术是对医疗实践的伦理性总结,充分说明了医学职业的自身道德价值,指明了道德是医学的本质特征。

医学道德作为一种特殊的道德现象,一方面以观念、情感和信念等意识形态存在于医学实践中;另一方面以一系列的原则、规范和范畴组成医务人员的行为规范体系,并在医疗实践中得以体现。医学道德包含广泛的职业规范,并随着医学、医学文化和社会经济关系的发展而变化。

(二)医学道德的特点

与其他职业道德相比,医学道德具有以下特征。

1. 实践性

医学道德理论是在长期的医学实践活动中产生和发展的,医学道德的理论来源于医学实践,又指导着医学实践,并在医学实践中接受检验;医学实践是医学道德理论的基础和动力,也是医学道德理论的目的和检验其正确性的唯一标准。医学道德具有鲜明的实践性。

2. 继承性

医学伦理学的理论是在批判地继承和发扬历史上的优秀医学道德思想成果的基础上发展的。弘扬古今中外传统伦理道德是医学伦理学发展的基本条件之一,是贯穿医学伦理学发展的一条主线。救死扶伤、医乃仁术、一视同仁等伦理思想被一代代医务人员继承和恪守,形成了医学伦理学的核心理念。

3. 时代性

医学道德伴随着医学实践与时俱进。医学伦理原则、规范以及医学道德的修养与评价等内容随着时代的变化而不断更新,随着医学的发展而不断拓展和深入。特定历史时期的医学伦理观念意识,承载着特定时代的医学及其医学模式的变迁,并与所处时代的社会经济文化关系协调一致。

4. 人道性

人道主义是一种渗透人类社会各个领域中的以人为本的理念。医学人道主义的思想源于人类对生命健康的追求和渴望,源于医务人员对患者的尊重和关怀照顾。医务人员尊重人的生命,关心爱护患者,竭力为患者解除痛苦的愿望与行为,就是医学人道主义的体现。医学人道主义是古今中外医学道德传统的精华。

5. 全人类性

医学是研究人的机体与疾病做斗争的科学知识体系,它是为全人类健康服务的科学。医学本身是没有阶级性的。生老病死是人类生命的自然规律,疾病对人的威胁也不受阶级关系的制约。人道主义作为医学道德的基本原则也被广泛接受,医学道德具有全人类性的特征。

第二节　伦理学与医学伦理学

一、伦理学

(一)伦理学的概念

伦理学又称道德哲学,是研究社会道德现象的科学,是关于优良道德的理论体系。伦理学以人们的道德意识、道德关系、道德行为为研究对象,是研究道德的起源、本质、作用及其发展规律的学科,也是一门关于人的品质、修养和行为规范的学科。换言之,伦理学是以道德作为研究内容,对人类道德生活进行系统思考和研究的一门科学。简言之,伦理学可以被大致地定义为有关善恶、义务的学科,有关道德原则、道德评价和道德行为的学科。伦理学在人类文明史中是比较早的学科之一。

(二)伦理学的类型

伦理学分为描述伦理学、元伦理学和规范伦理学。从理论功能上分析,描述伦理学主要是对社会道德现状进行客观描述,以再现道德实际来建立伦理原则的伦理学类型,如道德史、风俗史或调查报告。元伦理学则是从分析道德语言的意义和逻辑功能入手对道德进行研究,亦称为分析伦理学。元伦理学不直接论述规范体系,而是超越规定和规范,着力研究论证逻辑结构和语言的功能和用法的理论,它在道德劝诫上相对中立,目的在于求真。规范伦理学侧重于道德原则和规范的阐明和论证,总结、创新和建立伦理道德规范体系。规范伦理学构成伦理学的主体,是传统伦理学的主流,如功利主义、义务论等均属于规范伦理学的范畴。任何一个体系的规范伦理学均包含三个重要组成部分,即道德理论、道德原则和道德规范。规范伦理学在具体领域中的应用称之为应用伦理学,应用伦理学的任务在于分析现实社会中不同领域(政治、经济、科技、环境、生命、媒体、法律、国际关系等)里出现的重大问题的伦理维度,为这些问题所引起的道德悖论的解决创造一种对话的平台,从而为赢得相应的社会共识提供伦理上的理论支持。医学伦理学属于应用伦理学的分支。

对于医学伦理学学科而言,美德伦理学是十分重要的。美德伦理学又称德性伦理学,是研究优良道德如何实现,即以行为主体及其品德、美德为中心研究内容的伦理学,它所评价的对象主要是行为主体(品质和动机),对行为正确性的道德评价均源自具体的美德概念。美德伦理学强调行动者及其品格的重要性。

二、医学伦理学

(一)概念

医学伦理学是研究医学道德的科学,是一般伦理学原则在医疗实践中的具体应用和表现。医学伦理学就是运用一般规范伦理学的观点、原理、方法研究医学实践和医学科学发展中道德问题的一门学科,是医学与伦理学相互交叉形成的边缘学科,属于应用伦理学的范畴。

医学伦理学作为一门研究医学道德现象的学科,是伦理学的理论、观点与医学实践相结合的产物。从学科性质上看,医学伦理学是作为思考和处理医疗实践中的诸多问题的一门重要的职业伦理学,侧重于临床医疗实践中技术决策与伦理决策的统一,是医学伦理学的时代特征之一。

(二)研究对象

医学伦理学是以医学道德为研究对象,通过对医学道德现象的全面研究,揭示医学道德现象所表现的医德关系的各种矛盾及其变化发展的规律性的科学。具体来讲,医学伦理学是以医学道德现象和医学道德关系为研究对象的科学。

1. 医学道德现象

医学道德现象是关于医学领域中人们之间的道德关系的反映。医学道德现象主要包括医德意识现象、医德规范现象和医德活动现象三个方面,既从观念形态上研究医学道德现象,又强调在医学实践中研究医学道德现象。

(1)医德意识现象:医德意识现象是指在医疗活动中形成的并影响医学道德活动的

各种具有善恶价值的理论、观念、情感、意志、理想和信念等医学道德理论。医德意识现象主要阐明医学道德的对象、作用和特点,医学道德的起源、本质和发展规律以及医学道德理论与其他学科的关系。

(2)医德规范现象:医德规范现象是指在一定的社会经济政治条件下,在医学实践中指导、评价和调解医务人员行为的道德准则,是社会对医务人员基本要求的概括。医学道德规范既包括适应性广的一般医学道德规范,也包括具体的、针对性强的特有的行为准则。

(3)医德活动现象:医德活动现象又称医学道德实践,是指在医疗实践活动中,人们按照一定的善恶观念,遵循一定的医学道德准则而进行的医学道德教育、医学道德修养和医学道德评价与监督等活动。医德活动现象主要阐明在医学实践中依据新时期的医学道德理论和观念对医务人员的医学道德实践活动进行价值判断,研究医学道德理论转化为医学道德实践的条件,探讨进行医学道德教育和修养的途径和方法,以及如何养成良好的道德行为习惯等。

总之,医学道德既以观念、理论等意识形态存在于医学实践中,又以原则、规范形式构成医学道德的规范体系,指导着医学道德实践。因此,医学伦理学既从观念形态上研究医德理论,又从职业特征上研究医德规范,并结合医学实践研究医德实践。

2. 医学道德关系

医学道德关系是指在医学实践活动中形成的各种人际关系,主要包括以下几方面。

(1)医务人员与患者的关系:以医生为主体的医务人员人群和以患者为中心的人群之间的关系,简称医患关系。医患关系是医学实践中的最基本关系,是医疗人际关系的核心内容。医患关系表现为医务人员与患者之间服务与被服务的治疗关系,医务人员处于主导地位。医学伦理学的主要任务之一就是揭示医患之间的伦理地位、伦理责任和伦理价值,阐释医患双方应遵守的原则和规范,分析社会和医学发展过程中医患关系的发展变化趋势,以及如何发展和谐的医患关系。

(2)医务人员之间的相互关系:从医生主体看,主要包括医生与医生,医生与护士,医生与检验、影像、药剂学等技术人员,以及医生与医院管理、服务人员之间的关系。医学伦理学研究这些关系中主体承担的伦理责任和医学活动中协调同行之间分工与竞争、合作的关系及其伦理要求。医务人员之间的关系直接或间接影响医患关系,应格外重视。

(3)医学活动与社会的关系:医学活动不仅关系着患者及其家属的利益,而且关系着社会的利益。医务人员的责任不仅局限于某一个特定的患者,还包括对公众、社区和社会的责任;不仅要对患者的身体健康负责,还要对其心理健康和社会适应力负责。随着医学的社会化,医学与社会的联系越来越密切,协调好医学活动与社会的关系是社会安定与进步的重要保障。

(4)医务人员与医学科学发展的关系:医学科学研究直接关系到受试者和人类生命健康问题,研究人员必须遵守科学研究、技术研究的道德原则和规范,加强医学科学研究的道德修养。随着医学科学技术的发展和运用,提出了许多新的伦理问题,需要医学伦理学做出回应与选择。

另外,随着患者与患者之间的交往程度加深,对医患关系也存在着现实的影响,医学伦理学逐步将患患关系纳入自己的研究视野。

考点直通车

在医学道德关系中,哪一种是最基本的( )

A. 医患关系   B. 医务人员相互之间的关系

C. 医学活动与社会的关系   D. 医务人员与医学科学发展的关系

E. 患者与患者之间的关系

答案与解析: A。考点解析:医患关系是医务人员和患者双方获得自身身份的前提,没有医患关系,医务人员相互之间的关系、医学活动与社会的关系就失去了存在的意义。

(三)医学伦理学的研究内容

医学伦理学从总体上说是对医学道德的各类现象及其关系做历史与现实的具体考察和分析,从而揭示医学道德的本质、作用和发展变化的规律。医学伦理学的研究内容主要包括以下几个方面。

1. 医学道德基本理论

医学道德基本理论主要论述医学道德的本质特点、作用、起源和发展规律等基本理论,医学伦理学基础理论及其演变,医学伦理学与医学科学、医学模式转变、卫生事业发展的关系等,从而指导医务人员树立正确的行医态度和道德理想。医学道德理论应以马克思主义伦理观为指导,继承祖国优秀医学道德传统,论证社会主义医学道德的先进性,克服各种落后的、消极的思想观念影响,树立和发扬社会主义医德新风尚。

2. 医学道德的规范体系

医学道德的规范体系主要阐述医学伦理基本原则、基本规范和范畴,其中医学伦理规范又包括基本规范、不同医疗实践领域具体伦理规范,以指导医务人员明辨是非善恶,使其自觉选择符合医学道德规范要求的诊疗行为。

3. 医学道德的基本实践

医学道德的基本实践主要是医学伦理素养的教育、修养和评价等方面。通过医学道德的教育与评价等外在机制和内在修养机制塑造医务人员的伦理素养。医学道德的基本实践主要是在医疗实践中,按照医学伦理学的理论对医学实践活动主体进行道德评价,研究医学道德理论与医疗实践相结合的最佳路径和条件,同时研究进行医德教育与修养的正确途径和方法,提高医务人员的道德修养境界。

4. 生命伦理学

生命伦理学是当代医学伦理学的扩展和补充。它研究当代生命科学发展进程中,特别是高新尖端医学科学技术的运用过程中产生的新伦理问题和道德难题,部分反映了医学伦理学发展的广度和深度。

综上所述,医学道德的基本理论、医学道德的基本原则与规范、医学道德的基本实践及生命伦理学等问题,既相对独立,又互相贯通,构成独特的学科体系。

三、医学伦理学与相关学科的关系

医学伦理学是医学与伦理学的交叉学科,其所处理的问题不仅涉及自然科学,而且涉及社会与人的问题。所以医学伦理学不仅与其他学科存在密切的联系,而且医学伦理学的研究也必须以多种学科为基础。

（一）医学伦理学与医学

医学是研究人类生命的本质及其发展规律，探求人类同疾病做斗争的手段，以促进健康、延长生命、提高生命质量的科学。医学伦理学是研究医疗人际关系中行为规范的科学。两者共同维护和促进人类的健康，并在医疗实践中相互作用和相互影响。

医学伦理学立足于医学，并与医学科学的发展和医疗实践密切关联。医学科学的社会化和研究方法的变革，改变了医学与伦理学结合；医学的发展和进步影响着医学道德观念的变化和发展。反过来，医学伦理学又影响着医学的发展。可见，医学实践是医学伦理学产生的前提、基础和动力，医学伦理学是医学实践活动的尺度和方式。医学科学的进步推动医学伦理学的发展，医学道德是实现医学目的的保障。

（二）医学伦理学与医学心理学

医学伦理学与医学心理学相互影响、相互作用。医学心理学是研究心理因素在疾病的发生、发展、转归以及防治过程的影响和作用的科学，为医学实践提供心理诊断、治疗和预防的方法。人的健康、疾病均与心理活动密切相关。医学心理学的研究成果表明，心理、精神因素既可治病又可致病。因此，医务人员除了应具备扎实的医学基础和熟练的诊断技能外，还应懂得患者的心理。良好的心理治疗过程本身就是良好的医学道德的体现过程。医务人员必须具有良好的医学道德素质，才能赢得患者的信赖，使医患关系密切，促进患者的身心健康。医学伦理学为心理治疗提供伦理道德保证。

（三）医学伦理学与医学法学

医学伦理学与医学法学既存在内在联系，又有实质性的区别。医学伦理学揭示的道德原则和规范与医学法学揭示的法律条文规范，两者有共同的社会基础，在内容上相互吸收，在功能上相互补充，共同来调节医学实践中的各种人际关系，维护人们的健康利益和社会秩序。

医学立法是对医务人员道德的底线要求，道德的干预比法律广泛。在干预的手段上，医学法律具有强制性，而医学伦理学主要依靠内心信念来自律遵守以及舆论的外在监督、规范的他律约束而起作用。医学伦理学作为行为前的导引机制和医学法律作为行为后的惩处机制，形成了两者产生和发展趋势的差异。医学伦理学是医学立法的基础，医学立法又是医学伦理学的保障和深化。医学伦理学比医学法学表现出更强的继承性。在医疗实践中，把开展医德教育同法制教育结合起来，将起到相互促进、相得益彰的效果。

（四）医学伦理学与医学美学

医学美学是由医学和美学相结合而形成的一门新兴学科，它与医学伦理学有着密切的联系。医学讲"真"，医学伦理学讲"善"，医学美学讲"美"，医疗实践中的人际关系追求真、善、美的统一。医德高尚是医务人员内在美的体现，美学能使医务人员认识美、体验美，陶冶美德。医务人员的医德行为应包含满足患者对美的需求与渴望。如外伤患者或某些有生理缺陷的人对机体修复的要求，乃至人们对健美、人体美的渴求，在很大程度上有赖于医务人员的医德素质和技术水平。又如在医疗实践中注意运用美的形式，如音乐、健美操等，在综合治疗中取得良好效果。

此外,医学伦理学还与社会学、教育学、行为科学等人文学科存在广泛联系。医学伦理学的发展,离不开这些学科的理论成果的滋养,而医学伦理学的研究成果又对人文学科有着重要的贡献,它们之间互相渗透、互相促进,共同推动医学科学的发展。

第三节　学习医学伦理学的意义和方法

一、学习医学伦理学的意义

医学伦理学是医学人文学科的核心,是医务人员的必修课程。医学伦理学揭示了医学职业中的人群生活关系中的道德行为法则,揭示了医学职业至善的理想人生境界。学习医学伦理学具有重大的意义,体现在以下几个方面。

(一)有利于医务人员的自我完善及成为德才兼备的医学人才

医学教育的目的之一是培养和造就德才兼备、精诚合一的医学人才。学习医学伦理学对培养和完善医务人员的伦理理论素质、医学品德和知识结构立体化具有重要的意义。医学伦理学是医务人员获得道德知识、养成道德行为习惯的向导。

(二)有利于医务人员实现技术决策与伦理决策的统一,提高医疗质量

医学价值在于有效地挽救人的生命,全面促进人类健康。这一价值的实现要求医务人员既能运用物质手段进行诊断和治疗,又能进行精神和心理的诊治、保健,医学伦理学符合现代医学发展的这一趋势。在医务人员和患者的交往中,医务人员如果缺乏医学道德修养就会破坏患者的正常心理状态并引起患者的消极情绪,导致一系列不良心理反应,影响治疗效果。反之,则会创造良好的治疗环境,有利于疾病的转归。学习医学伦理学有利于提高医务人员的事业心、责任感和义务心;有利于培养道德情感和意志,养成良好的医德行为习惯,实现技术决策和伦理决策的统一,从而提高医疗质量。同时,医学伦理学为医务人员提供运用医学高新技术促进人类健康发展的方向和思路,如果忽视伦理学的制约作用,可能会使医学技术的运用误入歧途。

(三)有利于医务人员解决医学道德难题及促进医学科学的发展

生物医学的发展、医学高新技术研究与应用,极大地拓展了医学影响力和医学伦理学的发展空间。但医学高新科技也具有"双刃剑"效应。医学如何能在给患者和社会带来更多福利的时候减少伤害,是一个重要的伦理问题。如这一问题不能很好解决,则不仅会影响医学的进步与发展,而且会给人类带来灾难。医学伦理学的学习可以部分地提供解决难题的方向和思路,从而促进医学科学与社会的健康发展。

(四)有利于卫生机构及社会的精神文明建设

加强职业道德建设,改善医德医风,是医院精神文明的重要内容。良好的医德医风给患者安全感、信任感和温暖感,这种感情传递社会,促进精神文明的建设和和谐社会的发展。反之,医务人员的不良道德修养常常引起医患关系的紧张,增加医疗纠纷,不仅会影响医疗机构的正常秩序,还会影响患者安危和幸福,甚至影响社会安定。

知识拓展

为了达到平安,医师必须对抗三大敌人:其一,是会使人沦为庸医的无知;其二,是冷漠及其所造成的不必要死亡;其三,是堕落与人格上的缺陷。无知即是罪恶,冷漠即是尘世,堕落即是魔鬼。我们所要对抗的大敌中,最最危险的就属冷漠——不需要什么原因,也无关于缺乏知识,就只是单纯的漠不关心,只顾着追求别的利益,或因为自负而产生的一种轻慢。在整个社会中,有百分之二十五的死亡正是由于这种不可饶恕的冷漠。各式各样的堕落——由于它总是无声无息的,对付起来绝非容易,不可稍有懈怠。对于人们的不道德、不检点、不慈悲,没有人比医师更说得上逆耳的忠言。

——摘自威廉·奥斯勒 1905 年 4 月对美国医学界所做的告别演说

二、学习医学伦理学的方法

学习医学伦理学,要坚持以辩证唯物主义为指导,坚持理论联系实际、批判继承和实证分析的方法。

(一)以辩证唯物主义为指导

以辩证唯物主义为指导是研究社会现象和社会规律的根本方法。医学道德现象一方面与经济基础有密切关系,另一方面又受一定社会意识形态的影响。只有坚持辩证唯物主义的立场、观点、方法,才能对医德现象和医德关系做出科学的阐述。

(二)坚持理论联系实际的方法

理论联系实际是学习医学伦理学的重要方法。以认真学习医学伦理学的理论知识为起点,同时要积极参加医疗实践,结合职业生活实际学习医学伦理学。一是不断完善医学伦理学的理论体系,使之成为一门系统而严谨的学科;二是面向医学道德实践,提高解决道德难题的能力。

(三)坚持批判继承的方法

医学道德规范在内容上具有稳定性和连续性,它是在扬弃传统医学道德的基础上发展起来的。对古今中外的医学道德采取批判继承的方法,取其精华,去其糟粕,才能建立完善的医学伦理学体系。

(四)坚持实证分析的方法

实证分析的方法是指运用调查研究和医学统计学的方法,对医学道德现象和医学道德关系进行静态研究、数量分析和客观解释。运用实证分析法可对医学领域出现的问题进行观察、问卷调查、个案追踪、深度访谈等,使医学伦理学的研究方法具有实效性。

综合测试

一、名词解释

1. 道德

2. 医学道德

3. 医学伦理学

二、单项选择题

A1 型题

1. 关于医学道德的作用,下述不正确的是(   )

   A. 维护作用　　B. 引领作用　　C. 促进作用　　D. 协调作用　　E. 约束作用

2. 医学伦理学是研究(   )的一门科学

   A. 医学　　　　B. 道德　　　　C. 伦理学　　　D. 医学道德　　E. 医学价值

3. 道德评价的标准是(   )

   A. 美丑　　　　B. 善恶　　　　C. 真假　　　　D. 荣辱　　　　E. 好坏

4. 在医学道德与医学技术关系的理解中,错误的是(   )

   A. 医乃仁术

   B. 大医精诚

   C. 技术上能做的肯定是伦理上支持的

   D. 临床上的技术决策同时也是伦理决策

   E. 医学高科技在临床上的运用必须符合伦理

5. 医学伦理学属于医学与伦理学的交叉学科,它是伦理学中(   )的分支

   A. 描述伦理学　B. 理论伦理学　C. 比较伦理学　D. 元伦理学　　E. 应用伦理学

6. 医学伦理研究的主要对象是(   )

   A. 医务人员行为

   B. 患者行为

   C. 社会公众行为

   D. 患者家属行为

   E. 医疗机构管理人员的行为

7. 把"救死扶伤"确定为医务人员的天职的理论基础是(   )

   A. 医学本质上是向善的

   B. 医学职业道德的内在要求

   C. 患者是医务人员存在的前提

   D. 医患交往是一种公平交往

   E. 医乃仁术

8. 医学职业道德精神的核心是(   )

   A. 同情　　　　B. 公正　　　　C. 效率　　　　D. 奉献　　　　E. 利益

A3 型题

   1948 年世界医学会在希波克拉底誓言的基础上,制定了《日内瓦宣言》作为医生的

道德规范。它包括如下内容:"……我保证履行由于我的专业,我自愿承担的治疗和帮助患者的义务。我的义务是基于患者所处的软弱不利的地位,以及他必然给予我和我的专业能力完全信任。所以,我保证把患者多方面的利益作为我的专业伦理的第一原则。……"

9. "我保证履行由于我的专业,我自愿承担的治疗和帮助患者的义务。"文中的"自愿"主要体现了道德的何种属性(　　)
   A. 自律性　　　B. 他律性　　　C. 自律他律合一性　　D. 非强制性　　E. 强制性

10. 医务人员"保证把患者多方面的利益作为我的专业伦理的第一原则"的伦理理论依据是(　　)
    A. 公平原则　　B. 正义原则　　C. 奉献原则　　D. 公益原则　　E. 己他两利原则

三、简答题

1. 简述医学伦理学的研究对象与研究内容。

2. 简述学习医学伦理学的意义。

四、案例讨论

【案例】

　　患者,男,5岁,经儿科医生检查确诊为肺炎,医生给开了住院单。但是患儿的父母拒绝让患儿住院,坚持让医生门诊治疗,并让医生保障患儿的安全。此时,医生感到很为难。

【讨论】

1. 区分该案例中的医学问题与医学伦理问题。

2. 医生最佳的做法是什么。

（齐俊斌）

第二章　医学伦理学的发展历程

学习目标

(1)识记:我国医学道德优良传统的具体内容;西方国家医学道德优良传统的具体内容。

(2)理解:孙思邈的医德思想和希波克拉底的医德思想的异同及其差异的根源。

(3)运用:能结合临床医学实践的不同情境,学习和实践古今中外医学道德优良传统。

案例导入

三国时期的名医董奉,隐居庐山,为贫民治病,不取诊金。患者痊愈后,凡来感谢者,可以在他家的周围种杏树以示感谢:病轻者被治好后种一棵杏树,病重者种五棵。多年后,董奉家周围的杏树蔚然成林。杏子成熟后,董奉把杏子换成粮食,接济贫民。这就是医学史中的"杏林春暖""誉满杏林"典故的由来。后人常用"杏林"来表示对医生的敬意。

阅此案例,请思考:"杏林春暖"的故事体现了哪些中国传统医学道德? 医生受人尊敬的社会地位是怎样赢得的?

第一节　中国医学伦理思想的发展历程

一、古代医学伦理思想的发展历程

中国古代医学伦理思想的发展过程可分为萌芽期、形成期、发展期和相对完善期四个阶段。

(一)原始人类医学道德观念的萌芽期

从原始社会的晚期到奴隶社会的初、中期,包括传说中的五帝时期和夏朝,是中国原始医学道德观念的萌芽期。由于当时生产力水平低下,对疾病和健康的本质认识尚不清楚,人们用神灵来解释疾病的发生,当时的医学呈现出巫医合流的状态。这一时期也有人力图用自然的方式解释健康与疾病的问题,尝试用相对科学的方法如按摩、止血、挤压脓液等方法来治疗疾病,这些人成为远古时代医药的最早实践者。

这一时期的医学道德思想主要以神话和传说的形式反映出来。从神农尝百草、伏羲画八卦、岐黄之术和《素问》、雷公和《灵枢》等传说中可以看出,祖国医学从起始就倡导业医者的探索精神、奉献精神和自我牺牲精神,强调医者要千方百计地为患者着想。这是远古时期医学伦理思想的萌芽。

(二)先秦时期医学伦理观念的形成

先秦时期,巫医分化,医业分工,有了医生职业,有关医生的职业道德观念开始形成。这一时期,儒家、道家、墨家等百家争鸣的思想家们侧重于人性、自然方面的探讨,为医学理论和医学伦理思想注入了活力,奠定了传统医学道德理论的基本轮廓,医学思想体系初步形成。医学道德思想中体现出儒家人文主义精神,"医乃仁术"思想贯穿于全部医德史,既体现了医学人道主义精神,反映了医学的社会职能和业医者的职业道德特点,又是中国医学深受儒家文化影响的表现。

这一时期最著名的典籍是《黄帝内经》,其关于医学道德的论述影响深远。《黄帝内经》成书于战国和秦汉之间的各代,对医学道德原则和规范已经有了基本的论述,其主要医学伦理思想包括以下几方面。

1. 提出了医学道德评价的基本思想

《黄帝内经·素问》中的《徵四失论》和《疏五过论》等篇章,比较集中地分析了医生行医的五种过失及四种成因,以警示后人。其中,"五过"分别为不审人事变迁、经济变化引起的疾病,不文明诊断,不做转变患者精神工作,不审生活不检点引起的疾病和粗枝大叶。这五种过错的根源在于没有认识到人的社会地位的改变、生活境遇不同可影响人的情绪,造成心理上的损害从而导致疾病。"四失"分别为不懂医理,一知半解、不懂装懂,不了解生活,不调查病因。告诫医生要从病理心理方面分析病因,解除患者疾苦。任何医疗差错和事故,都可从医术和医德两个方面找到原因。

《黄帝内经》还从诊断的准确性出发提出了最早的医学道德评价标准。上工、中工和下工的评价就是根据诊断正确性评定的。

2. 关于行医者选择徒弟的重要性

"非其人勿教,得其人乃传"体现了对学徒挑选极为郑重,强调"德、性、智"素质。只有具有仁爱之心,品德高尚,又热爱医学,聪明而刻苦钻研的人,才是合适的人选。

3. 关于医者素质的要求

医者需要"上知天文,下知地理,中知人事",谦虚好学,精益求精,不断提高诊疗水平。

4. 提出了"整体观"和"辨证施治"的基本理念

《黄帝内经》全面总结了秦汉以前的医学成就,是我国最早的一部医学总集。中医学的两个突出特点,即整体观念和辨证论治,在《黄帝内经》中均有反映。人与天地自然是一个整体,"人以天地之气生,四时之法成",人与自然应是统一的;强调医生临诊时需要结合天时、体质、年龄、性情以及生活环境、经济状况、思想情绪等方面的变化,达到身心并治的良好效果。

5. 提出了早期的"不治已病治未病"的预防医学思想

"治未病"是中医的健康观,是古代医家几千年来在预防和治疗瘟疫的过程中不断总结和完善的"未病先防、既病防变"的科学思想,是中医学奉献给人类的健康医学模式。医者要防患于未然,必须见微知著。

6. 在对患者的态度上，要尊重患者

《黄帝内经》提出入国问俗，入家问讳，上堂问礼，临患者问所便。"告之以其败，语之以其善，导之以其所便，开之以其所苦，虽有无道之人，恶有不听者乎？"

知识拓展

扁鹊的"六不治"思想

春秋战国时期的名医扁鹊注重医学道德实践，提出"六不治"的医学伦理原则。骄恣不论于理，一不治也；轻身重财，二不治也；衣食不能适，三不治也；阴阳并，脏气不定，四不治也；形羸不能服药，五不治也；信巫不信医，六不治也。这六种人分别为狂妄、骄横、不讲道理、不遵医嘱的人；只重视钱财而不重视养生的人；对服饰、饮食、药物等过于挑剔、不能适应的人；体内气血错乱、脏腑功能严重衰竭的人；身体极度羸弱、不能服药或不能承受药力的人；只相信鬼神、不信任医学的人。

扁鹊"六不治"的思想表面上看是当时的医生保护自身名誉、维护自身利益的伦理辩护，实质上反映的是中医站在整体的高度，运用辩证的眼光看待疾病。疾病的治疗和患者的康复，不可能依靠医生单方面的医术来解决问题，而需要患者、家属，甚至整个社会的共同努力。如果患者缺乏对医学和医生的最起码的信任、不协调自身的行为，甚至拒绝治疗，医生的治疗效果就会大打折扣。治疗疾病不仅与医生的医术相关，也与患者的态度以及对疾病的认识有关。扁鹊"六不治"思想也反映出了医学的局限性。

（三）秦汉和隋唐时期医学道德的发展

随着国家的统一强盛和生产力的提高、社会经济和文化的繁荣，医学科学随之发展，医学道德思想更加丰富。这一时期出现了张仲景、皇甫谧、华佗、孙思邈等医家，他们从理论到实践都促进了我国传统医德思想的发展。

张仲景是东汉时期的医学家，其所著《伤寒杂病论》开创了"医学辨证论治"体系，是人类医药史上第一部"理、法、方、药"完备的医学典籍，后世称其为"医圣"。《伤寒杂病论》序言中论述了医学的性质、宗旨、医学道德以及医术的发展。张仲景谴责因循守旧、敷衍塞责、竞逐虚荣、对患者不负责任的行医作风；反对行医中"按寸不及尺，按手不按足"，"相对斯须，便处汤药"的草率作风；反对"孜孜以求，唯名利是务"的风气；反对巫神迷信。张仲景指出，治病不分贫富贵贱，以救人活命为己任，以仁爱救人为准则；主张对患者认真负责、一丝不苟；主张医者应"知人爱人""留神医药""精察方术""勤求古训""博采众方"；主张悉心钻研医学，敬业乐业；谦虚谨慎，终身学习。这些思想影响至今。

南朝肖纲《劝医论》要求医生深研医理，精修医业，每天掌握一点自己不懂的东西，以把"天地之中，为人最灵，人之所重，莫过于命"的思想完美体现出来。自此，深修医业成为医者造福于人类的美德。

魏晋时期的医家面对战乱和疾疫横行而立志于医，济世济人，体现出人道主义的进步性质。精心医学、济世救人成为医家的共同信念。认真负责、淡泊名利、严谨治学、反对空谈、重视养生和疾病预防，是这一时期医学道德的亮点。

孙思邈是我国传统医德的集大成者,著有《备急千金要方》等著作,被后世称为"药王"。《备急千金要方》书名的含义为:"人命至重,贵于千金,一方济之,德逾于此"。其中的开卷序例论的《大医习业》和《大医精诚》,主张医家应具有"修业精,修养诚"的精神,并系统阐述了医生对事业、对病家的态度,以及与同道的关系等方面的医德准则;规范了医生的治学态度、诊疗作风、思想修养和仪表、学术道德等。《备急千金要方》是我国传统医德的经典之作。孙思邈的主要医学道德思想可以概括为:尊重生命、仁爱同情、大医精诚、精勤不倦、谦虚谨慎、普同一等、淡泊名利、高度负责等。经过孙思邈的系统总结和发展,我国的医德发展进入了成熟稳定期。

(四)宋代至清代时期医学道德观的相对完善

宋代至清代时期,中国进入封建社会后期。宋元时期战争频繁,疾病流行,人们在同疾病斗争中产生了新的用药规范、治疗理论和十分具体的医德规范,丰富了医学伦理思想。

宋代医家对医患关系的认识比较深刻。寇宗奭所著《本草衍义》中把"仁"与"医"密切结合起来,首次提出治病要靠医患双方合作。张杲提倡医生的一切行为都要从治病救人出发。法医学家宋慈所著《洗冤录》是世界上现存系统的法医学专著,建立了法医道德规范,以杜绝因"仵作之欺仵,胥吏之奸巧"而铸成的冤假错案。

在金元时期,也涌现出一大批受人爱戴、道德高尚的医学家,如被誉为"金元四大家"的李杲、刘完素、张从正、朱震亨,他们不慕名利、精求方术、作风正派,不愧为后世的道德楷模。金元时期的医家能够求同存异,彼此尊重,受惠者是医患双方。正如李杲所说,医家争鸣、创新医学的目的是为了"使天下之人不致夭折","以惠天下后世者"。

明代医家明确将仁心仁术观念列为医学道德的核心观念,并成为医家的普遍共识。明代龚廷贤说:"医道,古称仙道也,原为活人。今世之医,多不知此义,每于富者用心,贫者忽略,此固医者之恒情,殆非仁术也。"并在其《医家十要》提出存仁心、通儒理、识病原、勿重利等医德要求。

明代陈实功在《外科正宗》中对我国古代医德做了系统总结,提出"先知儒理,然后方之医理",生理与心理的内在联系是患病的双重原因。先知儒理是先从关键入手,再就是儒理可正医德,故不可不先知之。他在《医家五戒十要》中提出:医者应戒贫富不等、为妇女看病应有侍者在旁、不可诋毁同道、不可离家游玩、对娼妓等应视为良家妇女、不可不尊等思想,影响深远。《医家五戒十要》被美国1978年出版的《生命伦理学百科全书》列为世界古典医药道德文献之一。

明代医家对医德评价十分重视,评价方式丰富多彩:医家传记、入编地方志、墓志铭的定论、各类医案、建祠立碑、物质或精神奖励等,评价内容则涵盖是否仁爱救人、不图私利、严谨治学、医术精湛、学术深远等,把医生分为明医、良医、庸医等。

清代医家对医学实质的探讨较为深入。对于医生的职业责任归纳为:平等之心对待病家,不秘方,不图报;研究医理,博及医源,追求真知;著书立说,普及医学,提高民众的卫生能力;扬善抑恶,优化医学发展环境。

明清医家从更高的角度把握医患关系。明代李中梓在《医宗必读》中提出,要正确处理医患关系,必须考虑三种人情因素:患者之情、旁人之情和医人之情。清代夏鼎提出,没有恻隐之心,医生在行动上就不能一心救治患者。喻昌认为,医生要对患者笃情,或者竭力培养与其建立感情,是建立和谐医患关系的基本要求。在《医门法律》中,喻昌提出了医学道德评价的具体标准,标志着我国传统医德理论体系的完善。清代医家也非常重视医生与医生的关系、医生与社会的关系。

清代医家对医德医风论述较多,针对社会不良风气影响医学道德而倡导高尚医德。如张石顽的《医门十戒》强调,端正对习俗风尚的态度,不要被不良风气熏染,不同流合污,不乘人之危索取非分之财等。

考点直通车

下列语句出自明代陈实功《外科正宗》内容的是( )

A. 启我爱医术,复爱世间人,愿绝名利心,尽力为患者
B. 医本活人,学之不精,反为夭折
C. 先知儒理,然后方之医理
D. 我愿尽余之能力及判断力所及,遵守为病家谋利益之信条
E. 留神医药,精通方术……以善其身

答案与解析:C。考点解析:《外科正宗》认为:"先知儒理,然后方之医理",生理与心理的内在联系是患病的双重原因。其中有些疾病甚至以心理原因为主因。故有医病先医心之说。所以先知儒理是先从关键入手,再就是儒理可正医德,故不可不先知之。

二、古代医学伦理思想的精华

中国古代医学伦理思想源远流长,内容丰富,其思想精华主要包括以下几个方面。

(一)仁爱救人,赤诚济世的医学宗旨

仁爱救人,赤诚济世是我国传统医德的核心。"医道,古称仙道也,原为活人",医乃仁术,济世救人是医业之宗旨。医业的唯一目的就是救人于疾苦。从神农尝百草的传说到《黄帝内经》中"济群生"的朴素人道主义观点的提出,仁爱救人的医学宗旨渐趋形成,仁爱精神是医家必备的基本德行。宋代林逋指出:"无恒德者不可以作医,人命死生之系"。从这一思想出发,中国传统医德告诫医者不得存名利之念。如清代费伯雄指出:"欲救人而学医则可,欲谋利而学医则不可。"这些思想代代相袭,成为医界永恒的职业宗旨。

(二)认真负责,严谨审慎的医疗态度

清代年希尧《本草类方》中讲:"夫用药如用刑,误即便隔死生",强调治病处方必须十分慎重。中国古代医学道德要求医者"察色不可不精,审志不可不详,持脉不可不静,辨证不可不细。即责其有,又责其无,即求其始,由虑其后,即达其常,由通其变,必使有济无损,有利无害,慊于己而无怨于人。"清代抱奇在《医彻》中提出,在察色、审志、持脉、诊断方面可谓严谨审慎,如履薄冰。

(三)刻苦钻研,精勤不倦的治学精神

精通医业是仁爱救人的保证,刻苦钻研、精勤不倦的治学态度是精湛医术的条件。唐代孙思邈认为:"世有愚者,读方三年,便谓天下无病可治;及治病三年,乃知天下无方

可用。故学者必须博极医源,精勤不倦,不得道听途说,而言医道已了,深自误哉。"故其"白首之年,未尝释卷",终成一代名医。晋代皇甫谧在 42 岁时因病而致半身不遂、耳聋,54 岁时因服寒石散大病一场,几经生死,但他刻苦钻研针灸,最终写出我国最早的针灸专著《针灸甲乙经》。明代李时珍为著《本草纲目》,参阅古书 800 多种,遍访名医宿儒,搜求民间验方,向药农、农夫、樵夫等请教,穷搜博采,远涉旷野,三易其稿,经 20 年乃成。

(四)不避艰辛,恪尽职守的医疗作风

历代医家强调,行医治病要本着为患者负责而不辞劳苦、不畏艰辛的原则。古代医家弟子出徒,师傅要送他一把雨伞,一盏灯笼,寓意为医者不能在雨夜置患者于不顾,而应"见彼苦恼,若己有之,深心悽怆。无避险巇、昼夜、寒暑、饥渴、疲劳,一心赴救。"

(五)淡泊名利,清廉正直的道德品质

历代医家本着仁爱救人的行医准则,反对把医术作为谋取钱财和权势的手段。清廉、不谋私利是历代医家所倡导的准则。清代陈修园说:"若一涉利心,则贫富歧视,同道相攻,为药欺售,置人命于脑后矣。"张杲认为:"为医者,须绝驰骛利名之心,专博施救援之志。"孙思邈的"医人不得持己所长,专心经略财物,但作救苦之心"的训示,是古代医家医学道德品质的写照。正直,是医者对患者一视同仁、不贪图财色、不欺老幼僧俗等行为的品质保证。

(六)普同一等,一视同仁的行医准则

古代医家主张对待患者应普同一等,一视同仁。陈实功《医家五戒十要》中首条戒律即为"戒贫富不等"。钱同文也曾有"乞疗者以先后为序,不论富贵也。"孙思邈在《大医精诚》中指出:"若有疾厄来求救者,不得问其贵贱贫富,长幼妍蚩,怨亲善友,华夷愚智,普同一等,皆如至亲之想。"

📝 知识拓展

"十三不可学"

夏鼎在《幼科铁镜》中对选人学医提出 13 条要求:

残忍之人必不恻怛,不可学。驰骛之人必无静气,不可学。愚下之人必无慧思,不可学。鲁莽之人必不思索,不可学。犹豫之人必无定见,不可学。固执之人必不融通,不可学。轻浮之人必多忽略,不可学。急遽之人必期速效,不可学。急缓之人必多逡巡,不可学。宿怨之人借此报复,不可学。自是之人必以非为是,不可学。悭吝之人必以此居奇,不可学。贪婪之人必以此网利,不可学。

三、近当代医学伦理思想的形成与发展

(一)近代医学伦理思想的发展

中国近代医学伦理思想是伴随着反帝、反封建、反官僚资本主义的斗争而形成和发展的,以爱国主义和革命人道主义为其特征。鸦片战争后,西医进入中国,冲击中医及中医理念,在中西医相互冲突又相互交融的时代背景下,中国近代医师的职业伦理也呈现

出复杂局面。

1926年，《中国医学》刊出中华医学会《医学伦理学法典》，其中明确规定：医生的职责应是人道主义的，而非谋取经济利益。这表明中国近代医学伦理学开始与国际近代医学伦理学接轨。1933年6月，我国第一部医学伦理学专著《医业伦理学》出版，对医师的人格，医生与患者、医生同道和社会的规范做了精辟论述，强调医生的医学道德修养。这部著作是我国现代医学伦理学的开山之作，标志着我国由传统医德学进入现代医学伦理学阶段。

新民主主义革命时期，中国共产党十分重视医务人员的职业道德素养，强调医疗工作者要发扬救死扶伤的革命人道主义精神，把爱国主义和国际主义相结合，建立同志式的新型医患关系，使中国医学道德跨入新的历史阶段。

毛泽东在这个时期发表的《纪念白求恩》《为人民服务》《在延安文艺座谈会上的讲话》都包含了丰富的医德思想。1932年，毛泽东提出要全心全意为伤病员服务，要给老百姓看病。1941年，毛泽东同志为延安中国医科大学的题词内容是："救死扶伤，实行革命的人道主义"，这一题词与"全心全意为人民服务"一起成为我国医学伦理学的基本指导思想。

新民主主义时期，中国共产党提出的卫生工作"从人民群众利益出发，为伤病员服务，以革命战争服务为方向"的理念，对社会主义医德的形成和发展影响深远，不仅保证了战争年代医疗保健任务的完成，也培养了一批批医术精湛、道德高尚的医务人员。作为社会主义医德的前身，新民主主义医学道德内容是崭新的，有着区别于以往医德的先进性质。

（二）当代社会主义医学伦理思想

中华人民共和国成立后，党和政府确立了医疗工作为广大人民群众服务的方向，并对医务人员进行爱国主义和共产主义教育，提高了医务人员的思想觉悟和道德水平。防病治病、救死扶伤、全心全意为人民群众服务的医学伦理思想原则，在更加广泛的范围内得到体现和发展。社会主义医学伦理学的形成和发展经历了三个阶段。

第一阶段（1949—1966）：1949年，提出"推广医药卫生事业，保护母亲、婴儿和儿童的健康"的任务；1952年，提出"面向工农兵，预防为主，团结中西医，与群众运动相结合"的方针。我国第一部宪法规定了人们的健康和医疗权利。在朝鲜战争中，医务人员发扬白求恩的国际主义精神，为伤病员服务，谱写了社会主义医学道德新篇章。

第二阶段（1966—1976）：虽然绝大多数的医务人员仍是忠于职守，忍辱负重，为人民的健康勤奋工作，恪守医德规范，保持医德情操。但是，医学伦理学的研究被视为禁区，严重阻碍了医学伦理学的发展。

第三阶段（1976年至今）：高等医学院校陆续开设医学伦理学课程，出版医学伦理学教材和专著，培养了专业教学研究队伍，出版了医学伦理学研究的专刊杂志。医学伦理学不断发展繁荣。

1981年6月，我国第一次全国医学伦理学会议确立了"防病治病，救死扶伤，实行社会主义的医学人道主义，全心全意为人民健康服务"的医德建设的基本指导思想和基本原则；1988年，中华医学伦理学学会成立、《中国医学伦理学》杂志创刊和《医务人员医德规范及实施办法》颁布，标志着我国医学伦理学的新发展。

随着改革开放、社会主义市场经济的发展和医学高新技术的运用,人们的道德观念和价值观念发生变化,医学伦理学面临着挑战,生命伦理学就是对此的回应。当代医学实践和医学科学技术发展提出的道德难题,已将我国当代医学伦理学推向了生命与健康伦理学发展的新高度。

第二节 国外医学伦理思想的发展历程

国外医学伦理思想的演变和发展,与其医学所处的社会制度、宗教信仰、经济文化等背景密切相关。大体上以欧洲文艺复兴为界,分为文艺复兴以前的古代医学伦理学和中世纪以传统医学为特点的医学伦理学、文艺复兴以后的以实验医学为特点的近代医学伦理学和当代的生命伦理学。

一、古代医学伦理思想的历史概况

国外古代经验医学阶段的医德学是由实践经验的积累逐渐形成理论体系的,带有明显的自然哲学特色,崇尚以尽义务为宗旨的行医美德。

(一)古希腊医学伦理

古希腊是西方医学的发源地,古希腊医学在思辨反思的自然哲学背景下发展。西方"医学之父"希波克拉底以理性的态度对待疾病与治疗,他提出的"体液学说"和"整体机能学说"把医学从巫术中分离出来,创立了医学体系和医学道德的规范体系。《希波克拉底文集》中多篇文章论及医生应该遵循的道德行为准则,其中《希波克拉底誓言》对医际之间、医患之间的行为准则做了较系统的阐述,是一部享誉世界的经典文献。其主要的医学道德思想可以概括为:①强调医生应为患者谋幸福的行医宗旨。②要求医生要有良好的仪表和言行。③强调行医者的品德修养。④注重医生和同道的关系。⑤要求医生救人至少不伤害,爱人与爱艺术平行。

希波克拉底的医学道德思想对于整个世界医学道德的建立和发展具有深远的影响,为当今医学伦理学思想奠定了基础。1948年世界医学会通过的《日内瓦宣言》就是以《希波克拉底誓言》为蓝本的。

📖 **知识拓展**

日内瓦宣言

(世界医学协会2006年5月第173次理事会修订)

当我成为医学界的一员:

我郑重地保证自己要奉献一切为人类服务。

我将会给予我的师长应有的尊敬和感谢。

我将会凭着我的良心和尊严从事我的职业。

我的患者的健康应是我最先考虑的。

我将尊重所寄托给我的秘密,即使是在患者死去之后。

我将会尽我的全部力量,维护医学的荣誉和高尚的传统。

我的同僚将会是我的兄弟姐妹。

我将不容许年龄、疾病或残疾、信仰、民族、性别、国籍、政见、人种、性取向、社会地位或其他因素的考虑介于我的职责和我的患者之间。

我将会保持对人类生命的最大尊重。

我将不会用我的医学知识去违反人权和公民自由,即使受到威胁。

我郑重地做出这些承诺,自主的和以我的人格保证。

(二)古罗马医学伦理

古罗马医学继承和发展了古希腊的医学和医学道德思想。医学家盖仑(Galen)主张医生应重学术轻名利,献身医学。盖仑说:"我研究医学,抛弃了娱乐,不求身外之物。"盖仑指责当时的某些医生把目标全放在用医疗技术换取金钱上:"作为医生不可能一方面赚钱,一方面从事伟大的艺术——医学"。这些医德思想对西方医德的发展起了一定的作用。

(三)古印度医学伦理

古印度是世界文明的发源地之一,医学发展很早。古印度医家倡导高尚的医德,并提出了较详细的道德规范要求。

古印度的一些医生对医学本质、医学道德都有精辟的论述。内科鼻祖阇罗迦在《阇罗迦集》中对医生的仪表、语言、行为、作风等也做了明确的规定,体现了医学人道主义精神。他说:"医生治病既不为己,亦不为任何私欲,纯为谋人幸福,所以医业高于一切;凡以治病牟利者,有如专注于沙砾,而忽略金子之人。"阇罗迦明确反对医学商品化。外科鼻祖、名医妙闻指出,医生要有"医生四德",即"正确的知识,广博的经验,聪明的知觉和对患者的同情"。

(四)古阿拉伯医学伦理

古阿拉伯医学伦理继承和发展了古希腊以来的医学传统道德。医学家迈蒙尼提斯在《迈蒙尼提斯祷文》里提出了一系列医学道德规范,体现出"一视同仁地尽力救治患者、普济众生"的医学道德思想:"启我爱医术,复爱世间人,愿绝名利心,尽力医患者,无分爱与憎,不问富与贫,凡诸疾病者,一视如同仁"。《迈蒙尼提斯祷文》是与《希波克拉底誓言》《医家五戒十要》相媲美的重要医德文献。

(五)中世纪医学伦理

中世纪的欧洲医学伦理深受基督教"仁慈、博爱"思想的影响,形成了以宗教观念为轴心的医学道德。基督教教义核心和基本纲领是"爱、信、望"三德;对个人品德的要求是:爱心、信心、虔敬、忍耐和节制。教会的神父和修女以无限的热情和怜悯之心献身医学和护理事业,在疾病肆虐时不顾自己生死而照顾患者。中世纪的医德观便是基督教式的医德观。照顾、看望、安慰并为患者祈祷等成为中世纪医德观的首要内容。

纵观国外古代医学伦理思想的发展历史,可以归纳出"尊重生命,奉行人道;平等待人,一视同仁;体贴患者,慎言守密;尊重同道,同行互助"等优良传统。

二、近当代医学伦理思想的形成和发展

(一)近代医学伦理的形成

文艺复兴使医学科学从宗教神学的束缚中解放出来,促使经验医学向实验医学发展,医学道德的研究对象也转向了人。16—17世纪后,医院大批涌现,集体行医成为医疗活动的主体模式。医学伦理由过去的个人修养发展成医疗组织整体应遵循的道德规范。医学人道主义成为医学道德的核心内容。

18世纪,德国医生胡弗·兰德在《医德十二箴言》中提出"救死扶伤,治病救人"的医德观点,认为:"医生活着不是为自己,而是为了别人,不要追求个人名利,而要用忘我的工作来救治患者。救死扶伤,治病救人,不应怀有别的个人目的;在患者面前,该考虑的仅仅是他的病情,而不是患者的地位和钱财。"胡弗·兰德还提出了查房、会诊和处理患者与经治医生的关系等道德问题,对看病的各个环节提出了明确的医德要求,反响极大。

医学伦理学作为一门独立的学科,产生于英国。1803年,英国医生托马斯·帕茨瓦尔(Thomas Percival)出版了世界上第一部《医学伦理学》著作,标志着医学伦理学在近代西方成为一门独立的学科。与前人相比,托马斯·帕茨瓦尔的《医学伦理学》最大的特点是为医院而写,这就必然要涉及医际关系、医院的管理等方面的内容,而不只集中于医患关系,这是医学伦理学作为一门独立的学科所必备的。托马斯·帕茨瓦尔突破了医德学阶段的医患关系的内容,引进医务人员之间关系、医务人员与医院的资助者之间的关系等方面的内容。《医学伦理学》中规范的伦理问题主要涵盖医生的临床道德义务、同业之间的道德义务、会诊的道德要求、收费的注意事项、医疗技术应用的伦理要求等方面的内容。托马斯·帕茨瓦尔是第一个为现代医院提出道德准则的医学伦理学家。

(二)当代医学伦理思想的发展

进入20世纪中叶,近现代医学伦理学在规范体系和理论基础方面都已比较完善,其标志是1948年《日内瓦宣言》和1949年《国际医德守则》的颁布。《日内瓦宣言》的第一条就是要为人道主义服务,表明人道主义伦理观是其理论基础,生命神圣论、人道主义、义务论是其核心理论。第四条内容是首先考虑患者的健康,这表明医学的目的是为了患者的利益,增进患者的健康,这构成了医学伦理学的一个永恒内容。

随着医学日益社会化、国际化,国际医学交流日益增加,国际性的医学组织逐渐建立并运行,一系列的国际医德规范和法律文献相继产生。国外医学伦理学进入规范化、科学发展阶段,许多国家以守则、法规、条例等文件形式将医学道德固定下来,其影响也突破国界,日益国际化。

20世纪70年代后,医疗高新技术的迅猛发展和社会背景的变化,使得医学领域出现了医学道德难题。对这些挑战的积极回应,医学伦理学向生命伦理学阶段发展。

(三)生命伦理学

现代医学的发展在很大程度上依赖于科学技术的进步,而新的科学技术在医学领域中的应用,必然会引起一系列的伦理问题。近二三十年以来,生殖技术与生育控制问题、死亡标准与安乐死问题、优生学与缺陷新生儿处理问题、医疗资源分配与使用问题等,使

传统的医学道德陷入了困惑。为研讨、解决这些难题,生命伦理学便顺势而生了。

生命伦理学(bioethics)于20世纪60年代末形成于美国,一直在不断向前发展。1971年,美国生物学家范伦瑟拉·波特在《生命伦理学——通往未来的桥梁》一书中首次使用"生命伦理学"一词,并定义为:用生命科学来改善生命的质量,是"争取生存的科学"。1978年,美国肯尼迪生命伦理学研究所编写的《生命伦理学百科全书》定义生命伦理学为"根据道德价值和原则对生命科学和卫生保健领域内的人类行为进行系统研究的科学"。它的具体内容包括卫生事业提出的伦理学问题、生物医学和行为的研究、医学面临的广泛的社会问题、医学高新技术中的医德难题、生命质量的改善和人的发展潜力等。

进入21世纪,因为社会的发展,人们更重视健康,所以健康与健康伦理不仅是医学伦理学研究的重要课题,而且是全人类生存与发展的首要问题。国际生命伦理学会主席Danie Wikler把这个阶段称为人口健康伦理,目标是人人享有卫生保健。世界卫生组织总干事G·H布伦特说:"21世纪是改革所有年龄人口生命质量的世纪,人的生命质量其核心是身体健康,不仅是个人,而且要面向全体人群。"这标志着医学伦理思想已步入了生命与健康伦理学崭新的阶段。

考点直通车

生命伦理学的含义是(   )

A. 根据疗效标准和原则,对生命科学内的人类行为进行系统研究的科学

B. 根据医学价值和原则,对医学科学内的有关生命问题进行系统研究的科学

C. 根据社会价值和原则,对生命领域内的人类进行系统研究的科学

D. 根据道德价值和原则,对生命科学和卫生保健领域内的人类行为进行系统研究的科学

E. 根据道德价值和原则,对医学科学内的有关生命问题进行系统研究的科学

答案与解析:D。考点解析:1978年,美国肯尼迪生命伦理学研究所编写的《生命伦理学百科全书》定义生命伦理学为"根据道德价值和原则,对生命科学和卫生保健领域内的人类行为进行系统研究的科学"。

综合测试

一、单项选择题

A1型题

1. 书名的含义为"人命至重,贵于千金,一方济之,德逾于此",此书为(   )

A.《本草类方》　　　　B.《备急千金要方》　　　　C.《外科正宗》

D.《黄帝内经》　　　　E.《针灸甲乙经》

2. 春秋战国时期,医学伦理观念形成,这一时期最著名的典籍是(   )

A.《本草衍义》　　　　B.《本草纲目》　　　　C.《黄帝内经》

D.《医门十戒》　　　　E.《大医精诚》

3. "医生治病既不为己,亦不为任何私欲,纯为谋人幸福,所以医业高于一切;凡以治病牟利者,有如专注于沙砾,而忽略金子之人。"出自(   )著作

A.《希波克拉底文集》　　B.《医德十二箴言》　　　　C.《国际医德守则》

D.《日内瓦宣言》　　　　E.《迈蒙尼提斯祷文》

4. 我国清代名医傅青主为人治病,曾经昼夜兼程五天五夜赶到患者家中,他的这一行为体现了我国传统医学道德的(　　)内容

A. 清廉正直　　B. 不畏权贵　　C. 一心赴救　　D. 淡泊名利　　E. 奉献牺牲

5. 下属内容不属于生命伦理学研究内容的是(　　)

A. 基因工程　　B. 生育控制　　C. 死亡标准　　D. 医际关系　　E. 卫生资源分配

A3 型题

"若有疾厄来求救者,不得问其贵贱贫富,长幼妍蚩,怨亲善友,华夷愚智,普同一等,皆如至亲之想。"

6. 这一段话出于哪一个经典(　　)

A.《大医精诚》　　　　B.《黄帝内经》　　　　C.《医家五戒十要》

D.《希波克拉底誓言》　　E.《本草纲目》

7. 这一段话说明古代医者的(　　)优良传统和作风

A. 认真负责　　B. 淡泊名利　　C. 仁爱救人　　D. 一视同仁　　E. 一心赴救

二、简答题

1. 简述中国古代医学伦理的思想精华。

2. 简述孙思邈《大医精诚》的主要医学道德思想。

3. 简述《希波克拉底誓言》的主要医学道德思想。

三、案例讨论

【案例】

张仲景在担任湖南长沙太守期间,仍然积极为百姓诊治疾病。按照当时的制度规定,太守是不允许进入民间屋舍的,更不能私下随便给患者看病。为了能给百姓看病,他想出了一个办法,每逢初一和十五两天,便打开衙门,不问政事,让有病的群众进来,他坐在公堂上给患者诊治疾病。时间长了,形成了惯例,每逢初一、十五的日子,各方患者都聚集在衙门前候诊,张仲景因此被称为"坐堂大夫",并影响了中医药铺以"堂"命名的方式。张仲景去世后,长沙百姓在迎盘街为其修建了祠,以表达人们对他的爱戴与怀念。

【讨论】

1. 该史实反映了张仲景什么样的医学道德思想?

2. 上述医学道德思想反映出哪些中国传统医学道德的特点?

3. 张仲景何以被誉为"医圣"?从这个事迹中您得到的启示有哪些?

(刘洁)

第三章　医学伦理学的基础理论

📐 **学习目标**

（1）识记：生命论、人道论、美德论、道义论、功利论和公益论等医学伦理学基础理论的内涵。

（2）理解：医学伦理学基础理论主要观点的局限性。

（3）运用：运用医学伦理学的基础理论指导临床医学实践中的道德生活。

🖋 **案例导入**

患者史某，女，70岁，农民，经某市几个大医院确诊为肝癌晚期。家属带其返回当地卫生院，给予支持疗法，但患者逐渐昏迷。一天，医院主治医生查房，认为肝癌是不治之症，并告诉家属："患者根本无康复的希望，继续治疗是一种浪费。"随后让护士拔掉静脉点滴针头，不久患者死亡。患者家属以医生自作主张、见死不救为由把医生告上法庭。

阅此案例，请思考：医者如何看待人的生命？如何看待每个个体不同生命质量状态的生命？该医生的行为能否得到医学伦理学的理论辩护？

医学伦理学的形成和发展具有坚实的理论基础，生命论、人道论、美德论、道义论、功利论和公益论六个理论共同构筑了医学伦理学理论体系的根基。在医学科学不同的发展时期，针对不同的健康需求，对六个理论的理解和重视不尽相同。在现代医学科学技术快速发展的条件下，新的临床医学道德难题不断涌现，有必要对医学伦理学的基础理论进行更深入的阐述。

第一节　生命论与人道论

一、生命论

医学与人之生命息息相关的特性，决定了生命论是医学伦理学的重要理论基石和价值起点。生命论是关于人的生命本质和意义的理论思想或观点。生命神圣论、生命质量论和生命价值论三个理论构成生命论的有机整体。

（一）生命神圣论

1. 生命神圣论的概念

生命神圣论是指确认人的生命只有一次，具有至高无上的道德价值，是人的生命神圣不可侵犯的伦理观。生命神圣论是传统医学道德的理论基础，在医学伦理学和生命伦理学理论体系中仍占据十分重要的地位。

在人类社会早期,生存艰难,生命短暂易逝,人们产生了生命极其宝贵、珍惜生命、重视生命的道德观念,即生命神圣的思想观念。由于自然科学不发达,人们对生命的起源与历程充满了神秘感,宗教把生命神圣论推向了极端,文艺复兴运动使生命神圣论系统化和理论化。

生命神圣论存在两种倾向:绝对生命神圣论和相对生命神圣论。传统的绝对生命神圣论认为,生命是神圣的,强调在任何情况下都绝对尊重人的生命,无条件地保存生命,不惜代价地维护和延长人的生命;不允许对人的生命有任何侵犯,一切终止生命的行为都是不道德的。按照生命神圣论的观点,医护人员是人类生命的保护者,在医疗实践中必须无条件地维护患者的生命,保存并延长患者的生命是医护人员的天职;无论任何原因的放弃治疗都是应该被反对的。相对生命神圣论认为,人的生命是神圣的,但不是无条件的,是相对人类自身生存的质量状态,个体生命存在对社会、他人的价值意义而做出判断。

2. 生命神圣论的历史评价

(1)生命神圣论的历史意义:①从道德角度强化医学救死扶伤的宗旨,推动医学的产生和发展。生命神圣论是医学科学和医学职业产生的基础。生命宝贵,所以当生命受到伤病折磨的时候,就需要帮助。生命神圣思想激励人们探索生命的奥秘,发现诊治疾病的新方法,建立维护人类健康的医疗卫生制度,也大大促进了医学科学的发展和医疗技术的进步。②生命神圣思想唤醒了人们关心、重视生命的良知,促进了人类的生存和繁衍。③为人道论理论的形成奠定了思想基础。热爱生命、珍惜生命、救助生命等思想观念和行为要求,是生命论和人道论的共有内容。

(2)生命神圣论的局限性:随着医学现代化和人们对生命所持价值观念的变化,生命神圣论的历史局限性不断暴露出来。主要表现在:①缺乏理性基础。生命神圣论源于宗教等神秘思想,在科学发达的今天,这一根基渐渐被动摇。②生命神圣论在实践中走向了生命极端神圣论。生命神圣论强调生命的价值与意义,强调尊重生命,这具有永恒的价值。同时,这一思想又具有较大的模糊性和矛盾性,单纯考虑到人的生命中的生物学意义,而没有顾及人的生命质量与价值;单纯考虑到个体生命的意义,而忽视人类整体利益等,最终发展为生命绝对神圣的阶段。③在医学临床实践中导致大量的医学伦理难题出现,比如,尊重人的生命,在任何情况下都不允许侵犯人的生命的思想观念与控制人口数量、提高人口质量之间的矛盾;尊重人的生命的极端化与人体解剖学、器官移植技术运用之间的矛盾;不惜一切代价地治疗生命终末期患者与医疗资源公平分配之间的矛盾等。这些都要求对生命神圣论做出新的诠释和更加全面、深刻、辩证地理解。

(二)生命质量论

1. 生命质量论的概念

生命质量论是根据人的自然素质(体能、智力、社会适应能力等)的高低、优劣来确定人类个体是否具备作为人的基本要素、生命存在有无必要的医学伦理观。它的基本内容是不单纯追求生命的数量,更关注生命质量。在临床医学实践中,生命质量论主张根据个体的躯体性、心理性和认知能力等方面(在临床上通常体现在健康程度、治愈希望、预期寿命和智力状况等方面)的优劣来决定相应的医疗措施,主张对高质量的生命予以更多的保护。

生命质量论的出现有其必然的历史条件。首先,随着医学生物技术的发展,人类能够运用生育控制技术、辅助生殖技术、器官移植技术、基因技术等有效地干预人类的生命过程,人们加深对生命本质的认识的同时,也改变了根深蒂固的生命神圣论观念;其次,随着社会现代化的进程,许多制约人类发展的不利因素凸显出来,如人口问题、资源及环境问题等,其矛盾的焦点是人口迅速增长问题。如果不控制人口的数量,人类自身的发展甚至生存都会遭到严重威胁。传统的生命神圣论已不完全适用于当代社会的新情况和新问题,生命质量论应运而生。生命质量论已成为现代医学(生命)伦理学的核心观点,并为改善人类生命及生存条件提供理论依据。

2. 生命质量的分类

生命质量分为主要质量、根本质量和操作质量三种类型。

(1)主要质量:也称人性素质,指个体的身体或智力状态。生命质量论据此标准认为,患有严重的先天性畸形儿、无脑儿、智力低下患者、先天愚型患者等,其主要质量已经非常低,因此,极力维持这样的生命是没有必要的。

(2)根本质量:指个体与他人在社会和道德上相互作用的生命的意义和目的。生命质量论据此标准认为,极度痛苦的晚期肿瘤患者、不可逆的昏迷患者已失去了与他人在社会和道德上的关系,失去了生命的意义和目的,因此,已经没有必要进行生命维持。

(3)操作质量:指利用智商测量、诊断学的标准来测定智力和生理状况。有的生命质量论者据此标准认为,智商高于140的人是高生命质量的天才,智商在70以下的人属于智力缺陷,智商在30以下者是智力缺陷较为严重的人。生命质量论认为,对生命质量极其低下或没有生命质量的人,医学不必再履行挽救义务,这样做是符合专业伦理要求的。

3. 对生命质量论的评价

(1)生命质量论的意义:①生命质量在道德上是一个必要的概念,它关注的是个体的利益,在给定的个人处境下,何种生命是可能的,以及这种处境是否允许这个人有一种他或她认为值得过的生命;尤其是对慢性病和康复治疗而言,提高患者的生命质量是一个尤为重要的目标。②生命质量论的提出是人类思想观念的一次巨大的进步,人类追求自身完美的认识已经步入自觉阶段。人口素质关涉民族兴衰、国家兴亡和人类命运已成为共识,对生命质量的认识和在医疗实践中重视、维护、提高患者的生命质量,也是符合新的医学模式的要求的。③医学高新技术的运用为提高患者的生命质量提供了技术手段。临床医疗不仅仅是救死扶伤后保存患者的生命,更是要患者获得尽可能高质量的生命状态。医务人员面对不同生命质量状态的患者,采取各种不同的医疗措施。生命质量论是帮助医务人员进行伦理决策的理论依据之一。④生命质量论为提高人口质量,采取避孕、流产、节育、遗传咨询等措施,为制订人类、环境和生态政策提供了重要的理论依据。

(2)生命质量论的局限性:①生命质量论侧重从人的自然素质衡量生命价值,忽视了二者不完全一致的现实,即有些人生命质量高而存在价值低,有些人生命质量低而存在价值高。所以,不能完全从人的自然素质来评价生命存在的价值。生命质量论注重高质量的生命存在的意义,忽视低质量的生命存在对患者个体、家庭等的意义和价值。其本质在于忽视了人的社会性,只把人看成是自然人或抽象的人,这是其不合理的一面。②生命质量论采用生物医学标准判断患者的生命质量高低,存在标准是否具有科学性,测量实践中的偏差导致的各种问题。在临床医疗实践中,依据质量采取不同的医疗措施,也不可避免地会遇到道德和法律的拷问。③医疗实践中生命质量判断标准难以避免与生命价值标准的混淆,需要用合理的福利－负担的判断标准加以限制。当生命质量低下时,医疗干预给患者带来的伤害大于福利,那么不给予或撤销治疗是合理的。这种判断需要一个有说服力的关于福利和负担的判断标准,以防止把生命质量判断降低到关于个人偏好和患者社会价值的武断判断。

(三)生命价值论

生命价值论是伴随着生命质量论而产生的,共同构成生命伦理学的基础理论。

1. 生命价值论的概念

生命价值主要是指生命存在的社会价值,生命价值论是以人本身的内在价值和外在价值的统一来衡量生命意义的一种伦理观。这一理论主张以个体生命对他人和社会的作用及意义的大小为标准,确定其生命存在的社会意义,以做出相应的取舍。

2. 生命价值的分类

(1)根据生命价值主体的不同,生命价值分为内在生命价值和外在生命价值两类。内在生命价值是指生命自身的效用;外在生命价值是指生命具有的对他人与社会的效用。

(2)根据生命价值是否已经体现出来,生命价值分为现实生命价值和潜在生命价值。现实生命价值是指已经显现出的生命对自身、他人和社会具有的效用;潜在生命价值是指生命目前尚未显现、将来才能显现出的对自身、他人和社会的效用。

(3)根据生命价值的性质,生命价值分为正生命价值、负生命价值和零生命价值。正生命价值是指生命有利于自身、他人和社会效用的实现,即对自身、他人和社会有积极效用;负生命价值是指生命有害于自身、他人和社会效用的实现,即对自身、他人和社会有消极效用;零生命价值(无生命价值)是指生命无利也无害于自身、他人和社会效用的实现,即对自身、他人和社会既没有积极效用也没有消极效用。

生命价值论包含三项基本内容:尊重人的生命,强调把尊重人的生物学生命和社会学生命结合起来;尊重生命价值,尊重人的内在价值和外在价值;人的生命是有价值的,衡量依据为某一生命对他人、社会、人类的意义。生命价值论主张医学界参考其生命价值,在分配卫生资源和对待生命的态度上可以有所取舍,对生命质量低下且零生命价值和负生命价值的人,放弃医德义务是符合医学伦理道德要求的。

3. 生命价值论的评价

生命价值论既有正性的道德意义,又有其自身局限性。

(1)生命价值论的意义:①使医学价值观更加深刻与合理。从生命神圣论、生命质量论到生命价值论的发展,是人类生命观的巨大转变。生命价值论比生命神圣论在视野上更加开阔,在情感上更加理智,在思维上更加辩证。②使医学伦理学研究方法和理论基础更具科学性。传统医学伦理学理论主要建立在生命神圣论及道义论基础上,在理论上容易局限于医者的职责与义务,易于导致只顾道德律令,不管行为的后果的偏颇。生命质量论和生命价值论将传统医学伦理学由单纯强调维护生命的理论视域,拓展到注意生命质量和价值的伦理新视野,把个体生命利益与群体及人类的生命利益联系起来,把动机与后果联系起来,把珍惜生命与尊重生命质量和生命价值联系起来,从而使医学伦理学和生命伦理学体系更加科学化。③为走出当代医学道德困境奠定理论基础。在现代医疗中,随着生育辅助技术、基因治疗技术、器官移植技术等的发展,这些技术本身所负荷的道德价值和社会意义,与传统的生命神圣观及道义论发生观念冲突,引发了人们的伦理焦虑。生命质量论与价值论为医学新技术的推广和运用提供道德理由和伦理辩护,为走出医学道德困境提出了新的思路。

(2)生命价值论的局限性:①对个体生命价值的评价,难以避免存在主观性和片面性。生命价值论主张以个人对他人、社会的作用和意义的大小作为衡量标准,贡献越大,其生命价值就越大。这样,个体在生命的不同时期和不同状态下,贡献是有差异的,决定了个体的生命价值的变动性。对生命价值的评价,也因为评价主体对生命的态度、观点、标准的不同而异,其主观性往往难以避免。对生命价值的评价是复杂的、困难的,应采取全面的、历史的、客观的、辩证的发展观点来看待个体生命价值,尤其是面临伦理决策时,更要审慎选择。②生命质量论和生命价值论在临床中的指导作用,必然与人道主义的普适性、一视同仁服务患者的优良传统等理念发生冲突和矛盾。在临床医疗实践中,根据不同的生命论指导伦理决策,会导致不同的行为结果,也造成了理论陷阱和实践难题。

生命神圣论、生命质量论和生命价值论是人类社会发展不同阶段的产物,其形成和发展过程是人类对生命认识不断完善的过程。三种理论观点并非绝对孤立或相互替代的,而是相互吸收其中的合理成分,有机地统一起来。

考点直通车

医学伦理学发展到生命伦理学,其理论基础的核心是(　　　)

A. 生命神圣论　　　B. 美德论　　　C. 生命质量论与生命价值论

D. 义务论　　　E. 人道论

答案与解析:C。考点解析:生命神圣论思想历史最悠久,它与人道论核心理念互动,构成医学伦理学的基础理论核心,成为医务人员救死扶伤的内在动力。生命质量论和生命价值论是伴随着生命维持技术的发展和临床运用,生命神圣论极端化思想局限性日益突出而产生和发展的,它是生命伦理学理论基础的核心。

二、人道论

(一)人道论与医学人道主义的关系

人道论泛指一切主张维护人的尊严、权利和自由,重视人的价值,使人充分发展的思想。人道论是一种认为人具有最高价值,应善待每一个人的思想体系。这一道德理论强调人的地位,肯定人的价值,维护人的尊严和幸福,满足人的利益与需求。作为一种道德精神的人道论,以一种不考虑个人的国籍、种族、阶级、职业和贡献等背景因素的博大精神,来确定人们彼此交往的原则,以人就是人的眼光看待人和处理人际关系,主张每个人在追求自己的幸福时必须尊重他人的权利,不得有损于他人权益。医学领域是人道论生发拓展的最佳土壤,人道论在医学领域,凝练为医学人道主义的精神。这一医学专业精神贯穿古今中外医学伦理发展的始终,成为贯穿医德学、医学伦理学和生命伦理学的一条红线。

（二）医学人道主义的概念

医学人道主义是指在医学领域内,特别是在医务人员与患者关系中,表现为医务人员爱护和关心患者的健康,重视患者的生命,尊重患者的人格与权利,维护患者的利益和幸福的一种伦理观。医学人道主义思想源于人类对生命的追求和渴望,对受到病痛折磨的人的同情和关心,对人在社会生活中平等权利的尊重。它主张人具有最高价值,医学界应尊重、同情、关心、救助服务对象。

（三）医学人道主义的发展简史

医学人道主义发展大致经历了古代朴素医学人道思想、近代医学人道思想和现代医学人道主义等阶段。

医学人道主义的思想起源于医疗实践,医学就是一种人道的事业。古今中外的医家所倡导的医学道德,无不渗透着人道精神。但是,由于受到历史文化环境及医学自身活动的限制,医学人道主义在不同时代具有不同的特点及表现形式。

1. 古代朴素医学人道思想

它以道义论为基础,建立在个体患者义务论和因果报应思想的基础上,具有朴素的道德情感和反等级制度的进步意义,为医德建设奠定了重要的理论基础,并世代相袭,影响深远,使人道主义成为医学道德的传统核心内容。

2. 近代医学人道思想

它以生命神圣论、人性论和人权论为理论基础,在深度与广度上、在内容与形式上都有较大发展,使医学人道观念具备了科学性质。但是,随着医学技术的工具化和医学利益相关者之间关系的错综复杂的发展,医学人道主义与非医学人道主义的行为之间产生出更加复杂的社会伦理问题。

3. 现代医学人道主义

现代医学人道主义继承了古代朴素医学人道思想的合理内容,拓展了人道主义作用的广度和深度,强调将医学看成是全人类的事业,不允许把宗教、国籍、种族和社会党派的考虑掺杂进去,具有国际性;其医学人道思想内容更加全面具体;其道德原则已经作为国际医德法规受到各国医学界的尊崇,在医德领域形成了广泛反对非人道主义行为的国际舆论。现代医学人道主义在反对利用生物医学技术作为摧残人体和生命的工具及防止其他各种非人道主义的行为等方面,发挥着积极的作用。

医学人道主义的历史发展进程揭示出医学人道主义起初作为直觉和朴素的恻隐之心、带有浓厚的宗教色彩的观念,在历代医学家的职业传承中兼收东西方医学文化的精华,直接表现为人类对生命的追求和渴望,对受到病痛折磨的人的同情、关心和照顾,进而对人的人格、权利和尊严的尊重,体现出人道主义的本质和医学人学本质内在的统一特性。

（四）医学人道主义的核心内容

医学人道主义的核心内容是尊重生命,具体内容包括以下几方面。

1. 尊重患者的生命

尊重患者的生命是医学人道主义最基本或最根本的思想。历代医家都强调尊重患者的生命,积淀成生命神圣的思想,并最终形成生命神圣的道德信仰。孙思邈曾言"万物悉备,莫贵于人""人命之重,有贵千金",这说明了人是天地万物间最有价值的,而人的生命只有一次,故业医者应珍重生命,千方百计地救治患者。

2. 尊重患者的人格

尊重患者的人格有两个层面的意思:首先,患者不仅具有正常人的权利,而且还有作为患者特有的权利;其次,尊重患者人格是提高医疗质量的必然要求。尊重患者的人格就是要尊重和维护人人具有的尊严和内在价值。当代医学人道主义强调在人格上人人平等,医务人员应尊重每一个患者。人的能力有大小,智商有高低,财产有多寡,命运有穷达,但每个人的人格是平等的,人无论社会地位高低,经济贫富,都有同等的道德权利和公民权利,人人平等,人格尊严不可侵犯,是宪法赋予公民的基本权利。现代医学人道主义特别强调对精神疾病患者、身体上某些功能缺失的患者和艾滋病等性病患者及其他社会弱势群体的尊重,绝不能漠视、歧视和冷嘲热讽。

3. 尊重患者的医疗权利

人人享有基本医疗保健权利,这是医学人道主义的基本主张。医疗中应当尽量排除诸如政治、经济、文化、宗教等非医疗因素的干扰,让每个患者都能享有人道的、平等的、负责任的医疗服务。我国患者的基本医疗权利包括生命权、健康权、平等的医疗保健权、疾病认知权、知情同意权、保护个人医疗秘密和隐私权、免除一定的社会责任和义务权、监督医疗过程权、医疗诉讼权和医疗索赔权。

4. 尊重患者的生命价值

既要重视患者的生命质量,又要尊重患者的生命价值;既要尊重患者的个体生命,又要从内外价值统一来衡量生命的意义。不惜一切代价而又达不到医学目的的治疗和抢救,是否符合医学人道主义的精神,是值得探讨的。虽然生命质量论和生命价值论自身理论发展还有待完善,但是在临床医疗实践中努力提高患者的生命质量,尊重患者的生命价值,是能够得到伦理辩护的。

在临床中实践医学人道主义的核心理念,要求医务人员不仅仅在医学技术上能够治病救人,还要在治疗患者躯体疾病的同时,安慰、鼓励、关心、照顾患者的心理健康,帮助患者适应社会,获得幸福。不论患者的社会地位、经济状况、文化背景、宗教信仰,不论患者所患疾病的性质,也不论患者来自城市或农村,医务人员都要提供专业的、平等的、人性化的医学服务;根据患者年龄、性别及个性化需求,提供有针对性的心理疏导和关爱。不可否认,社会有分层,贫富有差异,人际关系有亲疏远近,个人有偏好,也因此,医学传统道德中一视同仁、平等尊重每一个患者的人道主义原则在现代社会仍然具有重大的现实意义。

(五)医学人道主义的伦理意义

医学人道主义是医学道德传统的精华,是医学伦理学的理论核心。它以关心患者、尊重患者、治病救人为核心宗旨,体现了医学的道德价值,规定着对医学界的基本道德要求,代表着全人类的共同价值观。

作为一种道德规范体系,医学人道主义体现了医患平等关系,体现了医学的人学性质,同时规定了医学的方向是为人类造福。在医学人道主义的引领下,古今中外的业医者救死扶伤,防病治病,竭尽全力救治患者,维护职业宗旨和职业尊严。

第二节　道义论与美德论

一、道义论

(一)道义论的含义

道义论又称义务论或非结果论,是医学伦理学重要的基础理论之一。道义论是关于责任、应当的理论,主要思考的是在社会中人们应该做什么和不应该做什么。道义论研究道德准则或规范,即社会和人们根据哪些标准来判断行为者的行为是正当的,以及行为者应负的道德责任。

在现代西方伦理学中,道义论指人的行为必须遵照某种道德原则,按照某种正当性去行动的道德理论。与目的论、功利主义相对,道义论以道德义务和责任为中心,强调对义务的敬重和无条件服从,要求个人严格克制自己的感性欲望而遵守义务规则。典型的道义论认为,道德标准独立于功利目的而存在,一个行为只有符合义务原则的要求才是正确的,道德的行为就是为了尽自己的义务而去做应当的事情。德国哲学家康德是道义论的主要倡导者。

(二)医学道义论的含义、内容、特点和作用

1. 医学道义论的含义

医学道义论着重研究和探讨医务人员的道德责任,确定医务人员的行为准则和道德规范,把医务人员的行为限定于合理的范围内,主张医务人员应该遵循既定的医学伦理学原则去行动。医学道义论是以医学道德义务和责任为中心,研究和探讨医务人员应该做什么,不应该做什么,即医务人员应该遵守的医学道德规范,并对医务人员的行为动机和意向进行研究,以保证医务人员的行为合乎道德规范的要求。

2. 医学道义论的内容

医务人员的道德责任与医学目的、医学职业责任紧密相关。现代医学的目的不仅仅是治疗身体疾病,还包含着预防疾病和损伤,维护和促进健康,解除由疾病引发的痛苦和疾苦,照料和治愈患病的人,照料那些不能被治愈的人,重视患者的生命质量,避免早衰、早死、追求安详死亡等,这些目的一方面说明医学的人文性和社会性,另一方面也框定了医学从业者的道德义务。

3. 医学道义论的特点

医学道德义务与医学法律义务相比,具有如下特点。

(1)医学道德义务是建立在高度自觉自愿基础之上的。医学法律义务依靠国家暴力机器作为后盾,是一种权力强制义务;而医学道德义务依靠医学界乃至整个社会的舆论、传统习惯、内心信念等非权力强制力量维系,是在医务人员自己的医德良心督促下自觉自愿的行为选择。抢救患者,减轻患者的疾病痛苦,维护增进患者的身心健康,是每一个医务人员内心都应当具有的基本的、不可动摇的道德命令,无条件地执行此道德命令将会筑就每个医务人员自觉的行为习惯。

(2)医学道德义务的履行不以获取权利为前提。通过一定程序形成的医学法律规定

了法律主体的权利和义务,且行为主体的义务总是与权利对应的;而作为医学道德行为主体,医务人员本身在承担、履行医学道德义务的时候,则不以获取道德权利为前提,且往往以或多或少的自我牺牲为前提。

(3)医学道德义务涉及的范围广泛。医学法律义务涉及的仅仅是在医学领域中具有重大效用的行为,社会认为必须通过法律程序加以规范,往往是对医学界的最低限度的要求;而医学道德规范的作用领域是广泛的,凡是存在利益关系的医学领域,都需要而且已经为医学道德所规范,医德义务涉及的是医学领域中所有具有效用的行为,其范围比医学法律义务的范围广泛。医学道德义务与医学法律义务的合法与违法境界相比,后者较为单一,而医德义务存在违背医学道德、合乎医学道德和医学道德高尚等不同层次的境界,医德义务要求的境界范围更大。

4. 医学道义论的作用

医学道义论的作用主要体现在以下几个方面。

(1)规定了医务人员的道德责任,具有行为指南的作用。医学道德义务是社会及职业对医务人员的职业责任要求,社会据此评价医务人员的行为正当性,医务人员据此约束自身的言行举止。随着医学发展和社会进步,医学职业责任会发生一定的变化,医学义务论的内容也随之变化。如现代道义论的主要内容除了救死扶伤,减轻痛苦,提高生命质量,促进健康和幸福的道德义务外,相继扩充了解释说明的义务、保密的义务、宣传普及医学知识及遵守卫生法律法规的义务等,在微观层次上规定了医务人员必须恪守的职责,明确了医务人员应该做什么,履行什么义务,保证了医务人员医疗行为的合目的性、合理性和正当性。医学道义论使医务人员明确自己的行为标准,确定判断行为正确与错误的界限,起到了行为指南的作用。

(2)强化了医务人员的道德自律意识,促进医务人员勤奋进取。医学道义论所规定的医学道德规范要发挥应有的调节作用,途径之一是他律性和自律性相结合,自律性更重要。医务人员履行道德义务,恪守职业道德规范,既强调无条件性(不论个人的主观偏好,不计较个人的利益得失),又强调履行职责时态度上自觉、坚定和自律,行为上有技术能力。救死扶伤的意愿与解除患者苦痛的能力,是医务人员满足患者需求的两个必要条件,缺一不可。责任感和义务心促使医护人员认真履行道德义务,刻苦钻研,勤奋进取,无私奉献,为维护和保障人们的健康做出贡献。

(3)调节医务人员与其他利益相关者的关系。道义论主张医务人员在履行职责时具有自觉自愿性和无条件性,不以得到某种权利和报偿为前提条件,这有利于医务人员正确处理自身与患者及社会的关系。当医务人员自身利益与患者利益发生冲突的时候,处理利益冲突的立场、依据和方式,是医务人员是否内化了医学道德规范的试金石。

(三)医学道义论的局限性

道义论注重行为者的思想动机,不考虑行为的结果,立足于全社会人民大众的长远利益或根本利益,侧重道德规范的建构。道义论突出了道德的崇高性、绝对性和纯洁性,表现出对道德的弘扬,因而一直是医学伦理学的理论主线。但是,尽管道义论在伦理学思想和理论中占有重要地位,其本身的局限性也是需要被超越的。道义论的局限性主要表现在以下几方面。

(1)忽视动机与效果的统一:道义论片面强调医疗行为的动机,忽视了行为的结果及价值。极端的道义论则割裂道德和价值的联系,使道德演化为完全空洞、枯燥、生硬的异己力量。

(2)忽视对患者应尽义务与对社会应尽义务的统一:道义论强调对患者个体负责而忽视医疗对他人和社会整体的道德责任。这样,仅依靠道义论作为理论基础和伦理方法,在遇到对个体患者的义务和对他人、社会的义务相矛盾时,则会陷入道德理论困境。

(3)忽视义务的双向性:道义论只强调医务人员对患者尽责的绝对性而忽视了患者自身在健康保健中应负的责任。道义论在价值取向上的重道义、轻功利的倾向,受到功利论的挑战。

(四)医学道义论的历史意义

医学道义论尽管有忽视动机与效果的统一、忽视对他人应尽义务与对社会应尽义务的统一、忽视医患义务的双向性等局限性,但是,医学道义论助力于医务人员自觉履行道德义务,并把道德义务升华为道德责任感,成为道德意识的一部分,促使人们产生义务心,积极向善。同时,医学道义论在促进医务人员道德品质凝练过程中也起到了不可替代的作用。

考点直通车

医务人员共同的首要义务和天职是( )

A. 维护患者的利益和社会公益   B. 维护医务人员和医院的声誉

C. 维护医务人员和医院的经济效益   D. 维护医务人员和医院的自身利益

E. 维护医务人员之间、医院间的和谐

答案与解析:A。考点解析:道义论是关于责任和应当的理论,医学道义论规定了医务人员在临床医学实践中应当维护患者的利益和社会公益。这是天职,是不需要论证的。

二、美德论

(一)美德论与医学美德论

美德论又称德性论或品德论,它以道德行为者的主体因素和内心世界(道德心理)为中心,研究和探讨什么是道德上完美的人及如何成为道德上完美的人的理论。美德论以行为者为中心,所关注的不是"我应该做什么",更多地追问"我应当成为怎样的人""我应该是哪一种人"。与规则伦理学相比,美德论在伦理学方法上更贴近人类的道德心理,更重视情感、态度、动机在道德生活中的重要性。美德论在个体道德修养和道德教育与评价中有着难以取代的作用。医学美德论是传统的医德学的重要理论之一,它以医务人员及其道德品质为中心,重点研究医务人员应该具有的职业道德品格、什么是道德上完美的医务人员,以及如何成为这种医务人员。

医学伦理学是关于医学道德的理论体系,医学美德是医学伦理学的归宿和目的,是医务人员伦理修养的目标和方向。在临床医疗实践中,美德的作用比较广泛。时刻惠及患者,往往是医生的美德。

✐ **知识拓展**

人类的 18 种美德

礼貌 忠诚 明智 节制 勇气 正义 慷慨 怜悯 仁慈 感激 谦虚
单纯 宽容 纯洁 温和 真诚 幽默 爱情

——［法］安德烈·孔特·斯蓬维尔. 小爱大德——人类的 18 种美德［M］. 吴岳添,
译. 北京:中央编译出版社,1998.

(二)医务人员应该具备的主要美德

美德,既是优良品质,又是实践智慧。人类为了幸福、兴旺或生活得好所需要的品格特征,即为美德。医学美德是医务人员在长期的医疗实践中不断修养、锻炼而逐步形成的稳定的心理状态和行为倾向。这种心理状态和行为倾向经过积淀,形成特定的情感能力。通过历练和熏陶,这种能力能够得到充分的发展,并且可以促使那些有这种能力的人去做正确的事情。美德帮助你愿意去做正确的事情,如仁慈、诚挚、严谨、公正和廉洁等每一个美德,都产生一个指令,要求我们做好事,做善事。下述的美德都是医务人员所应该具备的。

1. 同情

同情作为一种美德,是一种把主动关心他人福利的态度与对他人的不幸或痛苦深深怜悯、体谅的联想感知和情感反应联系在一起的品质。同情作为一种社会性情感,是医务人员最直接、最基本的本能特征之一。同情不一定只针对他人的疼痛、痛苦、残疾和不幸;不过,在医疗领域中,这些情况是引起同情反应的典型根源。医务人员对患者的遭遇和处境在感情上发生共鸣,并给予医学帮助和支持的态度和行为,即为同情的表现。同情品质是对医务人员最起码的道德要求,没有同情心则被认为是有道德缺陷的、最严厉的否定。

2. 仁慈

仁慈,即仁爱慈善,同情、关心、爱护和尊重患者。医务人员的仁慈美德通过与人为善,关怀、体贴、帮助、理解患者,照护患者等行为表现出来,是持之以恒的仁慈行为的结晶。仁慈作为医务人员的人格特征的核心,最能体现医学人道主义思想和道德要求,最能体现医乃仁术的精神内涵和医者仁心的永恒主题;仁慈也是其他医学道德的保障。只有具备仁慈素质的医务人员才能提供人性化的医疗服务。

3. 忠诚

忠诚,即忠于职守,诚实守信。医务人员坚持真理,忠于医学科学,诚心诚意对待患者和同事,讲真话、办实事、实事求是,出了差错事故敢于承担责任并吸取经验教训的做法就是忠诚的体现。

4. 严谨

对待医学知识和医疗技术严肃谨慎、一丝不苟的品德和科学精神就是严谨。严谨是医务人员重要的素质与品德,是履行救死扶伤、防病治病基本职责,践行人道主义和其他义务的重要保证。

5. 公正

公正包含两层含义：一是指按统一原则或标准对待处于相同情况的人与事，即一视同仁；二是所得的与所付出的相称或相适应，即得所当得。公正对维持社会的存在有不可替代的作用，公正的美德是和谐社会的基石。医务人员的公正美德体现在按照职业道德要求合情合理地对待服务对象，处理好人际关系、公私关系。具体讲，公正要求医务人员一视同仁，平等对待一切患者，一视同仁地尊重患者的人格和权利；尤其是在卫生资源的分配上，要坚持原则，不徇私情，力争做到公平公正。

6. 廉洁

不贪取不应得的钱财为廉，光明磊落的人生态度为洁；做人要有光明磊落的态度，清清白白的行为即为廉洁。医护人员的作风正派，不以医谋私，能够正确处理医疗人际关系的利益矛盾，就是廉洁品质的表现。面对物质诱惑、精神刺激以及各种各样的经济陷阱，能够不忘初心，严格自律，廉洁行医，就是廉洁品质的体现。廉洁行医是对医务人员的伦理底线要求。

7. 进取

努力向前，立志有所作为即为进取。善于学习，不断提高自己的医学技术水平就是进取的表现。医务人员要达到知识渊博、技术精湛的专业要求，就要有刻苦钻研、虚心求教、精益求精的进取精神和道德品质。医疗涉及人的健康和生命，涉及千家万户的悲欢离合；而医学的专业性、不确定性、风险性对医务人员的进取态度和精神提出了更高的要求。

8. 宽容

医务人员的服务对象是有着各种心理困扰和身体疾病的患者，这些患者有各种各样的病态表现，这就需要医务人员给予宽容和谅解。在临床实践中，医务人员压抑自己的价值观，克服自己的主观偏好，按照医学专业价值观的要求，接纳并照顾与自己价值观相异的患者，接受非医学专业人士可能谴责的、反对的或阻止的事情而尽心尽力做好治疗、护理、康复等工作，就是宽容美德的表现。当然，宽容也是有限度的。

9. 洞察力

这一美德引起对行动的敏感洞见、判断和理解。洞察力是指不过分受外界看法、恐惧和个人情感等的影响做出判断和决定的能力。在亚里士多德的理论中，具有实践智慧的人知道如何以合适的情感强度、以正确的方式、在适当的时候行动，并保持理性和欲望的适当平衡。与实践智慧类似，拥有洞察力的人知道选择什么样的目的、知道在具体的情况下如何实现这些目的，在可能的行动范围内进行认真选择，而把情感限制在合适的范围内。具有洞察力的人容易理解和觉察到与人的反应相适应的情况是什么。洞察力对于医者尤为重要的原因是：①防病治病、救死扶伤的医疗目的需要用恰当的手段实现，在目的确定的情况下，选择不道德的手段，就会扭曲目的。②医务人员的行为常常是在道德原则之间权衡的结果，如面对一个坚持自己自主权就会伤害自己生命与健康的患者，医者是尊重他的自主权还是坚持有利原则？是尊重恶性肿瘤患者的个人知情权还是尊重保护性医疗制度与措施，都是需要洞察力予以决策的。③临床医生既可能产生过度的感情、错位的同情而感情用事，也可能情感耗尽、情感枯竭而麻木不仁。洞察力可以使医者的情感富有理性。

此外,尊重、同理心、耐心、温和、奉献等道德品质,都是一名合格的医务人员所必备的德性。

从古代的《希波克拉底誓言》《大医精诚》,到现代的医学教育标准,无不体现出医学美德思想。现实中利益诱惑多,医疗环境复杂,要想成为一个真正的、受人尊敬的医务人员,他(她)必须要拥有并体现自己的美德。美国汤姆·比彻姆和詹姆士·邱卓思在《生命医学伦理原则》(第5版)中提出了医疗领域中的五个核心德性:同情、洞察力、可信、诚实和良心。这些道德品质对于现代社会中的所有医学从业者来说都是至关重要的。

考点直通车

在医疗实践中,医务人员应具备的最基本的医学道德是(　　)

A. 克己　　　B. 正直　　　C. 同情　　　D. 有利　　　E. 公正

答案与解析:C。考点解析:同情作为一种道德情感和品质,是对医务人员的底线伦理要求,无同情心则是道德缺陷,是对人文性的最严厉的否定。医务人员的许多道德情感与品质,都起源于对患者的同情心和同理心。

第三节　功利论与公益论

一、功利论

(一)功利论与医学功利论

功利论又称功利主义,是与道义论相对立的伦理学说。功利即有利、有益。功利论主张以人们行为的结果作为道德价值的基础或基本的评价标准,把行为的结果作为对人们行为进行善恶评价的依据。在任何情境中,正确的行为是指能够产生最佳总体后果的行为,而最佳总体后果是根据给有关各方的利益同等权重的客观角度来确定的。功利论著名的原则是"最大多数人的最大幸福",认为确定的道德规范必须直接有利于实现最大多数人的最大幸福,能为最大多数人造福,能使最大多数人快乐、自由、健康或其他内在价值的行为就是正当的行为。

作为结果论的主要组成部分的功利论,依然具有结果论的三个主要特征:一是注重行为的结果,不计较行为的动机好或坏;二是行为前要预先计算总的利弊得失,得大于失的行为才有可行性;三是立足于个人,推衍到他人与社会。追求个人的利益无可厚非,但要顾及他人、社会大众的利益和幸福。

医学功利论是医学伦理学古老而永恒的理论之一,医学功利论是结果论在医学领域中的贯彻。最早的医学结果论可以追溯到希波克拉底的医学伦理思想,他提出的"有利于患者""不伤害患者"原则,成为医学行为和医学道德规范的出发点,逐渐发展成其他医学道德规范,如保密、仁爱、忠诚医术、和蔼端庄、认真务实等。随着医学的社会化,尤其是医院等医疗机构的诞生,狭义的医患关系扩展为广义的医患关系,医学界面临的服务对象及其他"相关者"的利益调节问题日益突出,需要功利论的指导。当代生命伦理学提出"公正原则",就是要求在满足患者利益的同时,考虑相关者的利益。例如,如果一名患者全身多器官功能衰竭,他的生命仅靠生命维持技术支撑,且无好转的希望;患者本人有放弃治疗的意愿表示。此时,若医院维生设备有限,恰有其他患者急需呼吸机,医护人员尊重患者的意愿停止其生命维持系统的使用,是符合功利论的基本精神的。

(二)功利论的伦理意义及其局限性

1. 功利论的伦理意义

功利论从目的与效果的角度构建医学道德体系,是医学伦理学的重要基础理论,是制订医学道德规范的重要依据,是检验医学道德规范之优劣的标准,在处理道德困境、解决伦理冲突时发挥着重要作用。功利论的伦理意义具体表现在以下两方面。

(1)克服道义论的某些局限性。在医学领域中,功利论坚持满足患者健康的功利、医护人员的功利、医院的功利以及社会功利的统一;坚持医疗单位的利益与社会公益的统一,弥补了道义论"重义轻利"极端化地、片面地强调医务人员的道德责任的局限性。功利论强调功利效益,促进医务人员在医疗实践中关注行为后果,关注患者的利益,关注自身的合理利益,关注医疗共同体和利益相关者的利益。

(2)功利论主张医疗行为以满足患者和社会多数人的健康利益为标准,对医疗实践中合理分配和有效利用卫生资源,树立公平公正观念、成本－效益分析的观念以及最优化观念等方面具有一定的指导作用。同时功利论肯定医务人员的正当个人利益,有助于调动医务人员的积极性,充分发挥医学的整体效应,以更好地指导医学实践。

2. 功利论的局限性

功利论强调效果,一般来说,是正确的,但是它否认了动机在医疗行为及伦理评价理论中的作用。同时,功利论以最大多数人的利益为目的,忽视了少数人的正当利益,有失公正。在效用问题上,没有对眼前利益与长远利益、局部利益与整体利益、个人利益与集体利益做出区分回答。在医疗实践中,功利思想常常导致以功利视角看待生命,忽视对生命的尊重与敬畏,忽视全心全意为人民身心健康服务的医学道德宗旨,也容易导致偏重经济利益而忽视社会效益的后果。因而,功利思想的应用应注意及时调整价值导向,否则就会因经济利益问题而导致见死不救、见病选救、不及时抢救等事件发生。在个案中协调道义论与功利论之间的冲突是有难度的,下述案例就是这个问题的体现。

患者,男,36岁,已婚。因输血而患艾滋病。现因急性胃出血而送急诊。内科医生认为只有施行手术才能挽救患者的生命,但外科医生不为患者施术。理由是艾滋病本身就是绝症,即使这次手术救活他,患者也活不了多久,而且,活着也是在痛苦中挣扎(且手术中医生有被感染的风险)。后来,患者因大出血死亡,家属状告医院。理由是患艾滋病不是患者本人的错误。不管患者术后能活多久,医生都有义务为患者施行紧急手术。虽然患者术后至多活3个月,但是,活着的每分每秒,对患者和家属而言,都是弥足珍贵的。

法院认为,家属和医生的主张都有道理,基于道义论,判原告胜诉,判民事赔偿。

基于道义论,或基于后果论(功利论),医生应该施行紧急手术以挽救患者的生命吗?医务人员有拒绝为某些患者治疗、护理的权利吗?此案例说明了在医疗实践中道义论与功利论的冲突,解决临床医学道德难题是对每位医务人员的伦理决策能力的考验。

二、公益论

(一)公益论的含义

功利论的发展对公益论思想的形成起了推动作用,公益思想古已有之,而马克思主义伦理学使公益论获得新的发展。公益论主张人们在进行道德评价时,应当从社会、人类和后代的利益出发,从整体和长远角度来评价人们的行为,只有符合人类的整体利益和长远利益的行为才是道德的。

公益论是根据行为是否以社会公共利益为直接目的而确定道德规范的伦理思想。公益论强调以社会公众利益为原则,将社会公益、人类公益、后代公益相统一。其基本思想是以全民或者整体利益作为出发点,来对待和处理"公益"或者"公益分配"问题。从医学角度看,公益论是一种强调医学领域也要以社会公众的利益为原则,是社会公益与个人健康利益相统一的伦理思想。主张医学界应体现公平对待、均衡效益等的伦理原则。

(二)公益论的主要内容

1. 兼容观

我国医疗卫生工作的根本目的有两个:一是满足广大人民群众日益增长的健康和保健的需要;二是提高全民族的整体健康水平。这两种目标没有根本的矛盾冲突。公益论主张社会利益、人类公益、后代公益与个人利益相统一,多元兼容,以人为本。

2. 兼顾观

该观点认为,任何医疗行为都应当兼顾社会、集体、个人的利益。当三者发生冲突时,如果冲突不是以"非此即彼"的形式导致排斥性利益冲突,那么社会或集体无权做出否定个人正当利益的抉择,应尽量满足和实现个人利益;而当冲突是以排斥方式产生时,则应当从整体利益出发,贯彻社会优先的原则。个人无权损害社会、集体利益。

3. 社会效益观

医疗卫生服务的效果是通过医疗服务的社会效益和经济效益体现出来的。社会效益与经济效益是辩证统一的关系。公益论强调在医疗服务中,坚持社会效益和经济效益并重、社会效益优先的原则。

4. 全局观

以公益论为基础的医学伦理学,把医学伦理关系扩展到整个人类社会,并揭示人们不仅要关注人类的现在,而且更应关注人类的未来。既注重卫生资源的合理分配与有效利用,又注重保护和优化人类赖以生存的自然环境,为人类未来的繁荣创造条件。

(三)对公益论的评价

1. 公益论的伦理意义

公益论突破了功利论只关注眼前利益和局部利益的视域。关注长远利益和整体利益,这一关注焦点和视域的变化克服了道义论极度偏重动机的局限性,也克服了功利论的狭隘利益观。

医学功利论和公益论依据伦理学原理,从医学终极道德标准的角度构建医学道德体系,是医学伦理学的重要基础理论。在制订医学道德规范时,功利论和公益论是制订医学道德规范的重要依据;在检验医学道德规范时,功利论和公益论能够检验出道德规范之优劣;在协调多种医学道德规范的协同作用时,功利论和公益论在处理道德困境、解决伦理冲突时发挥着重要作用。

2.公益论的局限性

与功利论相同,公益论也是处于发展中的理论,有待完善。两者的本质一样,核心都是以利益的得失作为评判行为正当与否的标准和依据,权衡计算,精致计较。但是,道德生活是复杂的、多样态的,人们对利益的各个维度的解读也不完全一致。即使道德共同体的人们对利益有相对统一的认同,但是人们行为的动力不仅仅来源于纯粹利益的吸引。无论是功利论还是公益论,都无法提供完美的价值导向。不仅如此,仅仅关注多数人的利益,可能会伤害少数人利益,甚至会形成对少数人的"暴政",从而与道义、公正、公平等背道而驰。

考点直通车

义务论的典型代表人物是(   )

A. 柏拉图   B. 亚里士多德   C. 希波克拉底   D. 康德   E. 边沁

答案与解析:D。考点解析:柏拉图和亚里士多德是古希腊哲学家,为美德论的创立做出了很大贡献。希波克拉底是古希腊医学家,西方医学之父,《希波克拉底誓言》很早就成为西方医学道德的规范,对后世影响很大。英国伦理学家边沁是19世纪功利论的典型代表。德国哲学家康德是义务论的典型代表。

在伦理学的广阔领域中,伦理学的基础理论构成了研究的核心,它既是对伦理学发展史上重要理论的再度探索和深刻总结,也是对运用这些基础理论指导道德生活的实践经验的全面概括。因而,我们探讨医学伦理学的基础理论就不能仅仅把生命论、道义论、人道论、美德论和功利论等当作是一种历史遗存,而应该视为与时俱进的、在新的临床医学实践中持续发展的现实的建构。

综合测试

一、名词解释

1. 生命神圣论
2. 医学人道主义
3. 仁慈
4. 廉洁
5. 洞察力

二、单项选择题

A1 型题

1. 下述哪一项不是医学伦理学的基础理论(   )

A. 功利论   B. 生命论   C. 道义论   D. 美德论   E. 规范论

2. 医学人道主义的核心内容是(   )

A. 尊重患者   B. 关心患者   C. 同情患者   D. 爱护患者   E. 理解患者

3. 在医学伦理学的基础理论中,确定医务人员的行为准则和规范的是(　　)

　　A. 美德论　　　B. 功利论　　　C. 道义论　　　D. 人道论　　　E. 生命论

4. (　　)的医学道德品质最能体现出医学人道主义精神实质

　　A. 仁慈　　　　B. 公正　　　　C. 廉洁　　　　D. 慎独　　　　E. 同情

5. 医学伦理学的道义论规定了医务人员对患者应尽的义务,强调的是(　　)

　　A. 双向的　　　　　　　　B. 绝对的　　　　　　　　C. 有条件的

　　D. 自由权衡的　　　　　　E. 权利与义务相应

6. 根据生命对自身、他人、社会的效用如何,主张采取不同对待的伦理观是(　　)

　　A. 生命神圣论　　　　　　B. 生命价值论　　　　　　C. 生命质量论

　　D. 道义论　　　　　　　　E. 人道论

7. 生命神圣论、生命质量论和生命价值论共同构成的生命论,医务人员在临床实践中应当坚持(　　)

　　A. 生命神圣论是最重要的

　　B. 生命质量论是最重要的

　　C. 生命价值论是最重要的

　　D. 生命价值因为评价时难以克服主观性和片面性,是可以被忽视的

　　E. 生命神圣论、生命质量论和生命价值论的有机统一

8. 美德论主要探讨的是(　　)

　　A. 人应该具有的道德权利　　　B. 人应该承担义务　　　C. 人应该具备的道德品质

　　D. 人应该具有人格尊严　　　　E. 人应该具有生命价值

9. 下列不属于公益论的是(　　)

　　A. 人人享有获得最基本的医疗的权利

　　B. 当发生个体利益与群体利益矛盾时,以群体利益为重

　　C. 当发生局部利益与整体利益矛盾时,以整体利益为重

　　D. 当发生短期利益和长远利益矛盾时,以长远利益为重

　　E. 当发生个人利益与社会利益矛盾时,以社会利益为重

10. 生命神圣论的意义不包括(　　)

　　A. 对人的生命的尊重

　　B. 实行医学人道主义,谴责非人道的医疗行为

　　C. 反对不平等的医疗制度

　　D. 公正合理地分配医疗卫生资源

　　E. 实行一视同仁的医学道德规范,反对歧视作为

A3 型题

　　产妇李某,36 岁,妊 3 产 1。因既往有习惯性流产,第三次妊娠保胎至 31 周早产。新生儿体重 1950 克,出生后呼吸多次暂停,最长一次达 19 分钟。B 超检查显示新生儿有颅内出血,后来又发生新生儿肺炎、硬皮肿。医护人员向产妇及家属交代新生儿病情危重,即使抢救能够存活,未来的智力可能较差。

11. 医务人员建议家属放弃这个早产儿,该建议的最主要的伦理学依据是(　　)

　　A. 功利论　　　　　　　　B. 生命神圣论　　　　　　C. 生命质量和价值论

D. 公益论　　　　　　　E. 美德论

12. 医务人员建议家属不放弃这个早产儿,积极抢救治疗,该建议的最主要的伦理学依据是(　　)
    A. 功利论　　　　　　B. 生命神圣论　　　　　C. 生命质量和价值论
    D. 公益论　　　　　　E. 美德论

　　患者,邓某,男,75 岁,退休教师。确诊为口腔癌住院治疗。患者妻子考虑到患者心理承受能力差,希望医护人员对其保密疾病的性质,但患者的成年女儿则认为应该告诉患者本人实际病情。

13. 面对这种情况,医务人员做何种选择最符合医学伦理精神实质(　　)
    A. 尊重患者配偶的意见,对患者隐瞒病情,实行保护性医疗措施
    B. 尊重患者女儿的意见,直接告诉患者病情,维护患者的知情权
    C. 在家属意见不统一的时候,采取回避和不应答策略,能拖就拖,等待自然结果
    D. 或告知,或不告知,等待患者家属意见统一后行动
    E. 医生、护士与患者家属共同评判患者对癌症病情的心理承受能力后,商议是否告知

14. 由于患者配偶的坚持,医务人员同意对患者保密。在后续治疗中,患者对自己的病情怀疑,有了思想负担,情绪波动激烈,并反复追问医务人员他患的是什么病。此时,患者的配偶仍然坚持保密。医务人员应如何做才是最符合伦理道德的(　　)
    A. 尊重患者配偶的意见,继续对患者保密
    B. 医务人员应在患者询问时立刻告诉真相
    C. 采取各种策略不参与该事件,让患者家属自行处理
    D. 与患者家属商量,选择适当的时机告诉真相,并做好心理疏导工作
    E. 告诉患者家属患者本人对自己病情的迫切知情要求,让患者家属决定是否告知真相

　　在偏僻的农村搞基因与疾病的关系调查:第一组遗传学家主张不必要做什么知情同意,农民也搞不懂什么是 DNA,向他们说明情况是白费口舌,告诉农民查乙肝就行,这样工作效率高,研究项目很快完成,结果对农民有利,对医学有利,对全人类有利。第二组遗传学家认为不能这样做。即使工作慢一些,甚至不能完成,我们也应该花时间向农民交代清楚,因为知情同意的原则是必要的,是丝毫不能马虎的。

15. 第一组遗传学家依据的伦理学理论是(　　)
    A. 人道论　　B. 生命论　　C. 道义论　　D. 功利论和公益论　　E. 美德论
16. 第二组遗传学家依据的伦理学理论是(　　)
    A. 人道论　　B. 生命论　　C. 道义论　　D. 功利论和公益论　　E. 美德论
17. 本案例中道义论与功利论在具体应用时发生冲突,哪一个理论是你应该首先考虑的(　　)
    A. 人道论　　B. 生命论　　C. 道义论　　D. 功利论和公益论　　E. 美德论

三、简答题

1. 如何看待生命神圣论的历史意义?

2. 如何理解医学人道主义的核心内容?

3. 医务人员应具有哪些医学美德?

四、案例讨论

【案例】

　　2000年,只有3岁的女孩毛某,因烧伤面积达98%,其中三度烧伤达94%,被某医院烧伤科救活,创造了医学的奇迹,但造成了终身残疾。面对此情况,毛某父母决定放弃抚养,医护人员出于人道主义,将其收治、喂养,该医院为其付出的手术费、医药费、床位费已逾60多万元。于是,人们对当时该不该收留患儿引起争论。

【讨论】

1. 试用医学伦理学的基础理论分析争论的焦点。

2. 你认为毛某应不应该被救治?理论根据是什么?

(李德玲)

第四章　医学伦理学的原则、规范和范畴

✏️ **学习目标**

(1) 识记:我国医学伦理学基本指导思想、医学伦理学的基本原则、应用原则的具体内容及其对医务人员的伦理要求。

(2) 理解:医学伦理规范、基本范畴的内容及其对医务人员的伦理要求。

(3) 运用:运用医学伦理学基本原则与规范指导临床中的道德行为;在临床医学实践中切实保护患者的各项道德权利。

🖋️ **案例导入**

患者,男,56岁,农民。因左小腿丹毒复发到某医院就诊,医生给他开了价格较贵的抗生素,但患者要求医生改用上次丹毒发病时用过的有效且较便宜的青霉素。医生不耐烦地对患者说:"是你说了算,还是我说了算? 难道我会害你?"患者无奈,只好百思不解地离去。

阅此案例,请思考:此案例中医生的言行是否符合医学伦理的基本原则? 医生和患者在沟通的过程中,医生应该遵守的职业道德规范有哪些?

第一节　医学伦理学的原则

医学伦理的规范体系包括医学伦理的基本原则、规范和范畴,其中医学伦理基本原则是规范体系中的核心部分;医学伦理规范是在医学伦理基本原则的指导下,对医务人员言行的具体道德标准或要求;医学伦理范畴是医学伦理原则和规范的重要补充,同时也受医学伦理原则和规范的制约。医学伦理的基本原则、规范源于医学实践,是从医学实践中抽象概括出来的;同时,它们又反过来指导医学实践,成为全面培养医学生和医务人员伦理素质的重要内容,也是指导和评价其言行的伦理标准。

一、我国医学伦理基本原则的指导思想

(一)我国医学伦理基本原则的指导思想的内容

1981年的全国第一届医德学术讨论会,首次明确提出了我国社会主义医学道德建设的指导思想为:"救死扶伤,防病治病,实行革命的人道主义,全心全意为人民服务。"后来,经修改确定为:"救死扶伤,防病治病,实行社会主义医学人道主义,全心全意为人民身心健康服务。"这一指导思想批判地继承了历史上一切优秀的医德成果,反映了我国社会主义初级阶段的经济关系与医疗关系的根本要求,体现了社会主义卫生事业的根本宗

旨、职业特点以及当代医学科学发展对医学道德提出的根本要求。

（二）我国医学伦理基本原则的指导思想的内容解析

1. 救死扶伤，防病治病

这是医学的根本任务和首要职责，也是医务人员为人民健康服务的具体途径和手段，是医务人员医疗实践和医学道德行为的基本出发点。它要求所有医务人员都应把患者的生命和健康放在第一位，恪守为患者谋利益的信念。"救死扶伤是医者天职"的医学道德思想，是古今中外医家的共识。我国医界从"医乃活人之术"出发，以"医之使之生"的含义来命名医生。一代又一代的优秀医家，以其实践创立和丰富了"仁爱救人"的优良传统。西方医学之父希波克拉底以"为病家谋利益"和"不伤害"等准则，阐述着同一个伟大思想。我国当代林巧稚、赵雪芳等医林楷模，从理论与实践的结合上，对救死扶伤做出了最有分量、最为精彩的诠释。

防病治病从宏观层面指明了医学服务必须承担完整的医学道德责任，即无论医务人员处在哪一个工作岗位，无论医疗卫生单位属于何种性质，都必须肩负起防病与治病的全部使命。这就要求医务人员克服狭隘的传统义务论，创建由传统义务论与现代公益论整合而成的全新的医德义务观，正确认识和处理对患者个体、对健康人群、对生态环境、对每个人全面健康需求等多重义务之间的关系，彻底实现医学目的。医德基本原则的指导思想把全面的医德责任作为其首要内容，这是社会主义制度和现代医学发展等多因素综合作用的必然结果。

2. 实行社会主义医学人道主义

这是处理好医疗人际关系必须遵循的基本准则。医学人道主义要求对人的生命加以敬畏和珍爱，对人的尊严予以理解和维护，对患者的权利给予尊重和保护，对患者的身心健康投以同情和仁爱等。社会主义的医学人道主义，就是医务人员尊重、同情、关心和救助被防治者的医德精神。医学人道主义是贯穿医德发展史的一条主线和理论基石，其核心内容是尊重患者的生命、人格、权利和生命价值，遵守国际上有关医学人道主义的规定，谴责和反对不人道行为。

3. 全心全意为人民身心健康服务

这是医学伦理建设的最高要求和理想目标，也是社会主义医学道德的核心内容。从服务对象上看，医务人员要为广大人民群众服务，真正做到一视同仁，平等待患；从服务目标上看，既要防治患者的生理疾患，解除或减轻其肉体痛苦，又要防治患者的心理疾患，做到防患于前、治病于后，达到身心整体健康，并注重患者的社会适应性、道德健康等综合健康；从服务态度上看，要做到全心全意，就是要认真负责、科学严谨、一丝不苟、任劳任怨。

综上所述，我国医学伦理指导思想的三个层次相互支撑，相互作用，具有层次性和统一性、现实性和理想性、继承性和时代性相统一的特点。在医疗实践过程中，尤其是在医德医风建设、医疗文化建设过程中，必须全面掌握和努力实践这一指导思想。

二、医学伦理的基本原则

医学伦理基本原则是指反映某一医学发展阶段及特定社会背景之中的医学道德的基本精神，调节各种医学道德关系都必须遵循的根本指导原则，是衡量医务人员医德水平的基本标准,是医学伦理学体系的灵魂、实质和方向,也是医务人员在医学实践中观察、处理伦理问题的准绳或标准。医学伦理基本原则是构建医学道德的最根本的、最一般的道德根据。医学伦理学通过其基本原则内涵的发展与阐释,集中表达医务人员爱的意志与人道主义精神。

医学伦理原则包括医学伦理的基本原则、具体原则或特殊原则。前者适用于整个医学领域,后者仅适用于医学中的某领域、某部门、某科室或某一环节。1989 年,美国的比彻姆和查尔瑞斯在《生物医学伦理学原则》一书中提出了四个原则:尊重、不伤害、有利和公正,并逐渐被国际上广泛接受。这四个原则及其在临床医学实践中的准则、规范一起发挥作用,使我国医学伦理的指导思想具体化和现实化。

(一)不伤害原则

1. 含义

不伤害原则指在医疗、护理过程中避免给患者造成的躯体、精神上的痛苦和经济损失,包括预防伤害和不做伤害患者的事情两个方面的内容。

一般来说,凡是医疗上必需的、属于医疗的适应证所实施的诊治手段是符合不伤害原则的。相反,如果诊治手段对患者是无益的、不必要的或者禁忌的,而有意或无意地强迫实施的,就从根本上违背了不伤害原则。

不伤害原则具有相对性,临床上的许多诊疗措施具有双重效应,对患者的伤害是客观存在的。因此,不伤害原则并不是要求医务人员绝对不能对患者有任何伤害,而是强调医务人员不应当有故意伤害患者的动机与行为。不伤害原则的意义在于强调医务人员应养成敬畏生命的意识,树立不伤害且有利的医疗理念,恪守不伤害的道德原则,既要考虑患者的受益,又要把医源性伤害降低到最低限度,做到以最小的代价换取患者最大的获益。

2. 患者受到医疗伤害的种类

从患者角度看,患者感受到的伤害包括躯体伤害、精神伤害、经济损失和社会性伤害。从医方责任看,具体分为技术性伤害、行为性伤害和经济性伤害三种主要类型。现主要从医方的角度探讨医疗伤害的种类,目的在于避免伤害的发生。

(1)技术性伤害:由于医务人员的技术使用不当给患者身体健康造成的伤害,主要包括药物、诊断和手术等技术性因素造成的伤害。

①滥用药物必然造成伤害。在临床诊治过程中,违背医学科学原理或不符合患者病情及生理病理状况的用药,即不合理用药或滥用药物。在临床上主要表现为用药指征不明确,没有对症下药;违反禁忌用药;用药的剂量过大或过小,疗程过长或过短;合并用药过多等。不合理用药可导致药源性疾病、药物依赖性和国家医药资源的浪费。

②许多检查手段即使符合适应证也会给患者造成损伤。如常用的辅助检查在运用过程中,由于防护不当或者没有防护而造成的放射性损伤,造影剂等对机体不同程度的损伤,有创性的检查,如光学内镜造成的机械性损伤等。

③手术治疗是以一定的创伤性、破坏性为前提的,势必给患者造成一定的机体伤害和痛苦。另外,手术治疗中也容易出现意外伤害和由于医务人员的过失造成的伤害。

(2)行为性伤害:由于医务人员的语言、态度等行为给患者造成的精神伤害。如对患者的呼叫或提问置之不理;歧视、侮辱、谩骂患者或家属;强迫患者接受某些不必要的检查或辅助治疗措施;医务人员的行为疏忽、粗枝大叶导致的纠纷、摩擦或事故;不适当地限制约束患者的自由;威胁或打骂患者;推诿、拒绝对某些患者提供医疗帮助;延迟对急诊患者的抢救等行为给患者造成的伤害。

(3)经济性伤害:由于医务人员出于个人或集团的利益导致的对患者经济利益的伤害。如"过度医疗"与"防御型医疗"使患者多支出医疗费用,蒙受经济损失。目前有些医疗单位和个人使用不必要的高新技术,开展不必要的检查,开大处方,势必给患者造成经济损害。

3. 不伤害原则的具体要求

不伤害原则的真正意义在于强调医务人员为患者高度负责,保护患者的健康和生命,努力使患者免受不应有的伤害。不伤害原则对医务人员的要求有以下几方面。

(1)避免可知伤害:临床医疗应做到避免技术性的伤害、避免行为性的伤害和避免经济性的伤害,尤其要做到不滥施辅助检查,不滥用药物,不滥施手术,避免医源性疾病;在医学科学研究及高新技术的应用方面,应尽可能避免伤害发生,或把伤害减轻到最低限度。在日常的医疗活动中,尽力提供最佳的诊治、护理手段,防范无意但却可知的伤害,把不可避免但可控的伤害控制在最低限度内。当面对有危险或有伤害的医护措施要进行评估,要选择利益大于危险或伤害的措施。

(2)防范未知伤害:树立为患者利益和健康着想的动机,强化以患者为中心的动机和意识,坚决杜绝有意识的责任伤害;恪尽职守,千方百计地防范无意但却可知的伤害以及意外伤害的出现,不给患者造成本可避免的身体上、精神上的伤害和经济上的损失;正确处理审慎与胆识的关系,经过实验性风险与治疗、伤害与受益的评估,选择最佳诊治方案,并在实施中尽最大努力,把不可避免但可控的伤害控制在最低限度之内。

(3)杜绝行为伤害:医者行为上要尊重患者的人格和权利,尊重并满足患者基本的合理需要与需求;避免在服务态度和工作作风上伤害患者。

(二)有利原则

1. 含义

有利原则又称有益原则。狭义的有利原则是指医务人员履行对患者有利的德行,即医务人员的诊治、护理行为对患者确有助益,既能减轻痛苦又能促进康复。广义的有利原则是指医务人员的行为不仅对患者有利,而且有利于医学事业和医学科学的发展,有利于促进人群、人类的健康和福利。通常,有利原则多在狭义维度上使用。

在英文中,有利(beneficence)一词是指仁慈、善意和慈善的行动。有利的形式主要包括利他、爱和人道。如果在更广泛的意义上理解有利行为,则包括所有增进他人利益的行为。有利是指增进他人利益的行为;仁慈是指愿意为他人利益而行动的品格特征或美德;有利原则是指为增进他人利益而行动的道德义务。

医学伦理学中的有利原则是指医务人员在医疗实践过程中,始终把患者的利益放在首位,直接或间接地为患者做好事、谋利益。有利原则要求医务人员不伤害患者且促进患者健康,保护其利益,增进其幸福。有利原则的内容比不伤害原则的内容更为广泛。

有利原则是中外医德传统的基本原则。在中国,利他性的助人思想是最早的医学道德观念的精髓,后来逐步形成医乃仁术的行医准则。在西方,古希腊时期的《希波克拉底誓言》明确提出"为病家谋利益"的行医信条。在现代,有利于患者几乎成为医学伦理第一位的、最高的原则,具体体现在:①树立全面的利益观,真诚关心患者的以生命和健康为核心的客观利益(止痛、康复等)和主观利益(正当心理需求和社会需求的满足等)。②提供最优化服务,努力使患者受益,即解除由疾病引起的疼痛和不幸,照料和治愈患病的人,照料那些不能治愈的人,避免早死,追求安详死亡,预防疾病和损伤,促进和维持健康。③努力预防或减少难以避免的伤害,对利害得失全面权衡,选择受益最大、伤害最小的医学决策。④坚持公益原则,将有利于患者与有利于社会公益有机地统一起来。

2. 有利原则对医务人员的基本道德要求

有利原则的基本精神是做好事、不做坏事、制止坏事。这一精神实质要求医务人员善待生命、善待患者、善待社会。"善待"是指用行动去帮助他人避害(恶)、去害(恶)及增益、增利。

(1)善待生命:要求医务人员对待患者要普同一等,一视同仁,平等医疗。生命对于每一个个体都是同等重要的,生命只有一次,不会因为人的社会地位高低,知识多寡,财富多少,容貌美丑而不同。在追求生命和渴望生存方面,人人平等。当患者生命受到威胁,医务人员如果不善待生命,就是对生命的蔑视,对医学人道主义的玷污。

(2)善待患者:要求"仁爱救人,以仁为怀"。仁爱救人就是要用爱人之心、恻隐之心去救治患者。以仁为怀就是要同情患者、关心患者、体贴患者、照顾患者,就是把患者的健康利益和生命利益放在首位。这是临床工作的出发点和归宿点。

(3)善待社会:要求医务人员把满足患者个体康复利益与满足人人享有卫生保健的利益统一起来;以人人追求健康利益为目的,以社会公益为基础。另外,由于卫生资源的有限性与卫生需求的无限性之间的矛盾,要求合理、公正、公平地分配卫生资源,把有限的卫生资源配置到最需要的地方,满足居民对卫生服务的需求。

有利原则要求医务人员在临床诊疗和进行医学科学研究时,维护患者的权益,维护受试者的权益和安康。医者对患者要实施有利的医学行为,其行为与解除患者的疾苦有关,其言行对患者确有助益;在利害共存时要权衡利害大小,并使患者个体受益的同时不给他人带来损害。

(三)尊重原则

1. 含义

尊重原则有广义与狭义两个方面。狭义的尊重原则,指医患双方交往时应该真诚地尊重对方的人格,并强调医务人员尊重患者及其家属的独立而平等的人格与尊严。广义的尊重原则,除狭义内容外,还包括尊重患者的自主性,即患者对有关自己的医护问题,经过深思熟虑所做出的合乎理性的决定并据以采取的行动,如要求知情同意、知情选择、保守秘密和隐私等均是患者自主性的体现。尊重自主的核心是尊重患者的自主权及其衍生的其他权利。

2. 尊重原则对医务人员的基本要求

尊重原则要求医务人员在临床实践中做到以下几点。

(1)平等尊重患者的人格权利与尊严:人格权是一个人生而有之并应该得到肯定和保护的权利。尊重患者的人格权是尊重原则具有道德合理性并能够成立的前提和基础,也是现代生物-心理-社会医学模式和医学人道主义的共同要求和具体体现。从医方看,在医疗实践中,无论是对人道的提倡还是对生命的尊重,最终指向的是对患者普同一等、一视同仁,维护患者的平等医疗权。要做到尊重患者,首先要从尊重患者的人格开始。只要承认人是社会的存在,就必须承认生活在社会中的每个人都有自己的尊严,这是社会给予每个人的基本权利。患者作为公民的一分子,在医疗服务过程中其人格和尊严应该受到医务人员和全社会的保护。

(2)尊重患者的自主权利:患者的自主权是患者的基本权利,是体现患者生命价值和人格尊严的重要内容。随着医患关系模式向共同参与型转变,尊重患者的自主权等各项权利将成为处理好医患关系的支点。医务人员尊重患者的自主性,保证患者自己做主,理性地选择诊治决策,其实质是尊重和维护患者的自主知情、自主同意、自主选择的权利。医务人员尊重患者的自主权,就要努力让患者获取更多的医疗信息,帮助患者理解医疗信息,提供给患者更多的行使自主权的机会。医务人员应注意患者的自主程度是不同的,处在从完全自主到完全不自主的连续谱上,一个行为是自主的,只需要很大程度上的理解和不受限制,并不是完全理想化的完全的、彻底的理解和完全不受影响。

医方尊重患方自主权,决不意味着放弃或者减轻自己的道德责任,或听命于患者的任何意愿和要求。自主原则的实现,必须处理好患者自主与医疗干涉权的关系。因为患者自主与医方做主既相容又矛盾;医疗干涉既必要,又不可滥用。当遇到以下情况时,可以实施必要的医疗干涉:一是患者病情十分危急,来不及实施知情同意,需要立即进行处置和抢救,或"无主"(身边没有任何人代其行使自主权)患者需要急诊急救,而本人不能行使自主权;二是患者患"不治之症",本人或其家属将治疗权全权授予医生;三是患者患有对他人、社会有危害的疾病而又有不合理要求和做法;四是当患者或其家属的决定明显对患者的健康和生命有严重危害,或代理人的决定明显违背患者自己的意愿时,医方都可以行使干涉权予以保护患者的安康和社会公众的利益。

尊重患者的自主权,医务人员要履行帮助、劝导,甚至限制患者选择的责任,医务人员有义务主动提供适宜的环境和必要的条件,以保证患者充分行使自主权。在通常情况下,患者自主原则的实现要有一定的条件:一是医务人员提供正确、适量和通俗易懂的信息;二是患者有自主能力,并经过深思熟虑,与家属研究后慎重决策;三是患者的决定不与他人及社会的利益发生冲突。为了使患者知情同意和选择,医务人员要帮助患者,如提供正确、适量、适度的信息,并让患者能够理解,在此前提下让患者自由的同意和选择。如果患者的选择不当,应劝导患者;不能采取听之任之、出问题自负的态度;劝导无效仍应尊重患者或家属的自主权。但是当患者的选择与他人、社会的利益发生冲突,医务人员要协助患者进行调整,以履行对他人、对社会的责任,同时使患者的损失降低到最低限度。如果患者的选择会对他人的健康和生命构成威胁,或对社会造成严重危害,医务人员对患者选择的限制是符合伦理的。

(3)尊重患者的隐私权:隐私权是使自己的个人隐私不受他人侵犯的权利。医疗职业的特点使医生常常可以了解到患者的某些隐私和秘密,甚至涉足于患者的身心隐秘领域。医务人员要保护患者的隐私和秘密,泄密将给患者造成身心伤害和社会伤害。《国际医学伦理准则》规定:"由于患者的信任,一个医生必须绝对保守所知的患者的隐私。"《中华人民共和国执业医师法》规定:"对患者生理的、心理的及其他隐私,有权要求保密。病历和各项检查报告、资料不经本人同意不能随意公开。"

尊重原则实现的关键是医方对患方的尊重,但患方也要尊重医方。如果医患双方缺少应有的尊重,良好的医患关系和医疗秩序就难以建立,将给医疗过程及其效果带来破坏性影响。

(四)公正原则

1. 含义与内容

公正的一般含义是公平正义,没有偏私。公正原则包括报偿性公正、程序性公正和分配性公正。分配性公正又包括公正的形式原则和公正的实质原则。公正的形式原则是指分配负担和收益时,相同的人同样对待,不同的人不同对待。

某一特定时代、特定社会所倡导和实行的公正观,总是包括两个相互区别而又相互联系的层次,即形式层面的公正与内容层面的公正。在我国,从基本医疗实践层面讲,公正的形式原则是指类似的个案以同样的准则处理,不同的个案以不同的准则处理。公正的实质原则是指根据哪些方面来分配负担和收益,如人们提出公正分配时可根据需要、个人能力、社会贡献、家庭角色地位等分配收益和负担。

当代倡导的医学服务公正观是形式公正与内容公正的有机统一,即具有同样医疗需要和同等社会贡献和条件的患者,应得到同样的医疗待遇;不同的患者则享受不同的医疗待遇;在基本医疗保健需求上要求做到绝对公正,即应人人同样享有;在特殊医疗保健需求上要求做到相对公正,即对有同样条件的患者给予同样满足。公正原则是指在医学服务中公平、正直地对待每一位患者的伦理要求。

公正原则作为医学伦理原则,是现代医学服务高度社会化的集中反映和体现,其价值主要在于合理协调日趋复杂的医患关系,合理解决日趋尖锐的健康利益分配的基本矛盾(日益增长且多层次化的健康需求与开发利用均有限度的医疗卫生资源的矛盾)。在现代社会中,医疗公正的伦理学依据主要是患者与医务人员在社会地位、人格尊严上是相互平等的。患者虽有千差万别,但人人享有平等的生命健康权和医疗保健权;患者处于医患双方交往中的弱势地位,理应得到医务人员所给予的公平、正义的关怀。这些因素决定了医疗公正的必然性与合理性。

2. 公正原则对医务人员的伦理要求

(1)公正地分配卫生资源。医务人员既有宏观分配卫生资源的建议权,又有参与微观分配卫生资源的权利,医务人员应根据公正的形式和实质原则,运用自己的权利,尽力实现患者基本医疗和护理的平等。资源分配公正要求以公平优先、兼顾效率为基本原则,优化配置,有效利用医疗卫生资源,并在此基础上满足人们多层次的医疗保健需求。微观分配是由医院和医务人员针对特定患者在临床诊治中进行的分配。要求医方依次按医学标准—社会价值标准—家庭角色标准—科研价值标准—余年寿命标准综合权衡选择,以确定稀缺医药卫生资源优先享用者资格。

(2)不仅在卫生资源分配上,而且在态度上能够公正地对待患者,特别是老年患者、精神疾病患者、残疾患者、年幼患者等,体现人际交往公正。医生对患者一视同仁,即平等待患。做到医患平等,患患平等。

(3)在医患纠纷、医护差错事故的处理中,要坚持实事求是,站在公正的立场上。由于经济科技因素、政治法律因素、思想道德因素的影响,完全实现医疗公平是一种理想状态。

考点直通车

肖先生超速驾车撞上电线杆后,伤势严重,被送往医院急救室。医生检查后建议手术,治疗严重的内出血。但68岁的肖先生拒绝了,表示希望听任死亡。(医生了解到3个星期前,肖先生被诊断为舌癌,他拒绝对此进行手术。)医院的医护人员认为肖先生若不实施手术,会因出血而死亡。但肖先生说:"我已拥有充实的人生,现在可以结束了。"与此同时,精神科医生会诊时发现他神智不清醒,自我认知能力较差。

上述案例主要涉及哪一个医学伦理原则( )

A. 尊重原则 B. 行善原则 C. 无伤原则 D. 公正原则 E. 有利原则

答案与解析:A。考点解析:知情同意权作为患者最为基本的权利,它是现代医学伦理与传统医学伦理得以区别的主要标志。虽然,此案例也涉及行善原则和无伤原则,但根本问题还是如何尊重患者的自主决定权。

知识拓展

关于有利、不伤害、尊重和公正四个原则的重要补充

1. 四个原则的理论基础及推导

从道义论看,康德认为:"世间只有……一种绝对命令,那就是,只按照那种你同时希望能成为普遍法律的准则行为。"四个原则就属于这种可普遍化的准则而被认为是生命伦理学的"黄金律"。当具体确定四个原则的内容时,运用了功利论的伦理基础,着重考虑实现人类健康、福利的价值目标的"后果",而生命观贯穿四个原则理论,核心是对人类生命的关爱。四个原则各自具有丰富内涵,但是核心是不伤害人的生命和健康,有利于人的生命和健康,尊重人的生命和健康,在涉及人的生命和健康的利益分配时要体现社会公正。

生命伦理说到底就是论证,是一种倡导保护生命、热爱生命的道德体系的理论。把关爱生命视为生命伦理及其四个基本原则的精神实质,其认识基础就是关于生命的价值观——生命没有等价物!人的生命是无价的,具有最高价值,它只能是其他价值的目的,而不能是作为其他目的的工具而显出其珍贵。在人类的价值体系中,生命的价值至高无上;在人类的道德体系中,尊重、保护、关心、热爱人的生命的道德是最基础的道德,也是最核心的道德;在生命伦理体系中,关爱生命是灵魂,是宗旨。这样的生命价值观和道德观,不仅是医学领域,也应贯彻于社会的其他方面。

2. 普遍性与特殊性的关系

四个原则的普遍性是指,它们是体现在不同文化共同体之间系统的、叠合的价值和道德,是放之四海而皆准的生命伦理的基本原则。特殊性在于:其一,在不同的文化共同体中,往往需要把四个原则所体现的道德精神与本民族的一些传统道德信念相结合,如与我国的医乃仁术、仁爱救人、己所不欲勿施于人等道德信念融合;其二,四个原则在被应用于具体问题的研究时需根据情境进一步具体化;其三,随着时代发展需进一步解释。

3. 具体运用时冲突情境的处理

在具体运用于某一个案时,原则之间常常冲突,如何解决?有人主张给四个原则排等级次序,但有争议,有难度。

三、医学伦理的应用原则

在临床诊疗工作中,医学伦理基本原则主要是通过以下应用原则实现的。

(一)"以患者为中心"的原则

"以患者为中心"的思想源远流长。"以患者为中心"体现以人为本、以患者为本的服务理念,是对"以医疗为中心"理念的校正,避免了在医疗中出现见物不见人和见利忘义的偏颇。在临床工作中,要以患者生命和健康利益为重,尊重患者的生命、尊重患者的生命价值,妥善处理各种医疗关系,真正实现医学人道主义精神。

(二)最优化原则

1. 含义

最优化原则的基本思想是把所研究的对象和过程作为一个系统来对待,从系统论的观点出发,为系统制订最佳的目标,以取得最佳的效果。在临床诊疗中是指诊疗方案要以最小的代价获得最大效益的决策原则,也称最佳方案原则。治疗方案最佳,不只是对一项指征的考虑,而是对医疗效果的全面综合考量。如对于一个患有多种疾病的患者,药物治疗时如果仅从某一疾病出发用药,就可能会恶化另一种疾病,影响整体治疗效果。只有从最优化原则出发,综合考虑所患的各种疾病,确定一个总的治疗方案,才能获取最佳疗效。

2. 内容

(1)疗效最佳:指诊疗效果从当时科学发展的水平来说是最佳的,或在当时当地是最佳的。其中包括诊断方法最佳、治疗方案最佳、选用药物最佳、手术方案最佳等。医疗最优化原则是有利与不伤害原则在临床工作中的具体应用,其伦理意义在于追求技术判断和伦理判断的高度统一,最终达到善待生命、善待患者和善待社会的目的。在临床中,诊疗的及时性是取得最佳疗效的关键。疾病的发展是一个不断转化的动态过程,在治疗中能否适时地把握时机,常常是成败的关键。

(2)伤害最小:安全无害是相对的,在医疗过程中绝对安全无害的医疗手段是没有的,要着重考虑的是医疗手段本身的安全性,尽力避免其副作用或将副作用减少到最小。在几种医疗手段效果相当时,应以安全度最高、副作用最小、风险最低、伤害性最少为选择诊疗方法的标准,保证患者生命安全。

(3)痛苦最小:在保证治疗效果的前提下,采用的诊疗措施应尽可能减轻患者的痛苦和不适,包括疼痛、血液损耗、精力消耗等。对于有创伤性的特殊检查,只能在必要的、有针对性并有保护措施的情况下才能使用。

(4)耗费最低:在保证诊疗效果的前提下,医务人员在选择诊断手段、药物和治疗方法时,要考虑患者的经济负担和社会医药资源的消耗。能用常规检查进行的,不要用特殊检查(一般费用较高且有损害),选择采用那些效果突出而代价昂贵的医学新技术时,更需要从多方面权衡,尽量避免过度检查和治疗。

(三)知情同意原则

1. 含义

知情同意原则是临床上处理医患关系的基本伦理准则之一,也称知情承诺原则。临床医务人员在为患者做出诊断和治疗方案后,必须向患者提供包括诊断结论、治疗决策、病情预后及诊治费用等方面真实、充分的信息,尤其是诊疗方案的性质、作用、依据、损伤、风险以及不可预测的意外等情况,以使患者或其家属经深思熟虑自主地做出选择,并以相应的方式表达其接受或拒绝此种诊疗方案的意愿和承诺。在得到患方明确承诺后,才可最终确定和实施特定的诊治方案。简单说,知情同意原则是指医务人员为患者提供做出取舍医疗措施决定所必需的足够信息,患者在此基础上做出同意或不同意的承诺。

2. 知情同意原则应用中应注意的问题

(1)要注意做到使患者或其家属充分知情。医务人员应向患者提供其做出承诺所必需的医学信息,并对患者或其家属询问给予必要的回答和解释,使患者全面了解各种诊治决策的利与弊,为合理选择奠定信息基础。但在医疗紧急情况下,在分秒必争而没有时间和精力履行说明义务时,或充分知情后会给患者造成不良影响时,医务人员说明义务才能免除。

(2)要注意确保患者或其家属的同意是有效的。有效同意是指患者在充分知情后,自主、自愿、理性地做出负责任的承诺。这种承诺需要满足的条件是:患者具备自由选择的权利(患者有权随时收回、终止和要求改变其承诺)、表达承诺的合法权利(符合法定的责任年龄和责任能力)、做出正确判断的能力以及做出理性选择的必要的知识水平。有效同意还应遵循特定程序、签订书面协议并保存备查。

(3)关于代理人知情同意权的问题。患者本人是知情同意的主体,当患者是未成年人,或是有意识障碍(如智残患者、精神疾病患者、休克患者等)而没有同意能力的患者时,通常由其近亲属或监护人代为同意,这是各国通则。在我国,成年人知情同意权代理人的先后顺序是配偶—子女—家庭其他成员—患者委托的其他人员。未成年人的代理人为其父母。代理人应同时具备两个条件:本人有行为能力,能够进行理性判断;与患者利益一致,无利害冲突和情感冲突,能真正代表患者的利益。

(四)医疗保密原则

1. 含义

医疗保密通常是指医务人员不向他人泄露能造成医疗不良后果的有关患者疾病信息的信托行为。

"不向他人泄露"是指一般把疾病信息局限于患者本人,或局限于相关的医疗小组内,而不向不相关的人泄漏。"医疗不良后果"既包括直接影响患者疾病诊治,加重病情的情况,又包括损害医疗职业信誉,损害患者心理、人格尊严和名誉,造成医患关系紧张,甚至产生医疗纠纷等情况。"有关患者疾病信息"包括两个方面:一是保守患者的秘密,包括患者的个人生活、行为、生理、心理等方面的,不愿意让他人知道的信息;二是保密疾病信息,包括疾病的性质、诊断、预后、治疗等方面的信息,也包括基因信息以及能影响患者声誉、社会地位的特殊疾病信息。"信托行为"是医患双方处于相互信任、尊重而对医疗信息保密要求的承诺。保守医密是医疗实践中形成的普遍的、自觉的要求。

2. 医疗保密原则具体应用中应注意的问题

(1)重视医疗保密的伦理意义:以相互尊重和信任为基础的医疗保密原则维护了患者与医务人员双方的权益,促进了医患关系的和谐发展。其伦理意义主要体现在尊重患者的权利、体现保护性医疗策略和维系医患关系等方面。

（2）医疗信息的易获得性对保密原则的挑战：汇集患者资料的电子信息系统的广泛应用，使保密责任更加突出。

（3）为患者保密是有条件的，其责任应服从于公众利益的更高需要：对患者隐私的保护并不是绝对的，而是受到有关权利的限制。恪守医疗保密，必须满足以下几个伦理条件：①必须以不伤害患者自身的健康和生命利益为前提；②不伤害无辜者的利益；③不损害社会利益；④不能与现行法律相冲突。总之，医疗保密在临床中的应用是有条件的，必须考虑到患者以外的他人、社会、医疗、法律等需要和价值。其中，他人与社会的利益应该是为患者保密与否的最高判定标准。

第二节 医学伦理学的规范

一、医学伦理规范的含义

规范是指约定俗成或明文规定的标准。医学伦理规范是依据一定的医学伦理理论和原则制定的，用于调整医疗实践活动中各种人际关系、评价医学行为善恶的准则或具体要求。医学伦理规范是医学道德意识和行为的标准，是社会对医务人员的基本道德要求，是医学伦理基本原则的展开和补充。医学道德规范不仅包括医疗、护理、药剂、检验等临床医学道德规范，还包括科研、预防、医药营销等领域的规范。

医学伦理规范以强调医务人员应履行的义务为内容，以"应该做什么、不应该做什么以及如何做"的形式出现，是培养医务人员医学道德品质的具体标准；多采用简明扼要，易于理解和接受的"戒律""誓词""法典""守则"等形式，阐述医务人员的行为准则，并由国家和医疗行政管理部门颁布执行。医学伦理基本规范主要是对医疗卫生保健机构所有从业人员的共同要求。

二、文献举要

（一）《医疗机构从业人员行为规范》

《医疗机构从业人员行为规范》是 2012 年 6 月 26 日，由卫生部、国家食品药品监督管理局、国家中医药管理局联合印发的规范性文件。该行为规范针对医疗机构人员的从业行为做了明确规定和具体要求，并结合新形势、新要求进一步丰富完善，是医疗机构从业人员的基本行为准则和规范。该行为规范的第四条至第十一条对医疗机构全体人员的行为规范做了具体规定，内容如下。

第四条 以人为本，践行宗旨。坚持救死扶伤、防病治病的宗旨，发扬大医精诚理念和人道主义精神，以患者为中心，全心全意为人民健康服务。

第五条 遵纪守法，依法执业。自觉遵守国家法律法规，遵守医疗卫生行业规章和纪律，严格执行所在医疗机构各项制度规定。

第六条 尊重患者，关爱生命。遵守医学伦理道德，尊重患者的知情同意权和隐私权，为患者保守医疗秘密和健康隐私，维护患者合法权益；尊重患者被救治的权利，不因种族、宗教、地域、贫富、地位、残疾、疾病等歧视患者。

第七条 优质服务，医患和谐。言语文明，举止端庄，认真践行医疗服务承诺，加强与患者的交流与沟通,积极带头控烟,自觉维护行业形象。

第八条 廉洁自律,恪守医德。弘扬高尚医德,严格自律,不索取和非法收受患者财物,不利用执业之便牟取不正当利益;不收受医疗器械、药品、试剂等生产、经营企业或人员以各种名义、形式给予的回扣、提成,不参加其安排、组织或支付费用的营业性娱乐活动;不骗取、套取基本医疗保障资金或为他人骗取、套取提供便利;不违规参与医疗广告宣传和药品医疗器械促销,不倒卖号源。

第九条 严谨求实,精益求精。热爱学习,钻研业务,努力提高专业素养,诚实守信,抵制学术不端行为。

第十条 爱岗敬业,团结协作。忠诚职业,尽职尽责,正确处理同行同事间关系,互相尊重,互相配合,和谐共事。

第十一条 乐于奉献,热心公益。积极参加上级安排的指令性医疗任务和社会公益性的扶贫、义诊、助残、支农、援外等活动,主动开展公众健康教育。

值得注意的是,该行为规范还分别对医师、护士、药学技术人员、医技人员、管理人员等的行为规范做了十分具体的规定。

(二)《临床医师公约》

20 世纪 90 年代,鉴于我国卫生改革中医德建设的需要,为加强医疗工作中的精神文明建设,提高诊疗水平,促进临床医学健康发展,中国科学院、中国工程院 28 位院士,于 1996 年 9 月联名倡议制定了《临床医师公约》,内容如下。

(1)全心全意为人民服务,为我国社会主义医疗卫生事业服务。

(2)医术上精益求精,团结协作,保证医疗质量,努力进取创新。

(3)维护严肃严格严密的医德医风,廉洁行医,抵制一切不正之风。

(4)倡导敬业尊师,积极扶植后学,努力提高临床服务艺术。

(5)积极开展卫生科普工作,提高群众防治疾病知识和自我保健意识。

(三)《医学生誓言》

1991 年,为培养和强化在校医学生的医学伦理素质,原国家教育委员会高等教育司制定并颁布了《医学生誓言》,内容如下。

健康所系,性命相托。

当我步入神圣医学学府的时刻,谨庄严宣誓:

我志愿献身医学,热爱祖国,忠于人民,恪守医德,尊师守纪,刻苦钻研,孜孜不倦,精益求精,全面发展。

我决心竭尽全力除人类之病痛,助健康之完美,维护医术的圣洁和荣誉。救死扶伤,不辞艰辛,执着追求,为祖国医药卫生事业的发展和人类身心健康奋斗终生!

三、医学伦理规范的基本内容

(一)救死扶伤,忠于职守

救死扶伤、忠于职守是医务人员对待医学事业的基本准则,是医疗卫生事业和人民健康利益对医务人员的根本要求。救死扶伤是医务人员的神圣职责。忠于职守是医务人员应有的敬业精神和职业操守。救死扶伤、忠于职守要求医务人员正确认识医学职业的人道性、神圣性及社会的高期望值、要求的高标准化,从而培养医务人员的职业责任心和敬业、勤业、乐业精神。

(二)钻研医术,精益求精

钻研医术、精益求精是医务人员在学风方面必须遵循的伦理准则,它要求医务人员充分发扬科学的求实精神、进取精神、创新精神,学好、学精业务本领,做好、做精业务工作。同时防范浮躁、浮夸等不良学风。

(三)平等交往,一视同仁

平等交往、一视同仁是医务人员处理医患关系必须遵守的准则之一。平等交往是指医患双方平等相处,医患平等;一视同仁是指医务人员对有千差万别的患者同等对待,患患平等。平等待患是对患者的权利、尊严的普遍尊重和关心,体现的是人际交往中社会地位和人格尊严的平等。

(四)举止端庄,语言文明

举止端庄、语言文明是医务人员必须遵守的伦理准则。医务人员举止端庄、语言文明,不仅是自身良好素质和修养境界的体现,也是赢得患方信赖与合作、提高诊疗质量所必需的。它要求医务人员言行举止都要合乎医学职业道德的要求,礼貌服务,文明行医。

(五)廉洁行医,遵纪守法

廉洁行医、遵纪守法是指医务人员在医事活动中必须清正廉洁、奉公守法。这是古今中外优秀医家十分重视的医学道德规范。在市场经济的背景下,医务人员更应恪守廉洁行医、遵纪守法这一规范。

(六)诚实守信,保守医密

诚实守信是医务人员对待患者的一个重要的道德规范。孙思邈在《大医精诚》中,用一个"诚"字来概括和诠释"大医风范"。只有医心诚,忠诚于患者和医学事业,对人诚、做实事、守信用,才能成为一名真正的医务人员。倡导和践行诚实守信准则,必须同弄虚作假、背信弃义、欺诈取巧的不良医风做斗争。

保守医疗秘密是古老的医学道德规范。希波克拉底说过:"凡我所见所闻,无论有无职业关系,我认为应守秘者,我愿保守秘密。"世界医学会 1948 年通过的《日内瓦宣言》规定:"我要保守一切告知我的秘密,即使患者死后,也这样。"我国也将保守医密作为保护性医疗的重要措施。《中华人民共和国执业医师法》第三章第二十二条第三款明确规定:"关心、爱护、尊重患者,保护患者的隐私。"可见,保守医疗秘密已从道德规范上升到法律高度。

(七)互尊互学,团结协作

互尊互学、团结协作是正确处理医际关系的基本准则,是医学发展高度分化、高度综合和高度社会化的要求,也是发挥团队精神和整体效应的需要。这一准则要求医务人员要处理好竞争和合作的关系,互相尊重、互相学习、互相协作、发挥优势,共同维护患者的利益和社会的利益。

第三节　医学伦理学的范畴

一、医学伦理范畴的含义

范畴是构成一门学科的基本概念,原意是指在实践基础上,人们的思想对客观事物的本质属性及其关系的最一般的概括和反映。医学伦理范畴,又称医学道德范畴,是人们对医学道德现象的总结和概括,是医学领域中医德现象和关系的基本概念。医学伦理基本范畴是医德原则、规范体系的重要组成部分。从广义上说,医学伦理学学科所使用的基本概念,都是医学道德范畴。狭义的医学道德范畴,是构成整个医学伦理准则体系的第三个层次,主要有权利与义务、情感与良心、审慎与保密、理智与胆识。本节所讲的医学道德范畴专指狭义的医学道德范畴。

二、医学伦理基本范畴

(一)权利与义务

1. 权利

权利是指公民或法人依法行使的权力和享受的利益。医学道德范畴中的权利是指医患双方在医学道德允许的范围内可以行使的权力和应享有的利益。

(1)患者的权利:患者权利是人在患病就医期间所拥有的,而且能够行使的权力和应该享受的利益,也称患者权益。在实践中,患者权利主要包括两个层面,即法律权利与道德权利。法是最低的道德,道德是理想的法。患者法律权利反映的是患者的基本健康权利,而道德意义上的患者权利反映的则是患者全面的、更高层次的健康权益。

目前,我国尚无专门的患者权利法。根据现行的《中华人民共和国民法通则》《中华人民共和国执业医师法》《中华人民共和国消费者权益保护法》《医疗事故处理条例》等法律、法规的有关规定,患者法律权利主要包括以下方面。

①生命权:指患者在患病期间所享有的生存权。《中华人民共和国民法通则》第九十八条明确规定:"每一位中国公民都享有生命权。"《中华人民共和国执业医师法》第二十四条明文规定:"对急危患者,医师应采取紧急措施进行诊治,不得拒绝急救处置。"

②健康权:指恢复健康和增进健康的权益。患者有权要求医务人员为其解除病痛、恢复健康,有权享受基本医疗保健服务。《中华人民共和国民法通则》第九十八条明确提及中国公民的健康权,并把它与生命权并列在一起。《中华人民共和国执业医师法》从医师"职责"和"义务"的角度,说明和确认了"人民健康"是"神圣"的,是必须得到"保护"的;患者享有医疗服务权、接受"健康教育"权等。

③身体所有权:指患者对自身及其肢体、器官、组织、基因等都拥有所有权及支配权。身体所有权不仅为患者生前所享有,而且死后也是不容侵犯的。

④平等医疗权:指患者有权享有同样良好的医疗保健服务和基本的、合理的医疗卫生资源。患者享有平等医疗保健及人道主义权利和待遇。

⑤疾病认知权:指患者对自己所患疾病的有关信息拥有了解和认可的权利。《中华人民共和国执业医师法》第二十六条明文规定:"医师应当如实向患者或者其家属介绍

病情。"

⑥知情同意权:指患者对给予自己的诊治护理方法,包括诊治和护理方案的风险和收益有知晓的权利,以及在此基础上决定接受或拒绝接受的权利。《中华人民共和国执业医师法》"执业规则"中的第二十六条明文规定:"医师应当如实向患者或者其家属介绍病情","医师进行实验性临床医疗,应当经医院批准并征得患者本人或者其家属同意"。第三十七条第八款明文规定:"未经患者或者其家属同意,对患者进行实验性临床医疗的,承担相应的法律责任或刑事责任。"

⑦保护隐私权:保护隐私权是患者享有的私人信息和私人生活依法受到保护,不被他人非法侵犯、知悉、搜集、利用和公开的一种人格权。《中华人民共和国执业医师法》第二十二条"医师义务"中的第三款"保护患者的隐私",以及第三十七条第九款"泄露患者隐私,造成严重后果的"要承担相应法律责任的明确规定,都确认了患者享有隐私权。

⑧社会免责权:患者在获得医疗机构合法的医疗诊断书或医疗鉴定书之后,可因病不承担相应社会责任,并有权享有法律规定的各种福利待遇。

⑨诉讼索偿权:指确因医方出现差错、事故而损害了患者正当权益,患者享有向卫生行政部门和法律部门提起诉讼以及要求给予经济和精神赔偿的权利。《医疗事故处理条例》对医疗事故赔偿做了具体规定。

(2)医务人员的权利:《中华人民共和国执业医师法》以法律的形式规定了医务人员的下列权利。

①独立自主的诊治权:在注册的执业范围内,进行医学诊查、疾病检查、医学处置、出具相应的医学证明文件,选择合理的医疗、预防、保健方案等诊断治疗的权利。

②有按照国务院卫生行政部门规定的标准,获得与本人活动相当的医疗设备基本条件;从事医学科学研究、学术交流,参加专业学术团体;参加专业培训,接受继续医学教育等发展权利。

③在执业活动中,人格尊严、人身安全不受侵犯。

④合理报酬的获得权,即获取工资报酬和津贴,享受国家规定的福利待遇。

⑤参与管理权:对所在机构的医疗、预防、保健工作和卫生行政部门的工作提出意见和建议,依法参与所在机构的民主管理。具体讲,医务人员有以下主要权利:维护患者身心健康的权利、诊断治疗的权利(如体检权、化验检测权、处置权、处方权、判死权)、特殊干涉权(对患者某些有害于自身或他人的行为进行限制)、人体实验权以及追求正当利益的权利。

⑥医疗干涉权:指在特殊情况下,医方为了不损害患方、他人和社会的利益,对患方自主权进行干预和限制,并由医方做出医疗决定的权利。

2. 义务

义务是承担特定社会角色的人应尽的责任。医学道德义务的特点首先在于它是不以享受某些相应的权利或至少以正当权利让与为前提的。

(1)医务人员的义务。《中华人民共和国执业医师法》第二十一条明文规定了执业医师的义务:"遵守法律、法规,遵守技术操作规范;树立敬业精神,遵守职业道德,履行医师职责,尽职尽责为患者服务;关心、爱护、尊重患者,保护患者的隐私;努力钻研业务,更新知识,提高专业技术水平;宣传卫生保健知识,对患者进行健康教育。"另外,"执业规则"

中的其他条款还规定了如下特殊义务："合法填写、保护医学文书;对急危患者不得拒绝急救处置;合理使用药品设备,尤其是毒、麻等特殊药品;如实向患者或者其家属介绍病情,特殊治疗应征得其知情同意,并经医院批准;奉命抗灾防疫;按规定报告疫情、非常死亡或者涉嫌伤害事件,等等。"医务人员的法律义务是其医学道德义务的底线和基础。

医务人员肩负多重医学道德义务:①对患者的义务,即治病救人是医务人员最基本的义务。②对同事的义务,即互尊互助与合理竞争是医务人员的重要责任。③对医学的义务,即通过专业学习、研究和创造来推进医学事业的发展。④对社会的义务,即医务人员所负有的履行社会公平和保护社会整体健康利益的职责。同时,还有为患者、社会减少医疗费用的义务。

(2)患者的义务。患者就医时应该履行如下道德义务:①如实提供病情和有关信息。②在医师指导下接受并积极配合医生诊疗。③避免将疾病传播给他人。④尊重医务人员的职业自主权。⑤遵守医院规章制度。⑥支持临床实习和医学发展。

(二)情感与良心

1. 情感

情感是指在一定社会条件下,人们根据社会道德观念和准则,去感知、评价自己和他人行为时的态度和体验。简要说,情感是人对客观事物态度的体验。

(1)医学道德情感的含义:医学道德情感是指医务人员在医疗活动中对各种道德现象的主观态度和情感体验。医学道德情感是医学道德思想体系中的一个重要方面,是医务人员在心里对自己的道德义务和道德行为的一种爱憎或好恶的情绪状态。这种情绪状态是在长期的医疗实践中经过反复锤炼而形成的主观心理反应,包括爱与恨、同情与厌恶、信任与不信任、快乐与痛苦等。正性的情感或负性的情感反应与医务人员的行为是否符合专业道德原则和规范及社会评价和自我评价相关。

(2)医学道德情感的内容:包括同情感、责任感、事业感。同情感作为最基本的道德情感,表现为对患者深切的恻隐之心。同情感是促使医务人员为患者服务的原始动力。医务人员同情感的特殊性表现为蕴含理性。医务人员的情感是建立在理智、科学、有度的基础上,在医疗实践中排除亲疏远近、政治经济、恩怨情仇、性别种族等各种非医学因素的干扰,克服自己的人际偏好,使情感保持高度的理性和纯洁。理性成分较大的责任感可弥补同情感的不足,使医务人员的行为具有稳定性,并能真正履行对患者的责任。事业感激励着医务人员为医学事业的发展发愤图强,不计得失,敢于为患者的利益承担风险,真正实现全心全意为人民健康服务的道德原则。

(3)医学道德情感的作用:医学道德情感有利于良好医患关系的建立与发展,有利于患者健康的恢复;医学道德情感是医务人员职业素质的重要组成部分,推动医务人员医学伦理素质的提高;责任感与事业心是推动医务人员投身于医学事业的原动力,进而促进医学事业的发展。

2. 良心

良心是人们在履行义务过程中所形成的一种自觉道德意识,是人们对自身行为是否符合社会道德准则的自我认识和评价。良心是个人对道德责任的自觉认识,是一定的道德观念、道德情感和道德责任在个人意识中的统一。

(1)医学道德良心的含义:医学道德良心是医务人员在履行医德义务和医德责任

过程中所形成的一种道德意识,是其道德观念、情感、意志和信念的有机统一,主要是对所负道德责任的自我感知能力和对道德行为的自我评价能力。医学道德良心的实质是自律。良心是医务人员内心的道德活动机制,是发自内心深处的情感呼唤、道德律令,是自我选择、自我监督、自我调节、自我评价的自律过程。良心要求医务人员在任何情况下,无论外界有无压力、监督和诱惑,都要重视患者的健康利益,不做有损于患者利益的事。

(2)医学道德良心的作用:①在医疗行为前的选择作用。良心支配选择不违背道德信念的动机。对符合道德原则和规范的行为和动机予以肯定,对不符合的进行否定;起到避免失误,防止医疗差错的客观作用。②在医疗行为过程中的监督作用。在医疗活动中,当医务人员产生不符合医学道德要求的思想、欲望、情感时,行为主体就能通过"良心发现"而予以克制、制止,及时调整自己的行为,进行自我约束,避免不良行为的发生。③在医疗行为之后的评价作用。良心机制促使行为主体对行为后果和影响进行正确评价。如果自己的行为后果给患者和社会带来了利益,就会产生满足和欣慰感;如果自己的行为违背了社会利益或给患者造成痛苦和不幸,就会感到内疚、惭愧、痛悔和自我谴责,进而改进行为,使职业行为经得起职业道德的检验,并为后续行为奠定道德基础。

(三)审慎与保密

1. 审慎

(1)审慎的含义:审慎即周密而谨慎。医学活动的审慎是指医务人员在医疗行为前的周密思考与行为过程中的谨慎认真。

作为医学道德范畴的审慎,其本质是对患者高度负责的精神和严谨的科学作风。审慎是医务人员在世代相袭的职业生涯中形成的稳定的职业心理和习惯,受到历代医家重视。

(2)审慎的作用:审慎有助于医务人员培养扎实慎重的工作作风、严谨务实的工作态度,提高医疗质量。医务人员在保障患者的身心健康和生命安全的医疗活动中,审慎可以避免由于疏忽而酿成的医疗差错、失误和事故,使医疗服务质量得到保证和提高。正确的诊断与治疗,最优化方案的选择都离不开审慎的作风。《医宗必读》中说:"病不辨则无以治,治不辨则无以痊。"在诊断明确以后,审慎地对比、筛选、论证、设计、完善治疗方法,是使治疗达到最优化的关键所在。医学行为不仅包含着对医疗技术的审慎选择,还包含着言语的审慎使用。言语不慎很可能造成患者的误解,引起不良的心理反应,甚至导致医患关系僵化。"胆欲大而心欲小",表述了一个行医真理:胆识与审慎必须统一,两者不可对立,缺一不可。

2. 保密

保密是护理伦理学、医学伦理学、生命伦理学特有的范畴,医学道德传统中的誓言、法规、守则等都有关于保密的内容。保密体现了对患者权利和人格尊严的尊重,是建立和维护医疗人际间信任关系的基础。保密作为一项保护性的医疗措施,可以防范某些意外伤害和不良后果的发生。

医疗保密通常是指医务人员不向他人泄露可能造成医疗不良后果的有关患者疾病信息的信托行为。这是对患者保密的主要内容。临床医学中还有为患者保密和保守医务人员之密。

（四）理智与胆识

1. 理智

理智是指人们在社会实践中对周围事物或现象经过思考与分析，明辨是非和利益关系，从而理性地控制自身的行为。

作为医学伦理学基本范畴的理智，是指在医疗实践中以医学科学理论为基础，分析与判断自己行为选择是否符合医学道德的基本原则与规范的要求，并进行伦理决策的道德行为。理智的作用在于把握、调控、驾驭、优化情感，主要是通过优化情感并整合医学服务中的多元素质，为患者提供最佳的医学服务。

2. 胆识

胆识是指医务人员在患者面临风险和难题而自己可以有所作为也必须有所作为的时候，能为患者预见风险，敢于承担风险，并善于化解风险。胆识的本质是关心患者和尊重科学。胆识的作用体现在可以帮助医务人员把握住有效抢救危、重、急、险患者的时机；可以帮助医务人员在患者损伤不可避免时，做出争取最大善果和最小恶果的合理选择；可以帮助医务人员尽快对疑难病症及时做出正确诊断和处理。

与胆识相关的是首诊负责制。医务人员若缺乏胆识与责任心，就会以种种借口推诿患者，尤其是危、重、急、险患者，因而往往造成严重后果。为防止此类现象发生，从管理上实行首诊负责制，要求首诊医生和医院必须做到：急诊急救患者优先；敢于负责，必须负责，除本院确无该专科或病情允许时可以转院外，必须就地诊治和抢救；凡遇急救患者，依病情需要可先行抢救，再补办有关手续和缴款事宜；找借口推诿或者拒绝救治急诊患者，追究当事医务人员和相关领导者的责任。

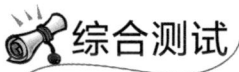

综合测试

一、名词解释

1. 不伤害原则

2. 有利原则

3. 尊重原则

4. 公正原则

二、单项选择题

A1 型题

1. 我国医学道德建设的指导思想是（　　）

　　A. 道德标准　　　　B. 最高道德标准　　　C. 道德要求

　　D. 道德内容　　　　E. 道德规范

2. 医学伦理的基本原则不包括（　　）

　　A. 有利原则　　　　B. 不伤害原则　　　　C. 公正原则

　　D. 生命价值原则　　E. 尊重原则

3. 对不伤害原则的解释，正确的是（　　）

　　A. 不伤害原则就是消除任何伤害

　　B. 不伤害原则就是要求医生对患者丝毫不能伤害

    C. 因绝大多数医疗行为都存在着不同程度的伤害,所以不伤害原则是做不到的

    D. 不伤害原则要求对医学行为进行受益与伤害的权衡,把可控伤害控制在最低限度内

    E. 对肿瘤患者进行化疗意味着绝对伤害

4. 对患者享有知情同意权的正确理解是(　　　)

    A. 完全知情并签字同意

    B. 不一定知情,但要签字同意

    C. 完全知情,无须签字同意

    D. 无法获得知情同意时,只好耐心等待

    E. 无论什么治疗方案,都必须征得患者本人的知情同意方可实行

5. 下列各种说法中正确的是(　　　)

    A. 同情感是非理性的道德情感

    B. 事业感是责任感的升华

    C. 事业感不属于医学道德情感范畴

    D. 医德情感是医德良心的深化

    E. 责任感是最高层次的医德情感

6. 正确的良心观认为(　　　)

    A. 良心的内容是主观的,形式是客观的

    B. 良心的形式是主观的,内容是客观的

    C. 良心的内容和形式都是主观的

    D. 良心的内容和形式都是客观的

    E. 良心就是自己的内心感觉和体验

A3 型题

    医生在为患者行右侧乳房肿瘤摘除术时,发现左侧乳房也有肿块,当即进行活检,确诊为乳腺增生;医生判断将来可能癌变,未征得患者或其家属的意见,同时切除了患者的左侧乳房。

7. 医生的这种做法,违背了患者的哪项权利(　　　)

    A. 基本医疗权　　　B. 知情同意权　　　C. 疾病认知权

    D. 保护隐私权　　　E. 生命健康权

8. 该医生正确的做法,应该是(　　　)

    A. 想方设法征求患者家属的意见,及时手术

    B. 促醒患者后征求患者的意见

    C. 同时采取 A 和 B 两种做法,征求患者及其家属的意见

    D. 事后及时补办知情同意书

    E. 先口头征求患者家属的知情同意后,术后及时补办知情同意书

    患者王某,男,76 岁,离休干部。因与家人争吵过度而突然昏迷,迅速送至某医院急诊。经医生检查仅有不规则的微弱心跳,瞳孔对光反应、角膜反射均已迟钝或消失,血压200/140mmHg,大小便失禁,面色通红,口角歪斜,诊断为脑出血、中风昏迷。经三天两夜

抢救,患者仍昏迷不醒,且自主呼吸困难,各种反射几乎消失。

对患者是否继续抢救?医护人员和家属有不同看法和意见。医生 A 说:"只要患者有一口气我们就要尽职尽责,履行人道主义的义务。"医生 B 说:"病情这么重,又是高龄,抢救仅是对家属的安慰。"医生 C 说:"即使抢救过来,生活也不能自理,对家属和社会都是一个沉重的负担。"患者女儿说:"老人苦了大半辈子,好不容易才有几年的好日子,若能抢救成功再过上几年好日子,做儿女的也是个安慰。"女儿表示不惜一切代价地抢救,尽到孝心。

9. 医生 C 的观点所依据的医学伦理原则是( )

    A. 不伤害原则   B. 有利原则   C. 尊重原则

    D. 公正原则   E. 生命价值原则

10. 上述案例中,( )的观点具有决定性

    A. 医生 A   B. 医生 B   C. 医生 C

    D. 患者女儿   E. ABC 三名医生共同决定

三、简答题

1. 医学伦理学的基本原则有哪些?其具体的内容是什么?

2. 医学道德规范有哪些基本内容?

3.《中华人民共和国执业医师法》规定医务人员有哪些权利和义务?

4. 患者有哪些道德权利?

四、案例讨论

【案例】

某年初冬的上午,一孕妇因难产被自称是其丈夫的男子送进某医院。面对生命垂危的孕妇和身无分文的夫妇,医院决定免费入院治疗。然而,自称是孕妇丈夫的男子却拒绝在剖宫产手术知情同意书上面签字,医生、护士束手无策。3 个小时后,医生宣布孕妇抢救无效死亡。此案在社会上引起了激烈的讨论。

【讨论】

1. 此案例中,医务人员依据的医学伦理原则是什么?

2. 如果你是当时在场的医生,你会实施剖宫产手术以抢救孕妇吗?请简要说明理由。

(肖湘君)

第五章 医患关系伦理

学习目标

(1)识记:医患关系的含义、内容、特点及其性质;医患关系对医务人员的伦理要求。

(2)理解:医患关系的基本模式;医患关系的发展趋势。

(3)运用:结合临床医学实践,建立医患信任关系;实践医学职业精神,正确处理医患矛盾与纠纷。

案例导入

2017年2月,某医院手术室,82岁的老人因骨折即将手术,可她恐惧不安,全身颤抖,眼泪在眼眶里打转。护士赵某紧紧抱住她说:"别怕奶奶,我们一直陪在您身边。"在她怀里,老人慢慢放松甚至聊起了家常,最终手术成功完成。这件事在社会上引起广泛关注。一个温暖的拥抱,一句温馨的话语,看似平凡的举动,却传递着医务人员的人道精神。

阅此案例,请思考:案例中医务人员的行为体现了哪些职业精神? 医患关系现状如何,医患关系本来应是什么样的? 患者与医生、医院之间属于什么关系? 在常态、非常态情境下,如何处理医患关系?

医疗人际关系是医学伦理学研究的核心主题。它是指医务人员在临床医疗实践过程中形成的人与人之间的相互联系,包括医患关系、医际关系和医社关系等多个组成部分。本章探讨在医疗活动中医务人员与患方人员之间的相互影响、相互作用,研究求医行为与施医行为之间的互动和联系。

第一节 医患关系概述

一、医患关系的含义

医患关系中的"医",主要是指医疗单位及其医务人员。医疗单位不仅包括各类医院、卫生院和门诊部,还包括各种诊所、药房、卫生所、医务室、疗养院等。医务人员包括各科的医生、护士、药剂师、医学教学人员、卫生管理人员、医技人员、医学生等。医患关系中的"患",是指接受诊疗的患者及与其相关的人员或组织。医患关系是指患者在某医疗机构就诊时与医务人员发生的相互联系。

医患关系是医疗活动中最重要、最基本的人际关系。狭义的医患关系是指医生和患者之间的关系。广义的医患关系指的是患者一方（包括患者本人、家属、亲友等）与提供医疗服务的一方（包括医务人员及其所属的医疗机构等）在医疗服务、护理康复、预防保健服务中所建立的一种关系。著名医史学家西格里斯指出："医学的目的是社会的，它的目的不仅仅是治疗疾病，使某个个体康复，它的目的是使人调整以适应他的环境，作为一个有用的社会成员。每一种医学行为始终涉及两类当事人，即医生和患者，或是更广泛的医学团体和社会，医学无非是这两群人之间多方面的关系。"

二、医患关系的特点

（一）目的明确性与根本目标一致性

一般的人际交往双方并非都具有明确的目的性，即使是有目的性，交往的主、客体双方的目的达到高度一致者极少。医患交往双方不仅具有明确的目的性，而且表现出高度的一致性。医患双方在医患关系存续期间进行的各种活动，目的都是为解除病痛，保证患者的生命安全和健康，无论是医方还是患方，最终的目的都是一致的。

（二）法律地位的平等性与实践中的不平等

医患双方之间不存在阶级差别、地位贵贱、剥削与被剥削等不平等关系，二者在法律地位上是平等的，属于平等的合作关系。医患双方的人格尊严、权利是平等的，都受到医学道德规范与法律法规的调整及保护。因此，任何一方的人格尊严、权利受到对方的不尊重或者侵犯，都会受到医学道德的谴责，甚至法律的制裁。但不可否认的是，在临床医疗实践中，医务人员拥有医学知识与专业技能，而大多数患者不懂医学知识或一知半解，缺乏医疗信息，从这个意义说，患者处于被动、弱势和依赖的地位。这既决定了患者把健康和生命信托给医务人员的必要性，也是患者享有若干特定权利和医务人员负有相应特定义务的道德理由之一。

（三）依赖性与委托性

医患双方在临床医疗的应诊与就诊中，双方的利益得到满足、社会价值得到实现，体现了医患双方相互依赖的特点。从浅层次上看，患者依赖医生正确的诊疗以解除病痛，医生则依赖患者主诉病情进行判断和做出合理诊治。从根本上看，医患之间是在协调一致的利益关系之上的彼此配合。一方面，医务人员通过为患者提供医疗服务，获得应有的经济利益，同时用自己掌握的技术解除患者的病痛而实现其自身的价值，获得精神上的满足；另一方面，患者通过医疗、护理或康复服务而解除病痛，身心康复而重返工作岗位，患者既获得健康利益，又可继续实现自身的价值。

医患关系中患者以信任为前提，将生命、疾病诊治权委托给医生；医生以医疗技术、职业精神和医学道德修养为保证，以解除病痛为目标，为患者提供相应服务，双方存在委托与被委托关系。

（四）互动性与医患矛盾的必然性

医患双方关系的构建是通过互动来完成的，患者向医生提供病情相应表现、治疗效果及主观感受等，以使医生更好地了解病情变化；医生通过病史采集，以自身掌握的知识技能为基础，做出相应判断并提出治疗方案。医患双方关系的建立和发展是一个不断互动的过程。尽管医患双方具有目标一致、利益价值相统一的特征,但是,由于社会医疗保障体系不完善、医疗机构道德管理弱化、医患双方的自律欠缺等方面的差异,以及对医疗卫生保健活动及其行为方式、效果理解的不一致等,常常发生矛盾或冲突。如果医患矛盾或冲突不能及时、有效地调节就会酿成医疗诉讼,因此在医患关系中,医患冲突或纠纷是不可避免的。通过社会及医患双方的共同努力可以减少纠纷与冲突。

三、医患关系的性质

事物的性质是指事物本身所具有的特质及事物本身与其他事物所发生的具有内部稳定性的联系。把握好医患关系的性质,有利于更好地理解医患关系本身所包含的内容、模式及其产生的外部效应。医患关系主要具有以下几个属性。

(一)技术性

医患关系的发生是以医学知识和技术为媒介的。患者向医生提出医疗服务的需求,医生根据自身知识技术及相应的医疗条件,给予患者相应的诊疗。整个医患关系都是围绕着医学知识和医疗技术而展开的。因此,医患关系体现的第一个性质则是职业的知识技术性。

(二)契约性

从卫生法律上看,医患关系是建立在平等基础上的医疗契约关系。患者到医疗机构挂号就医是求诊的要约,而医疗机构收取挂号费且交付挂号单是对患者的承诺,从而医患双方的医疗契约便得以确立。与其他领域契约关系不同的是,医疗契约没有订立一般契约的相关程序和条款、承诺内容未必与要约内容完全一致。医方权利与义务不对称,其负有更重的义务(如注意义务、忠实义务、披露义务、保密义务以及急危重症时强制的缔约义务等)。医学道义论与人道观、医学伦理原则与规范、患者的权利等都对医务人员的义务做出了规定,对患者一方并没有严格的约束力。因此,医患关系具有契约性,但并不是一种严格的契约关系。

医疗契约注重医患双方的平等性,侧重患方的权利与医务人员的义务。医患之间是一种同志式的平等关系,即医务人员尊重患者的医疗权利,一视同仁地提供医疗服务;患者尊重医务人员的劳动,并密切配合诊治,共同完成维护健康的任务。但是,由于两者对医学知识掌握上的差别和患者求医时的弱势心理,在医患之间存在着现实的不平等状况,应引起医务人员的重视。

(三)信托性

医患关系是一种以法制为保障建立起来的信托关系。医方受患方的信任和委托,保障患方在医疗活动中的健康利益不受损害并促进健康。在信托关系中,患方由于自身疾病难以自我治疗,对医方抱有极大的信任而把自己的隐私和秘密告诉医方,把生命和健康交托给医方。这种信任与委托使医患关系不同于商品关系或陌生人之间的关系。患方的求医行为隐含着对医方的希望和信任,而医方的医疗职业性质、道德传统和职业信誉,要求其必须接受患方的托付,并以救死扶伤的人道精神尽可能地实现患方的希望和托付,承担这种义务和责任。医患间的这种以真诚信任为基础的关系,不完全依靠法律的外在约束,不同于一般的法律合同关系、纯粹的契约关系。

综上所述,医患关系的性质是以诚信为基础的、以医疗技术为媒介的、具有契约性质的信托关系。

考点直通车

最能反映医患关系性质的表述是( )

A. 陌生人关系　　　　B. 信托关系　　　　C. 主动－被动关系

D. 类似父子的关系　　E. 商品关系

答案与解析:B。考点解析:医患关系是以诚信为基础的、以医疗技术为媒介的、具有契约性质的信托关系。

第二节　医患关系的基本内容及其模式

一、医患关系的基本内容

从内容上看,医患关系主要包含了两个既相互区别又相互联系的方面,即技术方面的内容和非技术方面的内容。

(一)技术方面

医患关系技术方面的内容指的是医患双方在医疗技术实施过程中产生的关系。其中医疗技术实施则包括如诊断、用药、治疗、手术等医疗专业操作。医生对患者病情做出判断,与患者讨论和选择治疗方案等这些与治疗手段相关的内容,都属于医患关系技术方面的内容。在技术交往过程中,医方主动提供医疗方案,然后由患方选择,医方处于技术交往的主导方,而患方处于从属方。这种关系对于充分发挥医方的主导作用,减少外界因素的干扰具有一定的积极意义。但是,应当防范技术交往过程中医务人员的独断专行、简单粗暴地去实施未征得患方同意的重大医疗措施。这种侵犯患者自主权的做法,会导致不应有的医疗纠纷。

医患关系最直接的表现就是医患之间的地位关系。在传统的医患关系中,医生具有完全的权威,占据了绝对的主动地位,为患者做出医疗选择和相关决定;患者处于绝对的从属性地位,被动接受医生诊治。这种关系类似于家长与孩子之间的亲子关系。虽然医生专业化地解除了患者的病痛,给予患者一定的人道关怀,但这种医患关系没有满足患者的心理需求与作用发挥。随着现代民主时代的到来与患者权利意识的觉醒,在医患技术性关系中绝对的主动与被动关系模式受到冲击,取而代之的是一种更趋于民主的、强调双向互动的医患关系。

(二)非技术方面

医患关系非技术方面的内容指的是医患双方在道德、伦理、社会、心理等层面建立的关系。非技术关系强调了医务人员的伦理修养及其对患者的尊重。人们在求医过程中,因为知识结构的限制,不能准确判断医生的技术水平,所以往往会根据医生所表现出来的态度、责任心、爱心以及与患者的沟通程度来判断医生是不是好医生。能够做到感同身受、凡事从就医者立场出发的医生,普遍受患者爱戴,医患关系更为缓和、良好。因此,从某种意义上而言,非技术关系是医患关系内容中最基本、最重要的部分,其主要体现为以下五个方面。

1. 道德关系

道德关系指医务人员和患者双方遵循一定的道德原则和行为规范而结成的人际关系。医务人员遵守职业操守,履行救死扶伤义务,尊重和维护患者权利;患者在就医诊疗过程中,应当遵守医院为维护正常医疗秩序而制定的一系列规章制度,尊重和理解医务人员的劳动,尊重医务人员的人格,维护良好的医疗秩序。

医学的本质是人学,医患双方在关系发展中会比普通人之间的交往涉及更多的个人隐私和职业责任,因此医患双方都必须遵守一定的职业道德,医患关系的这种道德伦理属性客观上要求医务人员要做到医术和医德的统一,遵守职业道德,履行解除人类之病痛的职责。"西方医学之父"希波克拉底大力倡导医生的医德修养,强调医生要以纯真的心为患者服务,尽一切可能为病家谋幸福,表现出医生的仁爱精神。

2. 价值关系

价值关系指医务人员和患者双方以医疗活动为中介,体现各自的社会价值的关系。医务人员运用医学知识和技能为患者服务,解除患者病痛,体现了维护人类健康和生命的社会责任,得到社会认可和尊重,实现了自身的个人价值;患者在获得医疗帮助后,疾病得以治愈,身体康复,可重新回到工作岗位,同样实现个人价值。

3. 利益关系

利益关系是医患双方在相互关系的基础上发生的物质利益和精神利益的关系。医务人员和患者双方在医疗实践活动中实现各自正当利益:医务人员通过为患者提供医疗服务获得正当的劳动报酬,实现职业理想;患者在获得医疗帮助、解除病痛、康复机体时,应支付必要的医疗费用,医患双方利益需求与满足的关系,也是价值关系的体现。

4. 法律关系

法律关系指医务人员和患者双方在医疗活动中,在相关的法律法规约束和调节下,形成了一定的权利与义务关系。如医院的入院通知书、手术同意书、出院通知等,都是依法成立的契约或合同,具有法律约束力。医务人员在为患者提供医疗服务过程中,必须在相关法律法规许可的范围内进行,当对患者造成伤害或损害患者利益时,患者可依法追究医务人员的相关责任;反之,患者在接受治疗过程中也应遵守相关法律规定,否则,也要承担相应的法律责任。当出现侵权等事件时,无论是医方还是患方,都必须依照法律承担相应责任。

医学道德是医学法律制度贯彻执行的内在动力,是确保法律实现公正、合理、合情的基础。离开了医学道德,卫生法律就可能变成僵死的教条,甚至可能成为不负责任的借口。所以,医患关系的非技术方面的内容中,道德关系是最重要的方面。

5. 文化关系

医疗行为总是在具体的文化背景下发生的,医患双方总是存在着各种各样的文化差异,表现为文化关系。医患文化背景不同,信仰、宗教、风俗、生活习惯等方面的差异,导致对疾病与健康的根本看法很可能不一致。一方面,医患之间应互相尊重、相互体谅;另一方面,医务人员应根据就医者的社会生活环境、文化背景去理解他们的生活方式、信仰、道德、价值观和价值取向,以便向患者提供多层次、多体系、全方位、优质高效的医疗卫生服务,通过文化环境来影响患者的心理,使其处于一种良好的心理状态,以利于疾病的恢复。

在医疗过程中,大多数患者对医务人员是否满意,主要是从非技术方面(如服务态度、医疗作风等)进行评价的。由于医疗工作涉及千家万户的生命健康利益,因此,非技术方面往往成为社会公众及社会舆论关注的焦点。非技术层面医患关系的实质表现为医疗过程中医方与患方彼此人格、权利等社会地位的平等性。技术关系是联系医患之间关系的中介桥梁或纽带,也是医患之间发生和维持非技术关系的前提和基础。非技术关系也会影响技术关系,良好的非技术关系是医疗技术活动顺利开展的条件;恶化的非技术关系会中断医疗技术关系,最终导致医患关系的解体。医患关系非技术方面的内容,是医学人文精神、伦理道德在医学中发挥作用的体现。医学人文精神、社会交往的伦理道德等都对人与人的交往提出了相互尊重、相互信任的要求,这些要求契合了人在精神层面、心理层面的需求与满足。作为关系的一方如在情感上与对方产生一定的认同与共鸣,双方关系自然就趋于和谐。因此,医务人员应关注医患非技术关系的建立和改善,而不能只有单纯的技术,更不能走入技术主义误区。

考点直通车

医患之间正常的信托关系应该建立于( )关系之上

A. 上下级关系　　　B. 契约关系　　　C. 社会主义医德关系和法制关系

D. 亲属关系　　　E. 货币交易关系

答案与解析:B。考点解析:医患之间的信任关系是一种平等的关系。这种平等关系是建立在契约关系之上:医生以医疗技术为保证,为患者提供服务;患者出于信任或与医生充分协商,接受医生的服务。只有契约关系才体现了这种平等性。

二、医患关系的模式

医患关系模式是基于医患关系中的技术关系和非技术关系而概括总结出来的,其核心是医患之间相互影响、相互作用的基本样式。医患关系模式反映了医务人员看待和处理医患关系总的观点和根本方法。

关于医患关系模式的分类,国内外学者有着许多不同的提法,在这些众多的模式分类方法中,得到较多认可的主要有四种模式:萨斯 – 霍伦德模式、维奇模式、布朗斯坦模式及萨奇曼模式,其中又以美国学者萨斯和霍伦德于 1956 年提出的医患关系"三模型说"最具代表性,是被医学伦理学与医学社会学界广泛引用的医患关系基本模式。此分类方式以医患双方的地位、主动性为分类依据,将医患关系分为主动 – 被动型、指导 – 合作型及共同参与型。

(一)主动 – 被动型关系模式

在这种关系模式中,医务人员处于完全的支配地位,具有绝对的处置权和权威性,为患者做一切能做之事。患者不能发挥主观能动性,处于被动接受的状态。医务人员根据对患者病情的判断,做出相应诊断和采取相应治疗手段,患者则完全按照医务人员的要求去做,被动接受这些决定。这一关系模式是一种单一走向的关系,双方主动、被动性都非常明显,在普通的人际关系中相当于父母与婴幼儿之间的关系。在临床应用上,这种单一走向的关系一般适用于麻醉、手术、昏迷、婴幼儿及一些神志不清的患者。对于一般的患者,这种缺乏互动的关系,既不利于患者主观能动性的发挥,也不利于医生了解患者病情状况及采取灵活机动的处理方式。

主动－被动型关系模式是建立在传统观念基础之上的:医生是专业权威,患者对医药无知或者知之甚少;医生是"父权主义",可行使专业权利和特殊干涉权。医者始终把患者的利益放在首位是其道德前提。否则,医生会滥用权利,引发不正之风。现在,这种古老的关系模式受到患者自主权的冲击。

(二)指导－合作型关系模式

在这种关系模式中,医务人员处于指导地位,患者接受医务人员的指导并进行有限的配合,医患双方均具有主动性,存在相应的沟通交流,但仍以医务人员为主导。在普通的人际关系中相当于父母和青少年子女之间的关系,是一种微弱的双向性关系。这是目前临床中最常见的医患关系模式,医务人员仍处于权威主导地位,患者接受医生指导并进行配合,可以主动诉说病情,反映治疗效果,提出自己的意见,但对于医生的诊治措施不能提出异议和反对。指导－合作型关系模式适用于具有自主能力的患者。

(三)共同参与型关系模式

在这种关系模式中,医患双方以权利、地位的平等为基础,共同参与医疗决策,发挥各自积极性,相互尊重、协同配合,为达到消除病痛的目标共同努力。在普通的人际关系中相当于成人和成人之间的关系,是一种伙伴式的、双向性的关系。在临床中,共同参与型的医患关系模式多运用于慢性病或心理障碍等疾病的医患关系中,有利于增加医患之间的信任度,提高医疗质量。

各种关系模式都有特别适用的患者群体。主动－被动型关系模式适用于昏迷、休克、精神病患者发作期、严重智力低下者以及婴幼儿等一些难以表达主观意志的患者。因此,该模式要求医务人员是患者利益的最佳维护者,具有尊重、体贴、公正、坚韧和勇敢等美德。指导－合作型关系模式适用于大多数的意识清醒、能够表达自己主观意志的患者。从理论上说,共同参与型关系模式是最理想的,不但可以提高诊治水平,而且有利于建立和谐的医患关系。但是,并不是所有患者都具有参与的能力或意愿,即使具有自主能力的患者也往往因缺乏必要的、准确的医学知识而难以真正实施。因此,医务人员应根据患者的具体情况分别采取不同的关系模式。医患关系的三种模式在它们特定的范围内都是适当、有效的,总体趋势是大多数患者希望医务人员按照指导－合作型模式或共同参与型模式来实施诊疗方案。

🔑 考点直通车

随着患者病情的变化,医患关系模式可以(　　　　)

A. 一直保持不变　　　　　　　　B. 由主动被动转化为指导合作

C. 最终都要进入共同参与型　　　D. 有主动被动转化为共同参与

E. 由一种模式转向另一种模式

答案与解析:E。考点解析:不同的患者适用于不同的医患关系模式,但不是固定不变的,随着患者病情的变化及思想观念的改变,医生可以采取不同的模式来处理医疗决策问题。

第三节　医患关系伦理

一、影响医患关系的原因

影响医患关系的因素有许多,大体可分为客观因素和主观因素两大方面。

(一)影响医患关系的客观因素

1. 社会经济、文化发展状况

社会经济的发展状况对医患关系的影响是显著的。一般而言,当社会经济较为发达时,政府才有更充足的财力、物力、人力投入医疗保障事业,从而为医院提供完善的医疗服务打下厚实基础。如果政府投入不足,结构失衡,分配不公平,势必影响医疗人际关系。据统计,我国医疗卫生资源在城乡间配置严重失衡,导致群众特别是农村居民、弱势群体"看病难、看病贵"的怨言和不满,成为医患关系紧张的因素之一。另外,文化方面特别是人们意识方面的变化,也对医患关系产生影响。例如,人们对平等、法制的追求越大,在医患关系中对于双方地位及权益保障方面也就越重视,这样一来,就会对医患关系产生一定的影响。

2. 医疗体制建立健全情况

制度是一系列管束人们最大化行为的游戏规则的总和。制度体系由制度环境、具体制度安排和实施机制组成。医疗体制是医疗制度的具体安排和运行机制之一,其完善程度直接影响到医患关系的状况。如医疗保障制度越完善,患者就医时的经济、心理、精神负担就越小,给院方带来的压力也就越小,医患关系更趋和谐。近年来我国已接近对全体居民实现了医疗保障全覆盖,但群体间差距大、总体保障程度偏低,相当一部分居民看病就医的个人负担仍然较重,相对不公平感易致不满情绪,引发医患关系紧张。

3. 就医环境

医生和患者是在医疗职业环境中展开救死扶伤与求医问药的活动的。医疗职业环境包括职业规范、职业风险与职业的社会评价、具体的诊疗环境等。其中,医疗机构具体的诊疗环境对医患关系的影响比较直接。医院诊室环境较差,噪声、气味、光线等不能让人有较为舒适的感觉,医患双方在心理上都易出现烦躁、焦急等不良情绪,不良情绪催发情绪化行为阻碍了医患双方的沟通交流。医院的就诊环境设计是否能够保护患者的隐私,也是影响医患关系的一个重要方面。就诊秩序的混乱,患者出于自我保护的本能,不能和医生有效沟通,不仅影响诊断及治疗,也成为医患矛盾的隐患。医疗机构的人文环境、道德氛围和诊疗风气对医患双方行为方式的影响也是不可忽视的。

4. 医院管理情况

医院管理体制和方式方法也影响医患关系。医院是否有较为健全的管理制度,是否有流畅的就医流程,是否有安全的医疗秩序,等等,都直接影响医患关系的状况。如果医院管理不善,或只注重经济管理,也必然导致医患关系紧张。

5. 市场经济环境

市场经济一方面强化了自我发展的动力机制,调动了医务人员的积极性,使医务人员的合法经济利益得以实现,推动了医疗卫生事业的发展。另一方面,市场经济的获利性诱发以医谋私的行为,淡化了白衣天使的神圣职责;竞争性导致个别单位和个人不正当的违法经营;市场经济的等价交换原则,有可能导致医疗服务的完全商品化和过度医疗。这也是医患关系经济化趋势的必然结果。

应该看到,由国家、政府、社会及民众诸多主体构成的医疗系统作为医患双方展开互动联系的背景,在某种程度上也主导着医患关系的走向。医患关系从某种意义上说是一个国家或地区医疗卫生系统技术与人道的晴雨表,不同的医疗卫生系统塑造了不同样态的医疗人际关系。不和谐的、紧张的、失信的医患关系必定反映出医疗系统设计与运行中的某种瑕疵和问题。充满信任与支持、尊重与平等、理性与宽容、仁爱与感激的医患关系需要法律与道德、制度与体制的规制。

(二)影响医患关系的主观因素

1. 医务人员方面

医务人员是影响医患关系的主要方面。其影响因素主要表现在以下几个方面。

(1)技术水平:一定的诊疗专业技术水平是治病救人的基础。一个庸医想要在长期的职业生涯中得到患者的认可是不可能的。不同的患者对医患关系的期待有差异,但技术性服务是患者期待的重要内容。患者对医生和医院最主要的期待是解决疾病问题,因此,医务人员技术水平是患者最为关心的问题。医生的医疗技术水平高,就能正确诊断,恰当治疗,满足患者解除病痛的根本之需,从而促进医患关系的和谐。

(2)医疗观:医务人员对患者、疾病、健康等问题的看法受到医学模式的深刻影响。生物医学模式下行医的医务人员,不重视患者的心理因素、社会因素在疾病发生、发展和转归中的作用,忽视患者的心理体验和精神需求,往往是只见疾病不见人,只治疗躯体疾病,不注意关心和安慰患者;只注重仪器设备的使用,忽视了患者主诉和体验;这样的做法成为医患之间心理、思想和感情交流的障碍,造成隔膜和矛盾,甚至引发冲突和纠纷。长期的生物医学思维方式导致将患者和疾病剥离,把治病的过程看成是单纯的治疗病症的过程,忽略对患者的人文关怀,也容易发生损害患者道德权利的事情,医患纠纷便由此而生。

(3)价值取向:随着时代变迁、行医环境变化,医务人员对经济、金钱、成功、社会地位等价值的看法发生了变化,各种各样的社会事件与思潮也冲击着医务人员的传统道德观和价值取向。价值取向的偏差容易引发各种违反医疗职业道德原则和规范的行为,如收取患者红包、为收取回扣给患者开出昂贵药物、滥用药物、过度检查等以医谋私的行为。价值取向的偏差容易引发服务态度的冷漠、不耐烦、没有耐心,或推诿、拒绝治疗等不道德行为,必然影响医患关系的正常发展。患者对医生和医院最关心的是技术水平,但是最容易引起患者投诉和不满意的问题是医务人员的态度。价值取向的偏差也容易导致医务人员弱化责任心,工作态度马虎、敷衍,极易造成误诊、漏诊,出现医疗差错和事故,危及患者的健康和生命。

(4)沟通能力:医生有三宝——高尚的医德、精湛的医术和沟通技巧。医患沟通受很多因素的影响,心理障碍和文化障碍尤其突出,常常表现为对信息的误读,因此,沟通作为一种专业能力尤为重要。在医患沟通过程中,医务人员应注意语言使用规范,提倡使用礼貌性、解释安慰性、鼓励性、保护性等语言;禁止使用刺激性、歧视性、挖苦性、漫骂性和消极暗示性语言。医务人员应注意倾听的技术、提问的技术和告知的技术,注意沟通中的语言禁忌和行为禁忌。

(5)心理因素:医务人员的施恩图报心理、专业权威心理、科研心理等,是影响医患关系的负面因素。同时,由于医疗的不确定性、高风险性和高度专业化,继续学习与高强度工作,使医务人员倍感压力,甚至造成个别医务人员的职业倦怠,严重地影响了医患关系的和谐。

(6)尊重患者的权利:这是法制化和患者权利意识增强的必然要求。患者的疾病认知权、知情同意权、保护隐私权越来越受到重视。如果医生不尊重患者的权利,侵犯患者的权利,医患之间就会发生纠纷。是否维护患者的权利、协调好医患双方的权利义务关系是处理好医患关系的支点。

2. 患者方面

患者作为医患关系的另一方,也是影响医患关系的重要因素,其影响主要表现为以下方面。

(1)对医生的信任程度:有些患者由于接受太多关于医生失职之类的负面信息,从而在心理上对医生抱有不信任的态度,质疑医生的治疗方案,怀疑医生是为了经济收入而扩大检查项目。还有些患者看到年轻的医生便认为经验不足、医术不高,治疗过程中但凡出现与自己预期的疗效不相符合的情况,便把它归结于医生技术问题。类似这些对医生缺乏信任的心理和行为都对医患关系产生了不良的影响。

(2)对治疗效果、治疗过程中的服务的期望程度:患者对医学的认识不全面,观念不正确,对治疗期望过高,希望医生药到病除,妙手回春本无可厚非,但医生不是神,疑难杂症难以妙手回春,病菌抗药性强,医生实在难以药到病除。一旦希望变为失望,便可能成为医患关系紧张的诱因。医院的工作性质、内容、服务对象都与普通的消费服务场所有显著不同,如果患者将自己看成"上帝",要求如同其他服务机构一样的服务,自然容易产生心理落差。这种心态也就容易造成一些不必要的医患矛盾。

(3)外在因素对患者的干扰:有些患者在就医过程中容易受到其他人的煽动,对于别人所叙述的关于医院、医生的一些失职行为的言论不加甄别,容易为一些专业医闹人员所利用,出现辱骂、殴打医务人员,到医院闹事等不良行为。一般而言,患者容易受到其他患者言行的影响,因此,医学伦理学界开始关注和研究患患关系,即患者与患者之间的关系对于整体医疗人际关系的影响力度。

(4)不良就医行为:患者如果不遵守就医道德,不尊重医务人员的人格和劳动,不遵医嘱,不遵守医院的规章制度等,都会引发医疗人际关系的摩擦。有些患者共情能力弱,不能做到换位思考,加之疾病导致的理性能力降低,也容易发生非理性就医行为。

影响医患关系的因素有许多,这里主要谈及医方和患方两个方面。应该看到,医者与患者之间对疾病、症状、意义等不同的理解,存在认知差异,如对医学期望的差异,对医学风险的认知差异,对疾病的治愈和转归过程的认知差异,对药物作用的认识差异,对辅助性检查的认知差异,等等。这一切可归结为医学知识信息的差距是客观存在的,具有必然性,由此导致的冲突和分歧在所难免。这就需要医务人员付出更多的努力进行医学科普宣传和沟通工作,缩短医患之间的信息差距,共建共同参与的医患关系模式。

🪶 知识拓展

疾痛、疾病和病态

疾痛(illness)和疾病(disease)这两个词的含义有根本的区别。疾痛表现人的难以避免的病患经验……疾痛的主要问题在于,症状和病残会造成日常生活中的大量困难。譬如,我们工作时,腰酸背痛会让我们分神,影响工作效果;头痛会让我们无法集中注意力做家庭作业或者家务,因而导致成绩下降和挫折感;或者有些疾病引发的性无能会导致婚姻破裂。有时候,我们可能会很愤怒,因为别人无法知道我们所承受的痛苦,不能客观地体察我们病残真实性。于是,我们会因觉察到别人并不相信我们的抱怨而气愤沮丧、压力重重,不知如何才能证实我们正在经历的痛苦。我们也可能因为觉得自己的病没有希望痊愈而变得意志消沉;抑或,因为恐惧死亡或者害怕变成"废物""包袱"而抑郁沮丧。我们还难免会为失去的健康、病恹恹的面容而懊丧,为一落千丈的自尊心而伤心掉泪,或者为疾病引起的肢体残缺畸形而感到羞耻。所有这些都是疾痛问题。

疾病则是医生根据病理理论解释和重组疾痛时提出或发明的。训练有素的医生,透过各自特定的专业理论滤光镜,从患者的疾痛经验中看到的是疾病。也就是说,患者及其家属抱怨的疾痛问题,在医生的头脑中重组简化成狭隘的科技问题(疾病问题)。对患者来说,问题在于疼痛会干扰工作,甚至导致失业;自吸收患者的严格控制饮食以及肠胃严重不适,会加重他们的学业压力;或者心脏病的突发,可能会导致他们对死亡的恐惧,由此引起社交行为退缩,甚至离婚。对医生来说,问题则完全不同:如果血糖升高,他们需要诊断是否需要注射胰岛素;如果有不明原因的器官疼痛,他们需要进一步化验确诊;如果有抑郁症状,他们需要确定患者是否应该服用抗抑郁剂。这些医务人员,不管是神经外科医生、家庭医生、脊椎按摩师,还是最新一代的心理医生,都是用某种专业术语和疾病分类法解读健康问题,提出一个新的诊断单位,一个新的"它"——某种疾病。从医生观点来看,疾病才是问题所在……

病态(或疾患态势)(sickness)。这里我把它定义为某种疾病患者群体与宏观社会(经济的、政治的、制度的)势力的关系的总体特征。譬如,当我们说肺结核和贫困相关联、长期营养不良的人群更容易染上肺结核的时候,就是在分析肺结核的疾患态势……

——阿瑟·克莱曼.疾痛的故事——苦难、治愈与人的境况[M].方筱丽,译.上海:上海译文出版社,2010.

二、医患关系的发展趋势

医患关系作为一种社会关系,受社会经济、文化、体制等发展的影响。20世纪80年代以来,随着我国社会主义市场经济体制的建立,医学科学技术的快速发展和广泛应用以及人民对医疗卫生服务、需求的变化,医患关系出现了新的发展趋势。

1. 医患关系民主化,医患合作趋势加强

传统的医患关系由于患者在医学知识上的不足,医疗决策大多都是由医生做决定,患者被动接受。但随着经济发展、医疗制度的完善及国民素质的提升,患者对医疗服务的标准要求也有了相应的提高,人们的观念也有了相应变化,平等、民主的意识进一步深入人心。在医患交往中,患者不再只是单纯的接受者,而是积极参与到就医过程中,提高对医疗环境、服务水平、医疗设施等方面的需求,患者从完全的被动接受逐步向与医生进行合作的角色转换,医患关系模式从"主动-被动型"向"共同参与型"转换。

2. 医患关系法制化,医患关系规范化趋势展现

传统的医患关系基本是以"德治"为约束机制的,但随着社会法制化进程的加快,医患关系也逐步迈向了法制化的轨道,出现了相应的法律文件。我国1999年开始执行的《中华人民共和国执业医师法》就是为了加强医师队伍建设,提高医师的职业道德和业务素质,保障医师合法权益及人民健康而制定的。法律中对医师在执业活动中享有的权利和应履行的义务都进行了规定,在法律层面对医患关系产生了约束和规范力。同样,随着法制化进程的不断推进,相信会有更多规范医患关系的法律陆续出台,医患关系的法律规范会日趋完善,医患关系正在由传统的完全由道德约束走向法制化,德法并重。

3. 医患关系物化,医患关系对人文回归的呼声日趋加大

医疗技术的发展和应用为现代诊疗过程提供了很多新的技术和设备,通过现代化设备的辅助,诊疗变得更加准确、快捷。但与此同时,先进设备的出现又给医患关系造成了一些负面效果,其中最突出的是医患关系的物化。所谓医患关系的物化,是指医患交往中,本应为人与人交往的模式变成了"人-机-人"的关系模式,诊疗仪器变成了医生与患者之间产生隔阂的重重障碍,医生在诊疗过程中容易将更多的注意力放置于对仪器检测结果的关注上,依赖检测结果做出诊断,从而忽略了与患者的沟通、交流,缺乏对患者的伦理关怀。高新技术设备的介入也使医患双方对于设备的依赖进一步加强。首先,医生更多地依靠机器设备得出的结论作为诊断依据,而不是通过患者主诉及自身对相关医学知识的掌握作为诊断依据,医生往往容易将症状从患者这一整体中剥离出来作为单独考虑的对象,通过医疗设备得出的检测结果考虑这一疾病是否可治、如何治,但却忽略了对患者感受的关注,忽略了对患者的安慰和关怀。其次,很多患者也更信赖于高技术设备的检测结果。这样一来,医患双方之间的交流变成一件可有可无的事,医患之间的关系愈发的疏离和冷漠。医患关系的冷漠使患者难以在就医过程中体验到被关怀的温暖,虽然病被治好了,但对于救治自己的医生却没有太多感激之情。从医生的角度来讲,由于习惯性地将疾病与患者本身剥离,没有很好地将患者当成一个身心统一的整体,因此难以感受到个体生命的价值意义所在,也就难以在工作中找到"救死扶伤"的神圣感,容易产生职业倦怠。医患关系非人性化的发展趋势以及这一趋势所导致的医患关系之间的冷漠,越发地为人们所感知,因此在现代社会医疗技术迅速发展的今天,人们对于医患关系的人文回归的呼声也日渐加大了。

4. 医患关系市场化,经济因素渗透医患关系之中

医疗服务作为一种商品,受市场经济规则的影响和作用。市场经济发展深入到了医疗领域的核心内部,对医患关系产生了影响。由于优质医疗资源的有限性,医疗机构之间、医疗机构内部产生了相应的诊疗收费差距,如不同级别的医生挂号费(医事服务费)的差距等,这些都是市场机制作用于医疗领域的体现。医疗技术设备的应用又进一步为医患关系市场化提供了条件,一些医院规定,医生可以从为患者开具的检查

项目或药品收费中获得相应提成,因此个别医生受利益的驱动,为患者开出了一些本不需要进行的检查项目和价格昂贵的药物,忘记了自己作为医生救死扶伤的初心。在类似事件被屡次曝光之后,患者对医生的信任感逐步降低,导致医患关系进入一种低信任度的不良状态。

考点直通车

高新技术运用于医学实践影响了医患情感,主要是因为(　　　)

A. 患者费用的增加

B. 患者受到高新技术副作用的危害增加

C. 医务人员迷信高新技术而造成误诊增加

D. 卫生资源分配不公

E. 医患关系物化的趋势增强

答案与解析:E。考点解析:医学高新技术在临床中的运用,造成了医患之间人与人的关系发展变化为人－机－人的关系,医生过度依赖实验室检查和影像学检查的结果,忽视了与患者的沟通交流,造成医患关系物化的趋势,严重淡化了医患之间的情感。

三、医患关系的发展趋势对医务人员的伦理要求

随着社会的发展和科学的进步,随着传统生物医学模式向现代生物－心理－社会医学模式的转变,随着新医改政策的全方位贯彻实施,公众对健康的重视程度逐渐增强,对医疗卫生行业的服务要求也越来越高,因此,建设和谐的、互信的医患关系是当务之急。在医患关系中,医务人员是医患关系的主导方,医务人员的价值观、道德观以及人文素养都将对医患关系产生很大的影响,因此医务人员要遵循以下伦理要求。

1. 具备医学人文精神,追求医德之高尚

医学从来就不是一门纯粹的自然科学,而是自然科学与社会科学相统一的一门学科。中国古代称"医乃仁术""医者父母心",现代有人把医学称为"人学",以人为本,服务于人是医学的最终价值目标。早在20世纪60年代,西方国家学术界就已进行了一场主题为"现代医学中良知的重要问题"的激烈讨论,医务人员的良知成为人们关注的重点。近年,医患关系冲突不断加剧,这对治疗疾病是极其不利的。自古以来,医学人文精神在建立良好的、和谐的医患关系中发挥重要作用。譬如,在古希腊希波克拉底时代,医生不仅要治病救人,还要遵守相关的道德准则,爱护患者,尊重患者的隐私。我国传统医学更具有强烈的人文色彩,如以孙思邈为代表的古代医家均提倡浓厚而朴素的仁爱精神,成为济世救人的典范。

医务人员要将医学人文精神贯穿于行医生涯中,要有高尚情怀,对待患者无论其高低贵贱,皆一视同仁,要有对患者的同情之心,"见彼苦恼,若己有之"。患者将生命安全托付给了医务人员,将深度隐私与医务人员进行沟通,作为肩负着生命和信任的医务人员,应该时刻铭记自己的责任,以初入医学学府时的庄严宣誓为准则严格要求自己:"我决心竭尽全力除人类之病痛,助健康之完美,维护医术的圣洁和荣誉,救死扶伤,不辞艰辛,执着追求,为祖国医药卫生事业的发展和人类身心健康奋斗终生!"

弘扬医学人文精神，关心人，爱护人，也是医患关系物化趋势对医者的伦理要求。

2. 恪守职业道德，尊重患者的权利

尊重患者的人格和自主权，以人为本，平等待患，也是医患关系民主化对医务人员的伦理要求。

当今时代，传统的医患关系完全由医生主导的局面已经发生了改变，患者及其家属权利意识逐渐增强，对于求医过程中的地位平等的诉求愈发显著，人们开始懂得如何用自己的权利去保护自己的健康利益，开始要求以平等主体的地位参与疾病的治疗与康复。患者参与度的提高对医务人员服务理念提出了更高的要求。在这样的条件下，医务人员应强化医学服务的根本宗旨，增强民主意识，树立和巩固"以患者为中心"的服务理念，充分尊重患者，把患者看成一个完整的人而非一个"病例"，了解患者的心理需求，和患者一起共同战胜病魔。

3. 增强法制观念，依法行医

依法行医，法治与德治统一，是医患关系法制化发展趋势的必然要求。

传统的医患关系在一定程度上是依靠道德规范来维系的。医患关系从传统到现代的深刻变化体现在法律的介入、渗透与扩张上。随着我国法制建设的不断完善，患者的权利在法律上得到越来越多的保护，这就要求医务人员必须增强法制观念，依法行医，工作细致认真，避免医疗事故的出现。我国相关医疗法律法规的颁布，如《中华人民共和国执业医师法》《医疗事故处理条例》《中华人民共和国侵权责任法》等，既规范了医患双方的权利和义务，也对医务人员的行医行为做出了更具体的规定，对医务人员提出了硬性的法律要求。认真学习相关法律法规，对于医务人员保护自身利益、防范医疗事故、提高医疗质量有很大益处，因此医务人员应增强法律意识，用法律规范自己的行为，依法行医。

4. 看淡世俗之诱惑，回归医学之神圣

这是医患关系经济化趋势对医务人员提出的基本伦理要求。资源的有限性决定了选择的必然性，医疗机构追求经济利益不可避免，但经济因素对医患关系的一些不良影响却是可以避免的，并且应该避免。例如，大处方、医药回扣、做不必要检查、收红包等现象，极大地破坏了医务人员的形象，损害了医生职业的神圣性。医务人员应充分认识生命的价值，意识自己的责任所在，在医疗实践中应坚持"生命至重，贵于千金，一方济之，德逾于此"的信条，在物质、金钱诱惑中坚持医者之德，维护医学的神圣性。

5. 提升专业水平，做一名医术精湛的医务人员

精湛的医术是医务人员之本。历代名医，无一不博览医书，刻苦钻研医术。不断提升自我专业水准是降低医疗事故及医患纠纷发生率的一个重要手段。有精湛的医术，能为患者解除病痛，医患关系紧张的局面自然能够在很大程度上得到缓解。自古以来，我国反映医患关系的文献中就有关于提高医术的要求，如孙思邈的《大医精诚》，说的就是医者要有精湛的医术，认为医学是"至精至微之事"，医者必须勤奋学习，有渊博的知识作为行医的支撑。因此，医者必须坚持学习，从理论中获取指导，在实践中磨炼技术。

综上所述，医学的发展和进步为人类健康做出了重大贡献，但同时也出现了医患关系物化、人病分离、情感淡漠等趋势，从而对医务人员的职业道德提出了更高要求，医务人员必须自觉接受医学职业道德、医学人文精神、医学职业价值观的培养，强化职业责任

感,重视伦理问题,关爱患者,将预防疾病、解除疾病和维护人民健康利益作为自己的神圣职责。

📝 知识拓展

托马斯宣言

美国医学家刘易斯·托马斯在《最年轻的科学——观察科学札记》中,毫不隐讳地说:他对医生本人不患重症感到"遗憾"。因为如果那样,医生本人就无法体会患者的恶劣处境,无法真切地感受一个人面临生命危难时的悲伤与恐惧,亦即无法"如同己出""感同身受"地去呵护、体恤对方。

……没有比这种"角色亲历性"更能于蒙昧的医学现实有所帮助了。体会做患者的感觉——这对履行医职乃多么重要的精神启示!它提醒我们,一名优秀的白衣人永远不能绕过患者的痛苦而直接楔入其躯体,他须在对方的感觉里找到自己的感觉,在对方的生命里照见自己的生命,于对方的痛苦中认出自己的那份——尔后,才能以最彻底和刻不容缓的方式祛除这痛苦。

"托马斯宣言"无疑是理想的、奢侈的,甚至不具科学及"合法"的操作性,但它却包含着诱人的信息,预示了一种高贵、纯洁的医学伦理前景——从中我们看到了白衣精神的良知、力量和希望。

医学,不仅是物质与技术的,更应是精神与人文的,她应成为一门涵盖自然、伦理、哲学、审美、道义、心理、教育等元素在内的学科。因为,她面对的并非物理实体,竟是灵肉丰盈之生命——万物中最神奇最复杂最瑰美和深邃无比的人。……医学即人学,对生命本体的尊重、仁爱、体恤,应成为"红十字"精神的核心。

——王开岭《医患关系的人文透视》(节选)

📃 综合测试

一、名词解释

1. 医患关系
2. 医患关系的技术方面
3. 医患关系的非技术方面
4. 医患关系的物化趋势

二、单项选择题

A1 型题

1. 关于患者的道德权利,下述提法中正确的是(　　　　)

　　A. 患者都享有稀有卫生资源分配的权利

　　B. 患者都有要求开假条休息的权利

　　C. 医生在任何情况下都不能超越患者要求保密的权利

　　D. 患者被免除社会责任的权利是随意的

　　E. 知情同意是患者自主权的具体形式

2. 下面最能涵盖医患关系内容的是(　　　　)

A. 政治与法律关系　　　　　B. 经济与商品关系　　　　C. 道德与文化关系

D. 技术与非技术关系　　　　E. 政治与经济关系

3. 下面关于医务人员权利的理解,不正确的是(　　　)

A. 医务人员享受权利的前提是履行自己的义务

B. 医务人员权利的范围是维护患者平等医疗权利的实现,促进患者身心健康

C. 医务人员享有的职业权利是其必须履行的义务

D. 医务人员享有的权利是患者实现自己医疗权利的满足

E. 医务人员权利与患者权利发生矛盾时,要求医务人员放弃权利而服从患者的权利

4. 在医患交往中,强调维护患者权益在于(　　　)

A. 患者在信托关系中处于弱势地位　　　B. 患者在信托关系中有明确要求

C. 患者在信托关系中处于强者地位　　　D. 医生对患者的承诺

E. 患者和医生在信托关系中的平等地位

5. 医务人员建立良好医患关系的思想基础是(　　　)

A. 患者利益至上　　　　　B. 医生利益至上　　　　　C. 医院利益至上

D. 社会利益至上　　　　　E. 国家利益至上

6. 全面的医疗人际关系主要是指(　　　)

A. 医生和患者之间的关系

B. 医务人员之间的关系

C. 医患关系和医际关系

D. 医生和患者家属之间的关系

E. 患者与患者的关系

7. 在医生和患者的沟通过程中应避免使用的语言类型是(　　　)

A. 安慰性　　　　　　　　B. 保护性　　　　　　　　C. 专业性

D. 鼓励性　　　　　　　　E. 解释性

8. 医患双方都具有独立人格要求医师做到(　　　)

A. 不伤害患者　　　　　　B. 从各方面关心患者　　　C. 患者是上帝

D. 平等待患　　　　　　　E. 关心患者心理需求

A3 型题

某春节的凌晨5时左右,一位被汽车撞成重伤的男性被一位好心的工人用三轮车送到某市医院急诊候诊室。被请出来的值班医师一见到刚刚苏醒过来的伤者便问:"带钱了吗?"伤者摇了摇头,又赶紧吃力地说:"我能报销……"话未说完又昏迷过去。医生最终未能搞清伤者身份,于是又回原房间睡觉去了。到早晨交接班时,发现伤者已死于候诊室外长椅上。事后,某报记者走访了当事医生。他很委屈地说:"我多倒霉呀!白受了个处分。半夜里,他既没钱又没同伴,我怎么能相信他的话呢?医院里患者住院一分钱不交就溜走的还少吗?你去试试,不先交钱就给你看病的医院有哪家?"

9. 医生在接诊此类患者时的最佳伦理选择应该是(　　　)

A. 恪守先交钱,然后给予检查、处置、收入院、抢救的规定

B. 先积极抢救,然后再恰当解决收费问题

C. 只管抢救,收费是别人的事

D. 把棘手患者推给上级医生

E. 让患者转诊其他医院

10. 该医生没有做到伦理上的最佳选择的根源是（　　）

A. 没有正确处理市场经济带来的负效应问题

B. 没有正确处理能不能做与应该不应该做的矛盾

C. 没有正确适应医学模式转变的要求

D. 没有正确适应高科技应用于医学的伦理要求

E. 没有正确处理市场经济带来的正效应问题

11. 此案反映的是市场经济条件下的医学道德问题。为克服市场经济对医学服务产生的负面效应，要求临床医生做到（　　）

A. 不仅关心患者的躯体，而且关心患者的心理

B. 注意克服人－物－人的物化趋势

C. 维护和尊重患者的知情同意权

D. 正确处理同行关系

E. 不能以医谋私

　　患者程某，男，67岁，知识分子。因胸透发现左下肺阴影，进一步 CT 检查，结果为肺左下叶右段胸膜下结节，恶性的可能性大，故医生疑肺癌收入院。住院后，主治医生告知患者需要在 B 超引导下进行肿物穿刺以确定诊断和制订下一步治疗方案。患者也告知医生自己无儿无女，仅与 66 岁的老伴相依为命。如果确诊为肺癌千万不要告诉老伴，免得老伴冠心病发作，自己有充分的思想准备，手术前可以自己签字。肿物穿刺结果为低分化腺癌，准备开胸手术。

12. 术前医生怎样做在道德上最佳（　　）

A. 与患者本人商量后，由医生决定如何告诉患者家属

B. 让患者自己决定如何告知家属

C. 对患者家属保密

D. 医生不必参与此事，让患者自己协调，因医生和家属之间不存在医患关系

E. 为了让家属配合治疗，医生应告知家属实情

13. 假设该患者手术前没有告诉家属实情，手术后家属向医务人员询问疾病的性质，医务人员应该（　　）

A. 立刻告诉患者家属实情

B. 立刻拒绝患者家属的请求

C. 旁顾左右而言他，转移话题

D. 与患者商量后再决定是否告诉家属以及告诉的方式

E. 让患者家属直接问患者

三、简答题

1. 医患关系的内容有哪些？

2. 如何理解医患关系中"以患者为中心"的理念？

3. 为什么说医患关系中非技术关系是医患关系内容中最基本、最重要的部分？

4. 从医患关系的影响因素入手,探讨构建和谐医患关系对医务人员提出的伦理要求。

四、案例讨论

【案例1】

《三国演义》第七十五回讲华佗为关羽"刮骨疗毒"的故事。关羽被有毒的箭射中,毒已入骨,右臂青肿,不能运动,遂请华佗来为其医治手臂。华佗在查看伤势后,对关羽说,要治好必须用尖刀割开皮肉,刮去骨上的箭毒,再用药敷上才可无事,但"恐君侯惧耳",并向关羽提议在柱子上钉一个大环,将手臂固定在环里,用绳子绑住手,用被子蒙住头,再实施"刮骨"。关羽听后笑答:"如此,容易!何用柱环?"尔后命令设酒席与马良弈棋,嘱咐华佗"任汝医治",之后便谈笑弈棋,完全没有痛楚的表现。刮骨疗毒后关羽大赞华佗,设宴款谢并欲赠金百两酬之。华佗坚辞不受,留药一贴,以敷疮口,辞别而去。

【讨论】

1. 案例中关羽和华佗之间展现的是怎样一种医患关系?

2. 建设良好的医患关系,对医患双方各有什么伦理要求?

3. 华佗的做法体现了医者怎样的优秀品质?

【案例2】

患者,男,23岁,被确诊为再生障碍性贫血而入院治疗。患者认为"再障"是不治之症而拒绝一切治疗措施,甚至摔碎注射器。医务人员始终保持积极、耐心、和蔼的态度,一方面反复开导,讲解有关知识,陈述利害关系;另一方面精心治疗,获得患者信任。在患者的主动配合下,通过中西医结合治疗,使患者病情好转并出院。

【讨论】

1. 医务人员应该如何对待患有预后不良疾病的患者的负面情绪与行为表现?

2. 结合本案例,讨论医务人员的行为规范与美德的关系。

(王宇清)

第六章 医际伦理与医社伦理

📝 学习目标

    (1)识记:医际关系的基本内容、类型及特点;医际关系、医社关系的伦理要求。

    (2)理解:医社关系的含义。

    (3)运用:在临床医学实践中和谐处理同事之间的关系。

✒️ 案例导入

    患者赵某,女,60岁,退休工人。因右上腹疼痛两年有余到某县医院外科就诊。甲医生诊断为慢性胆囊炎、胆石症,准备收住院手术治疗,因患者对手术有顾虑,没有接受,先用药物进行治疗。两周后,患者症状加重,再次来门诊,经乙医生收住院。住院后,在患者等待手术的过程中,巧遇甲医生查房,甲医生得知此患者是乙医生收住院的,极为不满。

    查房时,甲医生在患者面前对下级医生说:"胆囊炎患者应该择期手术,该患者两周前来就诊恰是手术的最好时机,但是本人不同意住院。现在,该患者的临床表现是典型的胆囊炎急性发作,此时手术死亡率高,加之患者体胖,也容易发生手术并发症。上星期乙医生手术的那位患者,就出现了问题……"患者听了甲医生这番话,非常紧张,对两周前自己没有听甲医生的话,后悔莫及,也对乙医生的医术产生了怀疑。

    阅此案例,请思考:甲医生的做法违反了哪些处理医生和医生之间关系的伦理规范?甲医生应该怎么做才能够得到伦理辩护?

第一节 医际关系概述

一、医际关系的含义及其特点

(一)医际关系的含义

    医际关系是在医疗卫生保健活动中,医务人员之间形成的一种业缘关系。医务人员主要是指直接从事医疗卫生保健工作的医生、护士、药学技术人员和医技人员这一特殊群体。狭义的医际关系是指医生、护士和医技人员三者之间的关系。广义的医际关系是指医务人员相互之间、医务人员与后勤、行政管理人员之间的相互关系。

    在人类医疗实践中,医务人员之间的关系是作为历史范畴而客观存在的,其形成和发展经历了一个由简单到复杂的过程。近代西方社会,医院的出现使医际关系发生了变化。20 世纪以后,群体化行医方式在世界各地取得了统治地位,医际之间合作得到加强,医学行业内部的交往日益国际化。现代社会,医院和医疗工作社会化程度越来越高,分科和分工越来越细,医务人员关系呈现出日益相互交错、频繁互动、立体多维的趋势。正确认识、协调、处理医务人员之间的关系,不仅是构建和谐社会的客观要求,而且也是医药卫生事业发展不可或缺的内在因素。

(二)医际关系的特点

医际关系不是单一的人际关系,而是缘于医学职业领域人际沟通与交流基础上的多种人际关系的总和,有着鲜明的特点和自身的特殊性。

1. 协作性

现代医务人员早已摆脱了"自由职业"的状况,成为集体性、协作性、组织性很强的综合性社会服务人员。医生行业是一个有组织、讲协同的特殊职业类群,其中每一从业者都是作为整个医疗卫生保障系统的一员而存在的。医学高科技的发展和分科的细化,使医务人员之间关系的协同性更为突出。就一个患者的诊断、辅助检查、治疗、护理和康复而言,如果没有不同科室、不同专业之间的相互支持,再高明的医务人员也不可能完成所有环节的任务。可以说,不同科室、不同专业的医务人员间的相互支持、协同配合已成为现代医疗工作整体服务的基石。只有同心协力、取长补短、互相尊重、相互配合,才能达到良好的治疗效果,实现以人为本的服务理念。

2. 平等性

现代医际关系消除了传统诊疗活动中简单的辅助与帮手的主从关系。平等合作是构筑医务人员之间和谐关系的前提。在医疗机构内部,医务人员有职责分工的不同,但没有高低贵贱之分,彼此处于相互平等的同志和战友关系之中。同一专业的医务人员之间有着业务合作、学术民主的平等医际关系;不同专业的医务人员之间有着优势互补、学科渗透、合力攻关的平等医际关系。在一些具体业务工作中,往往需要明确分工,同时规定主从关系,但这并不意味着医务人员之间平等的道德关系和法律地位发生改变。分工是相对的,合作是永恒的,主从是可变的,地位是平等的。因科室、专业、岗位不同而互相歧视的做法是极其有害的。

3. 同一性

医务人员之间关系的同一性,主要是指所有医务人员的一切诊疗活动,都以救死扶伤、防病治病、为人民健康服务为宗旨,服从于协调和处理医患关系的客观需要。医务人员不论从事什么专业,具有什么样的职责,均以全心全意为患者身心健康服务为最终目的,医务人员之间关系的同一性要求广大医务人员把患者的利益放在第一位,竭诚为患者服务。保持医疗卫生系统协调、融洽的内部关系,妥善解决医务人员之间的各种矛盾,为医疗工作创造最佳的内部环境,进而达到提供最佳医疗服务的目的。

4. 综合性

医际关系作为一种依照社会分工界定的人际关系,其内部蕴含着丰富的内容和复杂的结构,如同学关系、师生关系、同事关系以及各种类型的医疗卫生人员之间的关系等,都包含和反映于医际关系之中。把握医际关系的综合性,有利于从分析多种多样的现实人际关系入手,调动一切积极因素,促进医际关系的协调;杜绝内耗,主动避免因特殊人际关系中某些消极因素而影响整体的医际关系。

5. 竞争性

医务人员之间的竞争性体现在医疗质量、诊断与治疗水平、业绩与科研成果、服务内容、人文关怀等各个方面。竞争的目的是为了形成比、学、赶、帮、超的人际关系环境，以取得良好医学角色地位，实现更好地为患者或人群服务的医德宗旨。所以，在医疗实践活动中，医务人员之间在为患者或人群服务的基础上，既协作又竞争，良性竞争与实质性的合作促进了医务人员之间关系的稳定和发展。

二、医际关系的基本模式

医际关系的模式主要有主从型、指导－被指导型、并列－互补型和竞争型。

(一)主从型模式

主从型关系模式是指在医务人员相互关系中，一方处于主导地位或绝对权威地位，另一方处于被动或服从的地位。这是一种传统的等级关系模式，主要在上级医务人员与下级医务人员之间、医生和护士之间、领导者与被领导者之间不同程度地存在着。这种相对不平等容易造成主导者的独断专行、主观主义、官僚主义和服从者难以发挥主观能动性而产生被动和不负责任的思想。主从型关系模式不利于医务人员的协同合作，对医患关系也有潜在影响，随着医学模式的转变和思想观念的更新，主从型关系模式的辐射范围和影响力度正在弱化。

(二)指导－被指导型模式

指导－被指导型关系模式是指在医务人员相互关系中，一方处于指导地位，另一方处于接受地位。这种关系模式虽然指导方处于相对权威的地位，但是并不限制被指导方的积极性和主动性的发挥。在医院的领导者与被领导者之间、上级医务人员与下级医务人员之间形成指导和被指导的关系模式中，指导者的知识积累、技术水平、临床经验、临床思维等都优于被指导者。这种职业上的特殊关系有利于下级医生的成长。在一般情况下，下级医生承认权威但不迷信权威，带有一定的民主性，指导合作关系比较稳定。但是，"青出于蓝而胜于蓝"，双方地位的变化，可能转变为互补合作型关系模式。

(三)并列－互补型模式

在医务人员相互关系中，双方完全处于平等地位，没有地位的高低贵贱之分，只是分工不同而已，形成并列－互补型关系模式。双方各自具有独立性、自主性，又通过相互协作达到互补。这种关系广泛存在，既有利于双方积极性、主动性的发挥，又有利于形成医院的整体合力，发挥整体效应。如医护关系模式由"主从型"演变为"并列－互补型"，其中并列是指医疗和护理是整个治疗疾病不可缺少的环节，同等重要；互补是医护之间交流信息、互相协作、互为补充、密切配合、相互扶持、相互监督等，形成良好的医护关系，为患者创造一个和谐的治病环境。并列与互补是医务人员之间思想、技术、知识、能力、专业等互相取长补短，博采众长，展开实质性的合作。

(四)竞争型模式

竞争型关系模式是指在医务人员相互关系中，在医学道德修养与技术水平上比高低。医疗部门之间、医疗部门内部各个科室、医务人员个体之间，尤其是同级医生之间，在医疗技术、教学科研等领域展开竞争，有利于潜力与积极性的充分发挥。竞争机制发挥促发展的良性作用,需要正确引导。否则,恶性竞争可能使医际关系模式转化为"拆台－破裂型",即互不服气,互相拆台,导致合作破裂。而没有竞争,也可能陷入"不思进取－与世无争"的状态:不参与竞争,不合作,不交流,关系淡漠。所以,竞争应建立在公平、诚信和科学规范的基础上,以竞争促发展。

三、构建和谐医际关系的意义

(一)建立和谐医患关系的基础

医务人员之间的关系必然作用于对患者的诊断和治疗,良好的医际关系既是提高诊断治疗水平的保证,也可以减少和避免医患纠纷。医务人员之间正确对待意见和分歧,在诊断和治疗过程中,关系融洽,步调一致,就能够使患者消除疑虑,增加对医务人员的信任度。否则,医务人员之间的矛盾、摩擦、内耗,相互不配合、不合作,就会造成患者的紧张和焦虑,引起怀疑和动摇信任,从而从基础上破坏了医患关系。可见,在医疗卫生保健实践过程中,医务人员之间的相互联系和交往是围绕着患者进行的。医务人员之间的相互支持和密切协作,有利于患者疾病的诊治和康复,也有利于医患之间和谐关系的建立。从某种意义上说,医际关系是医患关系的外在表现,良好的医际关系有助于融洽的医患关系的建立,不良的医际关系是引起医患矛盾和纠纷的根源之一。

(二)医院整体效应发挥的必要条件

人力资本是医疗机构发展的第一要素。如果医务人员之间关系和谐、良性互动,工作效率和幸福感就会大大提高。正能量整合了群体之间的互补、师承和控制,使每个人的潜力得以充分展现,汇集成强大的集体力。这种集体力具有任何个体所不具备的性质和功能,促进了医疗卫生保健机构在医疗、教学、科研、预防、管理等整体方面得到内涵式发展。如果医务人员之间矛盾丛生,是非不断,关系紧张,相互之间难以协调工作,不仅个人能力不能正常发挥,还会增加内耗而削弱团队的整体效应。在现代医疗制度中,卫生机构、卫生设备与物质供应、卫生人力与卫生知识组成了卫生资源,卫生资源能否优化配置,满足人们的卫生服务需求,关键在于卫生人力资源的整合作用。在整合医学的模式下,医务人员之间的合作更加密切。良好的关系能够整合卫生资源,提高其各项工作效益,发挥医院的整体效应。

(三)个人发展依托的人际环境

医务人员的成长受社会宏观环境、医疗机构的微观条件和自身主观努力的影响。在环境条件诸多因素中,人文环境尤其是人际关系非常重要。和谐的医疗人际关系是医务人员提高医疗技术水平、打造医学伦理素质和形成优良工作作风的基础环境。一个人能够得到同行的支持、帮助、指导,其健康成长就会少走弯路;反之,如果每个人都猜疑、嫉妒、压制同行,那么所有人的职业成就都不会达到应有的高度。不可否认,有少量医务人员以自我为中心、斤斤计较个人得失的行为使自己失和于同事,既制约了个人技术、才能的发挥,又在成长之路上设置了障碍,因此,在医疗实践中,不仅每个医务人员都应经常反省自己处理人际关系的经验和教训,而且从组织上也要加强协调并促进人才流动与合作,使医务人员能够健康成长。

(四)医学事业发展的重要保障

高度纵向分化和高度横向综合的统一是现代科学技术的重要特征。分化的结果导致基础医学向微观纵深发展,把生命的物质结构、病理结构推进到前所未有的分子水平、基因水平,导致临床医学分科愈来愈细。综合趋势促使多学科、多部门对生命机体的综合研究和医学模式的转变,从而不但使已分化的医学学科趋于综合,也使医学与自然科学、生命科学、社会科学广泛交叉渗透。基础医学各学科之间、临床医学与基础医学之间以及临床医学各学科之间的综合发展,越来越需要医务人员之间相互配合,共同协作,这是医学事业发展的重要保证。

虽然现代医学教育是精英化教育,但个人的精力和寿命是有限的,不可能精通各个专业。临床专业化向纵深发展,使医务人员的知识面愈显过窄,造成对患者的"碎片"式诊疗。为克服病灶与患者的分离,适应综合化趋向,医务人员要"以博促专",努力扩大自己知识结构的同时发展专业知识,加强专业间的学术交流、协作配合。建立在共同医学道德基础上的良好的医际关系为真诚而富有成效的合作奠定了基础。

第二节 医际关系伦理

一、医际关系的基本内容

医际关系是医疗人际关系的又一重要关系,认真研究医际关系的本质,了解医际关系的内容和特点,对于加强医院管理、协调医疗人际关系、改进医疗服务有重要意义。从医生的主体视角看,医际关系包括以下内容。

(一)医生与医生之间的关系

在医务人员的相互关系中,医生与医生之间的关系最为重要。医生队伍由年龄、学历、职称、职务、学科背景、级别等方面不同的医生所构成。保护患者的生命与健康,捍卫患者的正当权益是医务人员的共同职责,医生和医生的关系就是建立在这种共同维护患者利益和社会公益的基础上的一种同志式关系。医生之间应该相互信任、相互平等、相互尊重、互相关心,并在共同维护患者的健康权益和社会利益的基础上求同存异,共同发展。

(二)医生与护士之间的关系

医生与护士之间的关系是在对患者的治疗和护理活动中建立起来的。长期以来,医护关系的主要模式是主从型关系模式,护理工作被认为是医疗工作的附属品,护士从属于医生,医生决定整个医疗和救护工作,护士只能机械地执行医嘱,按规范操作。形成主从型关系模式的主要原因是历史上护理教育水平低,护理工作的专业性和科学性不足所导致的重医轻护现象。现代护理学融科学性、技术性、思想性、艺术性为一体,护理工作的重要性日益显著,医生和护士的关系模式也由主从型转变为并列－互补型关系模式。医疗和护理二者既密不可分,又互不相同,不能以医代护,也不能以护代医。医疗和护理是两个并列要素,贯穿于为患者服务的全过程。治疗疾病、预防保健和康复治疗的过程,就是医护工作互补的过程。医护关系模式的转变对临床医学与护理学的发展、医护关系的协调产生巨大影响,改变了医生和护士的传统观念和行医施护过程中的行为方式。

(三)医生与医技人员之间的关系

医学科学技术的发展,使医生和医技人员的关系越来越紧密。医生与医技人员关系的和谐发展,是能否正确诊断和治疗的重要前提。医生在处理与医技人员的关系上,要尊重医技人员的劳动,尊重报告结果,而不能贸然指责、抱怨和贬低对方。医技人员也应为诊断提供准确、及时的信息,与医生精诚合作,努力满足临床医疗的需要,共同为患者服务。

(四)医生与其他人员之间的关系

在医疗服务实践活动中,行政管理人员是卫生工作的组织者和管理者,通过协调医疗机构的内部与外部关系,维护组织的正常运转。医生与行政管理人员、后勤服务人员之间行为协调,感情融洽,才能使医疗机构形成尊重、信任、团结和协作的文明氛围。医务人员要自觉走出讲主从、分轻重的认识误区,要站在医疗卫生机构整体和医疗卫生事业全局的高度来认识医疗人际关系,并要防止相互隔阂、相互抱怨、敬而远之和自我服务的倾向,保障整个医疗机构更为有效地运行和健康有序地发展。

二、医际关系伦理要求

医际关系的伦理要求是指协调医务人员之间关系所应遵循的行为准则和要求。古今中外很多国家的宣言、守则都有处理医务人员关系的具体规定,这些准则包括以下方面。

(一)共同维护患者的权益和社会公益

"患者的利益是第一位的"是正确处理医际关系的指导思想。维护患者的健康和生命,捍卫患者的正当权益,是医务人员的共同义务和天职,也是协调医务人员之间关系的基本道德要求。医务人员在医疗卫生保健活动中,对于维护患者利益的言行要予以肯定、支持和帮助,而对于损害患者利益的言行要敢于抵制和提出批评。医务人员之间无论有无矛盾与冲突,都应为患者的生命和健康负责,把患者的利益放在首位。医务人员之间的矛盾与利益冲突,无论多么严重和激烈,在这个原则下都应做出协调,共同维护患者的利益。

在医疗卫生保健活动中,有时患者的利益与社会公益会发生矛盾或冲突,如稀有卫生资源的分配、对传染病患者实施隔离等,此时医务人员应向患者或家属耐心解释、说明,希望他们服从社会公益,同时在维护社会公益的过程中,使患者的利益损失降低到最低限度。

(二)彼此平等,互相尊重

医务人员之间虽有工作岗位的差异,但是工作性质、政治地位、民主权利、人格等完全平等,没有高低贵贱之分。尊重同行、平等相处、增强彼此之间的理解,并在为患者服务的前提下交流与合作。医务人员彼此之间都有得到对方尊重的权利与尊重对方的义务,在工作中有得到对方支持的权利与支持对方的义务,以及在患者及其家属面前相互维护对方尊严的权利与义务。当然,强调医务人员之间互相尊重,绝不是相互吹捧,也不是搞一团和气,否则就可能形成庸俗的医际关系。

"凡乡井同道之士,不可生轻侮傲慢之心,切要谦和谨慎,年尊者恭敬之、有学者师事之、骄傲者逊让之、不及者荐拔之,如此自无谤怨,信和为贵也。"陈实功这段话所阐述的处理同行关系的话语仍具现实意义。

(三)彼此独立,互相支持

彼此独立而又互相支持,为共同的目标相互支持和帮助是处理好医际关系的准则之一。不同的专业岗位具有相对的独立性,没有依附关系,但又互相依存,其终极目标是一致的,都是以保护健康和生命为目的。医务人员彼此都要承认对方工作的独立性和重要性,不要以自我为中心而认为别的学科、专业都要依附于自己的学科、专业而存在。在工作的相互联系中,要尽力为对方提供方便、支持和帮助,为共同目标求同存异。求同,即基本方面要求一致;存异,即在非原则问题上不追究,采取宽容的态度。当然这种支持和帮助不能理解为无原则讲情面,以及相互间的包庇等。总之,医务人员只有坚持彼此独立、互相支持才能建立良好的关系,才有利于共同目标的实现。

(四)彼此信任,互相协作

信任是相互支持和帮助的基础。医务人员必须立足本职,发挥创新精神,以自己实际工作效果赢得尊重与信任。同时,自己也要对其他医务人员的能力、品格等有一个正确评价,评价过低难以产生信任,评价过高而产生的信任也难以持久。人际沟通与交流是彼此信任、化解不信任的渠道。在彼此信任的基础上,医务人员才能产生协作的愿望和富有成效的合作。

医务人员之间的协作是医疗、教学、科研的客观需要,医疗只有协作才能提高医疗质量,科学研究只有协作才能出成果,教学只有协作才能培养高素质的人才。但是,医务人员之间的协作是相互的、互利的,要采取积极主动的态度,这样才能达到实质上的协作而不是表面上、形式上的协作。

应该注意的是,彼此合作中还要互相监督。无论是临床诊疗、疾病预防、医学科学研究等各领域,还是检查、诊断、治疗和护理等临床各个环节,医务人员都需要加强协作和监督。合作是互利多赢的前提条件。在合作中,对自己、对他人要有正确的认识,正确对待意见和分歧,采取积极主动的态度,达到实质的、富有成效的合作。合作中的彼此监督,可减少和杜绝医疗差错和事故,以维护患者的利益。当发现同事有可能出现医疗差错、事故时,要及时给予忠告和提醒,不能事不关己,袖手旁观,听任差错事故发生。医务人员对待忠告与批评,要虚心接受,认真对待,不能置若罔闻,更不能认为是有意刁难。在诊治过程中,若发生医疗差错和事故,要本着实事求是的态度,勇于承担责任,而不能相互推托,更不能相互包庇。

(五)互相学习,共同提高

互相学习、共同提高是处理好医际关系的一条基本道德规范。相互学习、取长补短,才能实现医务人员之间的互补与师承功能。高年资医务人员经验丰富,学术造诣高,诚信高,然而,有时也难免保守,创造力降低;中年医务人员年富力强,从理论学识到实践经验都可担当承上启下的作用;青年人朝气蓬勃,富有创造性,但缺乏经验,有时欠稳重。老、中、青医务人员相互学习,发挥年龄优势互补学习,取长补短,有利于综合性研究和疑难危重疾病的攻关。高年资医务人员不保守、不垄断,低年资医务人员虚心求教,形成合力,共同实现全心全意为人民身心健康服务的宗旨。医务人员之间互相学习可以达到共同提高,但共同提高绝不是不允许"冒尖",而是鼓励发挥各自的技术特长、智能优势,为维护和促进人类的健康做出更大的贡献。

互相学习与提高过程中要处理好学习与竞争之间的关系。竞争的出发点和归宿应是充分发挥医务人员的技术特长和智能优势,为患者和人民的健康服务。

考点直通车

1. 医务人员的共同义务和天职是( )

A. 彼此平等,相互尊重
B. 彼此独立,相互支持和帮助
C. 彼此信任,相互协作和监督
D. 共同维护患者的利益和社会公益
E. 相互学习,共同提高和发挥优势

答案与解析: D。考点解析:保护患者的生命和健康,捍卫患者的正当权益,这是医务人员的共同义务和天职。"患者利益至上"是医务人员所应共同遵守的道德原则,也是建立良好医务人员之间关系的思想基础。

2. 下列各项中,不利于医院整体效应发挥的是群体间的( )

A. 互补   B. 师承   C. 控制   D. 离心   E. 合作

答案与解析: D。考点解析:医院整体效应发挥依靠所有成员的共同努力,医际关系非常重要,如果相互离心,则无法共同合作,医院整体效应也无法发挥。

第三节 医社关系伦理

一、医社关系的含义

医学与社会关系是指在社会发展过程中,出于对人类整体健康的维护,在医务人员与社会之间、医疗卫生部门与社会有关部门之间发生的具有道德意义的社会关系,简称医社关系。通过这种关系的健康运行,医学向社会扩展了自己的责任,社会为医学的健康发展提供了支持,规范了医学发展的目标和方向。

随着社会现代化、医学社会化及生活医学化进程的发展,医疗卫生事业与各部门、各行业之间的联系愈加紧密。协调好医学与社会的关系已成为医学事业健康发展、社会安定与和谐的重要因素。深刻认识并正确处理医学与社会的关系是践行"救死扶伤,防病治病"医疗使命的基础。

二、医务人员的社会责任

"上医医国,中医医人,下医医病",其中"医国"指的就是医生所肩负的社会责任,医务人员的工作具有鲜明的社会性特点。随着医学科学技术的高度发展和医疗实践活动的社会化进程加快,医学伦理学关于医务人员的责任认识也发生了较大变化,即在强调医务人员应站在公益论的立场上对患者负责任的同时,还必须对社会人群乃至整个社会的发展负责任。具体表现在以下几方面。

（一）面向全社会的预防保健责任

在医学与社会的互动中，医务人员要维护社会公益。医务人员不仅要重视对临床患者的医治，更要重视疾病的预防，重视群体的卫生保健和健康教育；积极宣传普及医药卫生知识，提高人民群众的自我保健和预防疾病的能力；积极参与卫生防疫和环境保护工作，对全社会人群的健康承担起责任和义务。预防保健利民、利国。

（二）提高人类生命质量的责任

医学走入家庭和社区，医务人员为社区群众提供医疗保健、医学遗传咨询、家庭病床等服务，并鼓励群众积极参加优生优育与计划免疫接种，提高人类健康素质而努力工作。伴随着人口老龄化，医务人员要重视老年人的保健和老年病的诊治工作，开展生命与死亡的教育，促进社会文明进步。

（三）发展医学科学的责任

医务人员有责任研究和探讨医学新理论、新技术和新方法，以满足人民群众对治疗疾病、恢复健康、提高生命质量的需要。医学科学的发展不仅关系到人民群众的健康利益，也关系到社会的发展和进步，是一项艰巨的任务，需要医务人员付出艰苦的努力。

（四）承担社会现场急救的责任

对突发公共卫生事件、自然灾害，以及工伤、车祸等意外事故，医务人员有责任立即奔赴现场，尽力抢救伤病员，维护社会的利益和人民群众的健康利益，承担起稳定社会秩序、保护人民生命的重要职责，也是全心全意为人民服务的体现。

（五）积极制订并遵守、执行医疗卫生政策的责任

医务人员要积极参与卫生政策与发展战略的制订，并坚持公正与效率相结合的原则，在稀有卫生资源的分配上，符合社会公益。同时，要遵纪守法，执行卫生法规和各项方针政策，承担社会责任。

三、医社关系伦理要求

（一）社会责任感

在处理医疗人际关系、医务人员与社会的关系中，医务人员要有高度的社会责任感，树立新的生命伦理观，重视生命的质量和价值，对患者负责、对社会负责，并把对患者负责与对社会负责统一起来。

（二）关注公共卫生

医务人员作为人民健康的守护者，应关注医疗卫生事业的社会性和公益性。社会弱势群体的医疗问题、高危人群的健康保障问题、影响人民群众生命和健康的重大问题、社会公共卫生服务的问题，以及重大社会险情救援等，都需要医务人员充分认识到自己的社会责任，投身公共卫生实践活动，亲力亲为，提供技术指导，履行社会责任。同时，医务人员应该积极参加妇幼保健、预防接种、老年保健、生育咨询、健康指导，开展家庭病床，以及常见病、多发病、地方病、传染病等防治与研究工作，不能只治疗不预防，重治轻防。

（三）敬业奉献

医务人员面向社区和高危人群提供医疗保健和社会工作时，无论是诊治，还是护理

和康复,都有大量的技术性和服务性的工作,事无巨细,都要求医务人员具有奉献精神,为了维护患者的利益和社会公益,兢兢业业,恪尽职守,为社区居民提供优质服务。面对灾难事件,医务人员要主动支持,全力以赴,积极救援,履行社会责任。这一切,都需要甘于奉献的敬业精神作为内在动力。

综合测试

一、名词解释

1. 狭义的医际关系

2. 医学与社会的关系

二、单项选择题

A1 型题

1. 下述关于医际关系的说法,不正确的是( )

   A. 医际关系是在医疗卫生保健活动中,医务人员之间形成的一种业缘关系

   B. 广义的医际关系是指医务人员相互之间、医务人员与后勤人员、行政管理人员之间等人际关系

   C. 狭义的医际关系是指医生、护士、医技人员三者之间的关系

   D. 医际关系是医务人员与社会之间的关系

   E. 医际关系是指医疗领域中的同事关系

2. 下述关于医际关系和医患关系,说法错误的是( )

   A. 医患关系的恶化在一定程度上对医际关系产生不良影响

   B. 处理医际关系和医患关系的伦理学原则是相同的

   C. 医际关系和医患关系既相互独立又相互关联

   D. 良好的医际关系有助于形成良好的医患关系

   E. 一般而言,医患关系更为基本

3. 能调动工作积极性并促进下级医务人员成长的医际关系模式是( )

   A. 主从型关系模式

   B. 指导 – 被指导型关系模式

   C. 并列 – 互补型关系模式

   D. 竞争型关系模式

   E. 文人相轻型关系模式

4. 医际关系的伦理要求不包含( )

   A. 患者的权益是第一位的　　　B. 平等与尊重　　　C. 帮助与信任

   D. 医院的利益是第一位的　　　E. 共同维护患者的利益和社会的利益

5. 医务人员彼此协作的基础是( )

   A. 没有分歧　　B. 彼此独立　　C. 互相学习　　D. 互相信任　　E. 价值观相同

A3 型题

　　患儿,3 岁,诊断为左眼斜视,拟行斜视矫正术。麻醉师在进行麻醉时,患儿由于恐惧,哭泣以至于窒息,后实施急救后,患儿脱离危险并完成手术。术后,医务人员对是否

向患儿父母讲明实情发生争执:有的医生主张如实讲明术中发生的情况;有的医生认为患儿在手术过程中没有发生别的问题,不必告诉患儿父母。

6. 若医务人员之间的协商结果是不告知患儿父母真相,这一行为最正确的评价是(　　)

    A. 获悉医疗信息是患者的权利,医务人员的这一决定未尊重患者的这一权利

    B. 从患者的利益出发,告知患者真实情况对患者有可能利大于弊,所以医务人员的做法是符合道德的

    C. 因为这是医疗秘密,医生的决定无可指责

    D. 医生可能担心患者知道真相会加重心理负担,这一决定符合医德情感和良心

    E. 医生可能担心患者知道真相会引起医疗纠纷,不告知患者符合审慎的道德要求

7. 若医务人员之间的协商结果是告知患儿父母实际情况,针对麻醉师对患儿是否负道德责任,最正确的说法是(　　)

    A. 技术不熟练,不是免除道德责任的理由

    B. 麻醉师是否负责任的关键要看对患者是否造成伤害

    C. 此系技术事故,医生不负道德责任

    D. 麻醉师是否负责任决定于患者及其家属是否原谅

    E. 以上都不是

三、简答题

1. 简述医际关系的基本类型。

2. 如何理解医际关系的伦理要求?

3. 如何理解处理医际关系的社会价值?

四、案例讨论

【案例】

    患者,男,38 岁。患有胸 8～10 椎管内肿瘤。由于存在严重压迫症状,主治医生决定立即手术治疗。该患者病情复杂,手术操作难度大,但令人惊喜的是,患者双下肢运动和感觉功能几乎全部恢复,肌力接近Ⅴ级,手术医生也颇感欣慰。留下年轻的医生值班,一夜平静。术后第一天,上午 7 点多,医生交接班之前,值班医生端着换药盘来到患者床前,在检查了包扎的切口和各种导管后,将插在术区椎管内的引流管直接拔除,此时家属注意到引流袋里的液体量大约有 400ml。拔掉引流管后 3 个小时,患者开始出现下肢麻木、胀痛,主治医生检查未发现明显异常;又 3 个小时后,患者主诉麻木明显,如同手术之前的感觉。医生检查发现,患者双下肢的肌力明显减弱,尚不足Ⅱ级。到了晚上,肌力已经在Ⅰ级以下,除麻木外,还出现了二便失禁症状。第二天,全科会诊,研究患者病情的变化与对策。保守治疗不成功,遂二次手术,清除了患者第一次术区椎管内大量的渗出液和血凝块。但由于压迫时间过长,持续压力过大,导致肢体功能没有恢复。纠纷遂起。

【讨论】

1. 本案例反映出的伦理问题有哪些?

2. 临床医生之间的团队合作应注意什么问题?

3. 下级医生(该值班年轻医生)没有掌握拔除术后引流管的医疗技术规范,你可从中吸取什么经验教训?

(王霞)

第七章 临床诊疗伦理

🖋 案例导入

夏天酷热难当。7月23日，唐某(男,35岁)在结束一天的农活后疲惫不堪地回到家中。17:10左右，唐某开始出现头晕、恶心、呕吐、大汗虚脱、周身疼痛、乏力、发热等症状，遂即被家人送往某医院就诊。该急诊室满是患者，值班医生接诊后，匆匆忙忙地向家属询问了几句病史，简单地听听心肺之后，就对患者做出了诊断："有机磷农药中毒"。这样，在25分钟内，先后三次经静脉给予阿托品，用药总量达205mg。用药不久，患者开始出现极度口渴、咽喉干燥、颜面潮红、心慌不安等症状。继而又出现极度烦躁不安、神志模糊、手足乱舞、躁动不止、谵妄幻觉、胡言乱语等中毒表现。用药10余小时后，患者死亡。医院出具的死亡诊断是"有机磷农药中毒"。死者家属怀疑存在投毒谋害的可能，所以，在患者死亡后，向公安机关报案。后经省公安厅进行刑事技术检验查明，死者唐某系阿托品中毒致死，排除了有机磷中毒的可能性。

阅此案例，请思考：临床诊疗中的道德规范有哪些？经治医生是否违背了临床诊疗技术规范和伦理规范？在发生医疗损害后，当事医生如果积极采取有效的抢救治疗措施，可减轻应承担的责任吗？

第一节 临床诊疗的伦理原则

诊疗工作是临床工作的重心，医务人员只有实现诊疗技术与医学伦理的统一，才能更好地完成救死扶伤的任务。临床诊断、治疗的伦理原则和规范既体现了医学伦理的基本原则、基本规范的精神，又体现了临床诊断、治疗的具体要求。医生对患者的诊断、治疗是一个连续而统一的过程。诊断是医生对患者所患疾病的认识和做出的判断，治疗则是在诊断基础上采取减轻痛苦、促进康复的措施。在诊疗过程中，医务人员应遵守以下伦理原则。

一、患者至上原则

患者至上原则是指医务人员在诊疗过程中应始终以患者为中心，并把患者的利益放在首位。医务人员要力争尽快对患者的疾病做出诊断,及早治疗,并及时、快速地对患者的疾病变化与合理要求做出反应,以达到尽快康复的目的。患者利益至上的原则一方面要求医务人员勤奋进取地苦练技术,严格遵守规章制度和操作规程,防止医源性疾病和医疗事故的发生;另一方面要求医务人员之间、不同科室之间相互支持和信任,通力协作、密切配合,以发挥团队效应,使复杂和疑难疾病得以诊疗。以患者的利益为中心,在处理同事之间关系的时候要求医务人员既要防止不紧密合作、互相推诿等不良做法,又要严于律己,防止安于现状、不求上进的懒惰思想,以免给患者诊疗带来困难和不良后果。

二、最优化原则

最优化原则是指在选择诊疗方案时以最小的代价获得最大效果的决策。具体来说,在当时的医学科学发展水平和客观条件下,医务人员选择的诊疗方案使患者的痛苦最小、耗费最少、疗效最好、安全度最高。为此,医务人员在诊疗过程中,要具有精湛的诊疗技术、良好的临床思维能力和全心全意为人民健康服务的医学道德思想,把目的和手段恰当合理地结合起来,即实现诊疗目的与诊疗手段的统一,技术决策与伦理决策的统一。

三、知情同意原则

知情同意原则是指医务人员在选择和确定疾病的诊疗方案时要让患者知情、自由选择与决定,对于一些特殊检查、特殊治疗和手术,还要以患者或患者家属签字为据(无家属者由监护人签字)。为此,要求医务人员将信息告知患者,并在患者对信息理解的基础上做出自由的选择与决定。在知情同意和选择的前提下,医务人员再对患者实施诊疗的具体措施。如果患者选择有误,医务人员有履行指导的责任。医务人员如果不经患者知情同意、一意孤行地进行诊疗,是侵犯患者自主权的行为。

四、保密守信原则

保密守信原则是指医务人员在对患者疾病诊疗的过程中及以后要保守患者的秘密和隐私,并遵守诚信的伦理准则。患者的秘密和隐私不能随意传播与谈论;患者的不良诊断和预后等信息以及医疗机构里曾经发生的医护差错事故等也不要随意张扬,以免给患者带来恶性刺激或挫伤患者的治疗信心,或破坏医患关系等。承诺就要守信,绝不能背信弃义。

第二节　临床诊断伦理

临床诊断是医生通过采集病史、体格检查以及各种辅助检查等环节收集患者的病情信息,然后将信息进行整理、归纳和分析,从而做出概括性判断的过程。一般性的常见病和多发病通过医生询问病史和体格检查即可确诊;较为复杂疾病的确诊则需要医生与医技人员协作进行必要的辅助检查;有些疑难杂症性疾病确诊难度较大,往往需要边对症治疗边反复检查和观察,甚至通过临床试验性治疗或手术探查再确诊。临床诊断的伦理要求贯穿于询问病史、体格检查和辅助检查的各个环节之中,简要介绍如下。

一、询问病史伦理

询问病史是指医生通过与患者及其家属的交谈,了解疾病的发生和发展过程、治疗情况及患者既往的健康状况等,是获得患者基本病情资料的首要环节。能否获得齐全、可靠的病史资料,关系到下一步的检查、诊断、治疗和护理。

在询问病史过程中,医生应遵循以下伦理要求。

(一)举止端庄,态度热情

在询问病史时,医生的举止和态度影响着与患者交流和沟通的质量。医生举止端庄、态度热情,患者就会有信任感和亲切感,从而缓解紧张心理,乐于描述病情、倾诉病痛、告知与疾病有关的多种信息,甚至事关诊断、治疗的隐私和秘密,医务人员就能够获得全面、详细、可靠的病史资料。如果医生衣冠不整,态度冷漠或傲慢,患者就会感到压抑,不愿意讲述病史。这样,医生从问诊中得到的资料不完整,则易造成漏诊或误诊。

(二)全神贯注,语言得当

在询问病史过程中,医生精神集中而冷静,语言通俗、贴切而有礼貌,能使患者增强信心和感到温暖,有利于准确地掌握病情变化。相反,如果询问病史时,无精打采、受其他人与事干扰过多或漫无边际的反复提问,则会使患者产生不信任感。询问病史还要避免过多使用专业性强、难以理解的术语,避免使用惊叹、惋惜、埋怨的语言,防止增加患者的心理负担;忌用生硬、粗鲁、轻蔑的语言,防止引起患者的反感,引发医患纠纷。

(三)仔细聆听,正确引导

由于患者求医心切,期盼尽早解除病痛,在医生询问病情时,患者生怕遗漏信息而事无巨细地叙事,有时会出现较长时间、滔滔不绝的述说,甚至远离病史采集主题。此时,医生不要轻易打断患者的陈述或显得不耐烦,要耐心倾听,善于综合分析,切忌急躁粗暴。有些患者的陈述似乎是无关紧要的生活经历,但可能对分析患者的心理困扰与精神需求、疾病的社会因素有益;有些患者被忧虑或隐私困扰,通过宣泄或抒发后心里感到舒服,也有利于找到疾病的根源并对症治疗。然而,询问病史的时间有限,如果患者的述说离题太远或不善于表达自己的病情,医生应巧妙地引导患者转到关于疾病的陈述上来,或抓住患者的关键问题询问,避免机械地倾听。医生还要避免有意识地暗示或诱导患者提供希望出现的资料,避免问诊走向误区,以致造成漏诊或误诊。当询问与疾病有关的隐私时,应事先声明询问的目的、意义和为患者保密的原则,以免产生不必要的误会。

在问诊中,医生要用耳朵听,用眼睛观察;提问焦点问题,用脑思考,用心灵感受。尤其要注意的是,患者自我感觉模糊,主诉失真,病情病史描述含糊,往往误导医生的思维,因此医生在问诊时切忌使用"正常""不正常"等概念化、简单化的语句问诊,以避免遗漏关键性的信息而导致误诊和漏诊,延误治疗。

二、体格检查伦理

体格检查是医生运用自己的感官和简便的诊断器械对患者的身体状况进行检查的方法。在体格检查中,医生应遵循以下伦理要求。

(一)全面系统,认真细致

在体格检查过程中,医务人员既不能没有重点地泛泛检查,也不能只专注一个重点而忽视其他的检查部位和内容。全面而重点突出的检查,比之泛泛查体,能更快速地得出基本判断。医生在体格检查过程中,要按照一定的顺序检查,不遗漏部位和内容,不放过任何疑点。对于模棱两可的体征,尤其是重要器官的体征应反复检查或请上级医师核查,做到一丝不苟。对于危重患者,特别是昏迷患者,为了不延误抢救时机,当时可以扼要重点检查,但待病情好转后,必须补充检查。在体格检查中,要避免主观片面、粗枝大叶、草率行事,否则会造成漏诊或误诊。

(二)体贴呵护,减少痛苦

患者就诊时,一般都疾病缠身、心烦体弱、焦虑恐惧和紧张不安。因此,医生在体格检查过程中应动作轻柔不粗暴,语言温和不刺激。要根据患者的病情选择舒适的体位,注意寒冷季节的保暖,对痛苦较大的患者要边检查边安慰。同时,检查动作要敏捷,手法要轻柔,敏感部位要用语言转移患者的注意力,不要长时间检查一个部位或频繁让患者变换体位,更不能我行我素、态度冷漠、动作粗暴,增加患者的不适和痛苦。

(三)保护隐私,心正无邪

医生在体格检查过程中,要思想集中,根据专业界限依次暴露和检查一定的部位。在检查异性、畸形患者时,态度要庄重,不准有轻浮、歧视的表情、语言或动作;男医生给女患者进行妇科检查时要有护士或第三者在场。遇不合作或拒绝检查的患者时不要强迫,强行检查头脑清醒而不合作的患者,是不符合临床诊疗的伦理要求的医疗行为,甚至是违法的。要等待交流沟通取得患者的知情同意后再查或先查容易检查的部位。面对不合作的患者,不能简单敷衍,擅自减少检查项目或象征性地检查。

三、辅助检查伦理

辅助检查包括实验室检查和特殊检查,是借助于化学试剂、仪器设备及生物技术等对疾病进行检查和辅助诊断的方法。有时辅助检查对疾病的诊断起着关键作用。辅助检查由医生开出检查单或化验单,然后由医学影像科室或医学检验科室的医技人员完成检查,医生再根据检查结果报告综合做出判断并确诊疾病。在辅助检查过程中,医生和医技人员都要遵循一定的伦理要求,医技人员的行为规范可参考第九章第一节的相关内容。现主要讲在辅助检查过程中,临床医生应遵循的伦理要求。

(一)综合考虑确定检查项目,目的纯正

辅助检查要根据患者的诊治需要、耐受性等综合考虑确定检查项目。简单检查能解决问题的,就不要做复杂而有危险的检查;少数几项检查能说明问题的,就不要做更多的检查。因怕麻烦,图省事,需要的检查项目不做,是一种失职行为;出于经济效益的需要而进行大撒网式或不必要的检查,或为了满足医生的科学研究需要而进行与疾病无关的检查、过度检查,都是不道德的。

(二)患者知情同意,医生尽职尽责

医生确定了辅助检查的项目后,一定要向患者或其家属讲清楚检查的目的和意义,

让其理解并表示同意后再进行检查,特别是一些比较复杂、费用昂贵或危险较大的检查,更应得到患者的理解和同意。有些患者对某些检查,如腰穿、骨穿、内镜等,因惧怕痛苦而拒绝检查,只要这些检查是必要的,医生应尽职尽责地向患者解释和劝导,以便尽早确定诊断和进行治疗,不能顺其自然而不负责,也不能强制检查而剥夺患者的自主权。

(三)综合分析检查结果,切忌片面性

任何辅助检查都会受到种种条件的限制,其结果反应的是局部表现或瞬间状态。因此,为了避免局限性,必须将辅助检查的结果同询问病史、体格检查的资料一起进行综合分析,才能做出正确的诊断,如果片面夸大辅助检查在诊断中的价值,就容易发生诊断错误。不认真地分析辅助检查报告,或不能正确分析辅助检查报告,是导致医疗过失的原因之一。

(四)加强与医技科室人员的紧密合作

辅助检查分别在不同的医技科室进行,各医技科室都有自己的专业特长,医技人员应利用自己的特长而独立地、主动地开展工作,并要在自己的专业领域不断进取,以便更好地为临床服务。但是,医技人员为临床服务并不意味着为临床医生服务,而是与临床医生一起为患者服务。临床医生与医技人员的目标是一致的,两者又是直接相联系的,因此双方既要承认对方工作的独立性和重要性,又要相互协作、共同完成对患者的诊断任务。如果出现辅助检查和临床检查不一致的地方,双方应主动协商。两者之间如果发生了矛盾,双方应主动沟通,以便做出正确的判断,更好地为患者服务。总之,密切联系、加强协作在临床诊治工作中是很重要的,这是临床医生与医技人员共同遵守的伦理要求。

四、转诊和会诊伦理

转诊和会诊是为求得正确的诊断和治疗措施而采取的一种临床治疗方式。转诊和会诊有利于对患者复杂的病情做出科学诊断和处置,也有利于医务人员互相学习,取长补短,提高业务水平。转诊和会诊有着特殊的伦理要求。

(一)一切从患者利益出发

转诊和会诊的目的是分析病因,做出正确的诊疗决策,增进患者的身心健康。无论是经治医生,还是其他医务人员,都应当围绕这个目的参与转诊和会诊工作。

(二)客观陈述患者状况

经治医生最先接触患者,对患者的病情及信息掌握较全面。为了做出正确诊疗决策,经治医生必须客观介绍情况,不得从个人利益出发,不得缩小病情,不得推卸责任,不得顾及自己的虚荣心而故意夸大病情及复杂程度。

(三)尊重科学,人人平等

无论什么级别的医生在参与转诊和会诊时都应当具备严谨的科学精神和实事求是的作风,不能故意炫耀自己的知识渊博而提出不切实际的意见,影响正确结论的形成,要做到学术面前人人平等。无论是谁,正确的就要坚持,错误的就要纠正。不能以权势压人,更不能互相指责和挑剔,不能知情而不发表自己的不同意见。同行之间应当虚心求

教,相互尊重,共同提高。

第三节 临床治疗伦理

临床治疗包括药物治疗、手术治疗、心理治疗、康复治疗、饮食治疗等多个环节。在正确诊断的基础上,恰当的治疗措施是减轻患者痛苦、促进患者康复的关键环节。各种治疗方法的效果都与医务人员的医学道德修养密切相关,医务人员在临床治疗过程中应遵守的伦理要求有以下几方面。

一、药物治疗伦理

药物是医务人员促进和维护人类健康的有力工具,它不仅能控制疾病的发生和发展,还能调整机体的功能,提高人体抵御疾病的能力,是促进和保护人类健康的有力武器。但是,药物治疗也有双重效应,即治疗作用和毒副作用。用药恰当对患者有利,反之则会给患者带来不良反应。药物治疗由医生、护士、药学技术人员共同完成,三者都要遵守相应的道德规范和伦理要求。临床治疗中药学技术人员应遵守的行为规范参见第九章第二节的相关内容。现主要阐述临床药物治疗中医生应遵循的伦理要求。

(一)对症下药,剂量安全

对症下药指医生根据临床诊断选择相应的药物进行对症治疗。为此,医生必须首先明确疾病的诊断以及药物的性能、适应证和禁忌证,然后有针对性地选择药物,以达到标本兼治的目的。疾病诊断不明确且病情较重,或者诊断明确而一时尚没有可供选择的治本或标本兼治的药物时,可以暂时应用改善症状的药物,以减轻病痛和避免并发症。但是要警惕对症用药后掩盖疾病的本质,防止延误病情与发生意外。

剂量安全是指医生在对症下药的前提下,要因人而异地掌握药物剂量。由于用药剂量与患者年龄、体重、体质、重要脏器的功能、用药史等多种因素有关,医生应具体了解患者的情况,努力使药物在体内达到最佳治疗量,又不至于发生蓄积中毒,既要防止用药不足,又要防止用药过量给患者带来危害。

(二)合理配伍,细致观察

在联合用药时,合理配伍可以提高患者抵御疾病的能力,也可以克服或对抗一些药物的副作用,既能使药物发挥更大的疗效,又能使药物的毒副作用减少。要达到合理配伍,首先要精选药物,其次要掌握药物的配伍禁忌,再次要限制药物的种类。如果多种药物联合使用,药物的拮抗作用既可以给患者带来近期危害,耐药的发生又会给将来的治疗设置障碍。那些采取"多头堵、大包围"式的药物处方,或者是过度医疗式的"大处方",是不符合药物治疗的伦理规范的。

在用药过程中,不管是联合用药还是单独用药,都应该细致观察,了解药物的治疗效果和有无不良反应发生,并随着病情的变化调整药物的种类和剂量,以取得最好的药物治疗效果并防止发生药源性疾病。忽视细致观察,或在观察中发现了问题而采取熟视无睹、听之任之的态度,都是不符合伦理要求的。

(三)节约费用,公正分配

药物治疗中,医生应该在保证治疗效果的前提下,尽可能为患者节省药费。常用药、国产药物能达到疗效时,尽量不用贵重药、进口药;少量药能解决治疗问题,就不要开大处方,更不能开"人情方""搭车方"。进口药、贵重药的数量少、价格高,使用时要认真选择适应证,要根据患者病情的轻重缓急全面考虑,做到公正分配,公平处方。不能因亲友、熟人、特殊关系而随便滥开这些药物,更不能以药谋私。在药物治疗时,医生应在确保疗效的前提下尽量节约患者的费用。

(四)遵纪守法,接受监督

医生在用药治疗中,要执行《中华人民共和国执业医师法》第二十五条规定,使用经国家有关部门批准使用的药品、消毒剂,严格遵守国家制定的《麻醉药品和精神药品管理条例》《医疗用毒性药品管理办法》等法规,除正当诊断治疗外,不得随便使用麻醉药品、医疗用毒性药品、精神药品和放射性药品,对上述药品的使用应按国家有关规定严格控制,以免流入社会造成医源性成瘾或医源性疾病,贻害社会。要坚决抵制使用假、劣、变质、过期的药品,以免危害患者。医生在用药过程中,应随时接受护士、药剂人员和患者的监督,及时发现并改正不当或错误的处方、医嘱。如果用药后其他医务人员或患者发现有误,医生应抛掉私心杂念,及时采取补救措施,以免发生严重的后果。

二、手术和麻醉治疗伦理

与其他疗法相比,手术治疗具有不可避免的损伤性、较大的风险性和必要的协作性等特点,对从事麻醉和手术的医务人员无论是伦理上,还是技术上都是高标准、严要求。手术与麻醉的准备、实施过程,实质上也是医学伦理评议、判断和选择的过程。从实践过程看,手术与麻醉的伦理要求包括术前、术中、术后三个方面。

(一)术前准备的伦理要求

1. 严格掌握手术、麻醉指征,手术动机纯正

由于手术、麻醉的风险性较大,医务人员在选择某一治疗方案时,必须严格掌握手术、麻醉指征,要充分考虑患者对这一创伤的接受程度,考虑患者对付出各种代价后所得到的治疗效果是否满意,考虑这样的选择是否符合有利无伤害的伦理原则。医务人员应根据患者的病情和手术特点,对手术治疗与非手术治疗、创伤代价与术后效果进行全面的衡量。只有在患者可接受的范围内,治疗的效果最佳,付出的代价最小,医务人员所选择的手术才最符合医学伦理的要求。

2. 尊重患者和家属的知情同意权

医务人员确定采取手术治疗后,要向患者及其家属认真地分析病情,客观地介绍手术和非手术治疗的各种可能性,以及不同治疗方案的效果和代价。因为手术治疗具有风险性和创伤性,所以,医务人员应以实事求是的态度,高度负责的精神,在介绍、分析有关情况的基础上,充分尊重患者的选择,保护患者的利益。在患者及其家属知情同意的情况下,让其签署同意麻醉和手术的书面协议。手术前的这一要求无论从工作程序,还是从法律上讲都是必要的。这种协议是患者及其家属知情同意的客观形式,它充分表明患者及其家属对医务人员的信任和对手术风险的理解,医务人员应充分认识到这种信任和理解,并以此激励自己努力承担责任,履行医学道德义务。

医务人员不能在患者或其家属尚未知情同意的情况下擅自做主手术,也不能抱着个

人的目的哄骗、诱惑或强迫患者接受手术。但是,在患者不能表达、病情危急而找不到家属或家属不能及时赶到抢救现场的情况下,医务人员出于高度的责任感,在没有患者或其家属知情同意的情况下而又征得院领导的批准后,或经过医院医学伦理委员会的认可后的手术是合乎伦理要求的。

3. 科学制订手术方案和麻醉方案

术前应在具有丰富经验的医务人员主持下,根据疾病性质、患者具体情况制订一个安全可靠的手术方案,要充分考虑麻醉和手术中可能发生的意外,并制订出相应的救治对策。麻醉医师应在手术前认真检查患者,详细了解病史和有关情况后参与手术方案的讨论,并根据手术需要和患者的具体情况,选择最佳的麻醉方案,以保证手术的安全进行。

4. 帮助患者做好术前准备

在手术前,医务人员要积极帮助患者在心理上、躯体上做好手术前准备。尽管患者已同意接受手术,但因为害怕手术时的疼痛、出血过多,害怕手术意外或术后留下的后遗症等问题,仍会有情绪上的波动,出现焦虑不安、恐惧紧张、忧郁等。这些不良的心理反应会造成患者生理上的变化,如睡眠不佳、食欲下降、烦躁不安、脉搏加快、血压上升等,不利于手术的顺利进行,因此,帮助患者摆脱不良情绪,鼓励患者以良好的心态接受和配合手术是医生的道德责任。在这一阶段,医务人员耐心、细致的工作方法,认真负责的工作态度和自信心,对患者的心态有极为重要的影响。

考点直通车

下列选项中符合手术治疗伦理要求的是( )

A. 手术方案应当经患者知情同意

B. 患者坚决要求而无指征的手术也可实施

C. 手术对患者确实有益时,可无须患者知情同意

D. 手术方案必须经患者单位同意

E. 患者充分信任时,医生可自行决定手术方案

答案与解析:A。考点解析:在接受手术治疗之前,患者有权知道自己的病情及可选的治疗方案,并对医生提出的治疗方案有最后选择的决定权。在任何情况下,医生均应尊重患者的知情同意权,即使手术对患者有益,手术方案应当经患者知情同意。医务人员选择某一治疗方案时,必须严格掌握疾病的情况和手术指征;充分考虑患者对这一创伤的接受程度;考虑患者付出各种代价后所得到的治疗效果是否满意;考虑这样的选择是否符合无伤害原则,并不是患者坚决要求而无指征的手术也可实施。

(二)术中伦理要求

1. 科学操作,一丝不苟

在手术中,医务人员要以严肃认真、一丝不苟和对患者生命负责的态度进行手术。这不仅是对主要手术者的伦理要求,也是对所有在场手术人员及辅助人员的伦理要求。手术者对手术的全过程要有全面考虑和科学的安排,手术操作要沉着果断,有条不紊。对手术中可能发生的意外应做好思想上、技术上和客观条件上的准备,一旦手术中遇到问题,要大

胆、果断、及时处理,对于意识清醒的手术患者,医务人员还应经常给予安慰,定期告知手术进展情况,医务人员在讨论病变情况时,也应注意方式、方法,避免给患者造成不良刺激。

2. 严密观察,恰当处理

在手术中,麻醉医生要为手术患者提供无痛、安全、良好的手术(麻醉)条件,以配合手术医生完成手术治疗;并运用自己所掌握的监测、复苏知识和技术,对患者进行认真观察。一旦观察指标出现异常,麻醉人员不应惊慌失措,而要及时冷静地进行处置,并将情况告诉手术人员,以便相互配合,排除险情,消除异常,保证手术的顺利进行。对全麻的患者在手术过程中遇到的难题应及时与家属取得联系,以取得患者家属知情,避免引起医疗纠纷。

3. 态度严肃,作风严谨

在手术中,参与手术的医务人员要始终保持态度严肃、全神贯注,避免谈论与手术无关的问题,即使手术发生了意外也要保持镇定,避免惊慌失措。同时,参与手术的医务人员要做到作风严谨,即严格遵守无菌操作;手术有条不紊,操作稳、准、轻、快;要尽量减少手术的损伤,不随意扩大手术范围;如有违章,应无条件接受监督并及时改正;手术缝合切口前,要认真清点器械、纱布等,保证完整无缺。

4. 精诚团结,密切协作

手术是手术医师、麻醉师、器械护士、巡回护士等人员的综合技术活动,手术成功是集体协作的结晶。因此,参与手术的每一个医务人员都要以患者的利益为重,一切服从手术的全局需要,相互间要精诚团结、密切协作。目前,随着手术规模扩大、手术难度的增加,以及现代医疗技术的应用,协作的意义尤为重要。因此,所有参加手术的医务人员都应该把患者的生命和健康利益放在第一位,不计较个人得失,把服从于手术需要和保证手术的顺利进行当作是自己应尽的义务,互相支持、互相协作、尽职尽责、以诚相待、紧密配合、齐心协力地完成手术。

考点直通车

患者,女,50岁,因子宫肌瘤行全子宫切除术。术中医生发现患者左侧卵巢有病变应切除,在未征得患者及其家属同意的情况下,将左侧卵巢与子宫一并切除。术后患者恢复良好。该案例中,医生违背的临床诊疗伦理原则是( )

A. 知情同意原则　　　B. 患者至上原则　　　C. 守信原则
D. 最优化原则　　　E. 保密原则

答案与解析:A。考点解析:在接受手术治疗之前,患者有权知晓自己的病情及可能的治疗方案,并对医生提出的治疗方案有选择取舍的决定权。在确定采用手术治疗时,必须得到患者及其家属的真正理解和自主同意。这也是患者的基本权利。首先,保证知情;其次,征得同意;再次,签订知情同意书。对全麻的患者在手术过程中遇到的难题应及时与家属取得联系,以取得患者家属知情,避免引起医疗纠纷。

(三)术后伦理要求

1. 密切观察病情的变化

术后患者刚刚经历了机体的严重创伤,身体虚弱,病情不易稳定,病情变化往往较快。因此,要求医生、护士、麻醉师共同以认真负责的态度,严密观察患者及病情的变化,遇到异常,及时处理,及时记录,尽可能减少或消除术后可能发生的意外,以防止出现各种不良后果。

术后观察、勤于护理是手术治疗过程中的有机组成部分。患者从手术室回到病房,护士要密切观察其生命体征、伤口有无渗血、各种导管是否畅通等,同时做好患者生活护理和基础护理,使其顺利地度过术后阶段。忽视观察和护理而造成的感染不能及时控制,术后出血、伤口裂开,甚至呼吸困难未能及时发现而造成严重后果,都是医学道德责任感不强的失职行为,是得不到伦理辩护的。

2. 努力解除患者痛苦

患者在术后常常会出现疼痛和其他不适,医务人员应抱着对患者负责的态度,满腔热忱尽力加以解除。这不仅体现在采用具体的措施上,还体现在精神方面无微不至的关怀上。治疗疼痛的措施,要与患者的感觉和体验相符合,并要争得患者的知情同意,尤其是尊重人的尊严。对于可用可不用的止痛类药物,要符合用药科学,但只是建议,不能强制性给或不给患者用药。那种认为术后疼痛是正常的,对患者术后不适表现得麻木不仁、漠不关心的行为是违背医学伦理学基本原则的。

(四)手术治疗中的特殊伦理问题

在大多数情况下,选择手术与尊重患者权利是能够统一的。在一般情况下,医务人员在讲明手术情况后,患者都能做到知情同意,并配合手术。但在某些特殊情况下,如遇到有企图自杀的患者、患有绝症对手术不抱希望的患者等,有可能不听医务人员的解释,拒绝手术。在医疗实践中,医务人员应该尊重患者的自主权,患者有了解病情、接受或拒绝及选择治疗方案的权利。尊重患者的权利是对医务人员基本的伦理要求。但如果这种拒绝有可能危及患者自身的健康甚至生命时,医务人员应当根据具体情况,耐心地给予解释,并采取积极措施加以处理。

1. 丧失或缺乏自主选择能力的患者拒绝手术时的处理

当患者丧失或缺乏自主选择能力时,医务人员可以不考虑他的拒绝,通过征得监护人(家属)的同意而进行手术。当患者拒绝手术时,医务人员首先要对他的自主选择能力进行判断,而这种判断是患者的拒绝是否有效和医务人员应采取何种对策的重要依据。在一般情况下,自主选择能力的丧失或缺乏有两种情况:一是发育期自主选择能力的缺失,这主要是从年龄角度考虑的。遇到这类患者可参照《中华人民共和国民法通则》的要求由其父母或监护人知情同意,做出选择。二是病理性的自主选择能力丧失,如昏迷患者、精神疾病患者等,此时,应将选择权转移给其家属、单位或监护人,由他们在听取医务人员介绍后做出选择。这样既保护患者健康利益,维护患者的权利,又是合乎医学道德的。如遇到家属和单位都无人在场的急救患者,医生有权决定手术,但要征求医院领导或医院医学伦理委员会的同意。

2. 具有自主选择能力的患者拒绝手术时的处理

对于具有自主选择能力的患者,如果拒绝手术治疗,则应视具体情况而定。对于非急诊手术,则应先查清患者拒绝的理由,然后针对原因,做更细致的工作,包括劝说、解释、陈述利害等。如果仍然无效,则应尊重患者的选择,放弃或暂时放弃手术,代之以患者可接受的其他治疗方案,同时做好详细的记录。也可以在征得其家属或单位同意后进行手术,这样做虽然违背了当事人的意愿,但是符合救死扶伤的医学人道主义精神,是符合医学伦理的行为。

总之,在医疗实践中,医疗行为是否符合医学伦理的关键是看这种行为的出发点、过程和后果是否有利于挽救患者的生命,是否有利于患者恢复健康。当然,在这一过程中,是否尊重患者的人格和权利也是十分重要的。如果能使抢救生命、恢复健康与尊重人格、尊重权利达到高度统一则是最好的,也是医务人员应当追求的。但如果在某些特殊情况下,两者发生矛盾时,则抢救生命、恢复健康应当是第一位的,这样做,也是符合医学人道主义核心精神、符合医学目的的。

🖋 知识拓展

2014 年 8 月的"中国医院论坛"上,中国医院协会发布了《患者安全目标(2014—2015)》,其中的十大目标,分别是:

1. 严格执行查对制度,正确识别患者身份;
2. 强化手术安全核查,防止手术患者、手术部位及术式错误;
3. 加强医务人员有效沟通,完善医疗环节交接制度,正确及时传递关键信息;
4. 减少医院感染的风险;
5. 提高用药安全;
6. 强化临床"危急值"报告制度;
7. 防范与减少患者跌倒、坠床等意外伤害;
8. 加强全员急救培训,保障安全救治;
9. 鼓励主动报告医疗安全(不良)事件,构建患者安全文化;
10. 建立医务人员劳动强度评估制度,关注工作负荷对患者安全的影响。

三、心理治疗伦理

心理治疗又称精神治疗,是用心理学的理论和技术治疗患者的情绪障碍和矫正其行为的方法。心理治疗不仅是心理性疾病的主要疗法,而且是躯体疾病综合治疗中的一种辅助治疗。在心理治疗中,医务人员应遵循以下伦理要求。

(一)要运用心理治疗的知识、技巧去开导患者

心理治疗有自身独特的知识体系和治疗技巧,只有掌握了心理治疗的知识,才能在与患者的交谈中了解心理疾病的发生、发展机制,从而做出正确的诊断。只有掌握了心理治疗的技巧,才能在诊断的基础上有针对性地进行相应治疗,并取得较好的效果。如果不具备心理治疗的知识和技巧,只靠一些常识,像给普通人做思想工作一样的施以安慰和鼓励,是把心理治疗简单化了,达不到治疗效果,甚至会发生误导,这是不符合伦理要求的。因此,临床医生既要有同情心、爱心和耐心,还要有扎实的心理治疗的知识、心理治疗的技巧和方法。

(二)要有帮助、同情患者的诚意

要求心理治疗的患者,在心理上都有难以摆脱的困扰与不适。因此,医务人员要有深厚的同情心,理解患者的痛苦,耐心听取患者倾诉的苦恼史,帮助患者找出症结所在,

并通过耐心地解释、支持和鼓励等千方百计地改变患者的态度和看法,逐渐接受现实和摆脱困境,培养新的适应能力,从而达到帮助患者的目的。在心理治疗过程中,医务人员应该尽力避免过分移情,以免误导和异化医患关系。

（三）要以健康、稳定的心理状态去影响和感染患者

在心理治疗中,医务人员自身具有健康、正确的基本观点和态度,有愉快、稳定的情绪,有良好的沟通能力,才能影响和帮助患者,达到改善患者情绪、解除心理困扰的目的。如果医务人员的观点、态度不当或错误,不但不能帮助患者,而且有可能促进患者的病情恶化。如果医务人员因为个人、家庭的巨大变化而影响其平衡的心理状态,不仅不能有更多的精力和耐心去体会患者的心理负担,而且由此产生的不良情绪会影响患者的心理状态。因此,从事心理治疗的医务人员要善于调整自己的心态,以健康、稳定的心理状态去影响和帮助患者,否则不宜从事心理治疗工作。

（四）要保守患者的隐私和秘密

患者向心理医生倾诉的信息资料,特别是秘密或隐私,心理医生不能泄露,甚至对患者的父母、配偶以及自己的亲友、同事也要保密,否则会失去患者的信任,使心理治疗难以继续进行。不过,如果医务人员发现患者有自伤或伤害他人的念头时,有义务提醒患者家人或他人。在通常情况下,患者能理解医务人员的行为在于保护自己或他人的生命,因而是符合伦理原则和规范要求的。

（五）重视环境因素对患者的心理影响

心理咨询或治疗室,是能让患者放松并愿意敞开心扉的地方,所以应该布置为相对分隔、整洁安静、优雅舒适、人文浓郁的环境。这就需要医务人员增强细节设计,体现从细微处关怀患者的理念。同时,医生的言谈举止也是心理治疗环境的核心组成部分。

四、康复治疗伦理

康复治疗是康复医学的重要内容之一,是使病、伤、残者康复的重要手段,常与药物治疗、手术治疗等临床治疗综合进行。康复治疗前应先对病、伤、残者进行康复评定,然后制订一个康复治疗方案,由康复治疗师和临床医学相关人员共同组成的康复治疗组去实施,并在实施过程中不断总结、评定、调整,直至治疗结束。康复治疗通过物理疗法、言语矫治、心理治疗等功能恢复训练的方法和康复工程等代偿或重建的技术,使患者的功能复原到最大限度,提高其生活质量,并进而实现自己的社会价值。在康复治疗中,医务人员应遵循以下伦理要求。

（一）尊重理解,平等相待

不论是先天或后天造成的,还是疾病或外伤等所致的各种残疾,都会给残疾者带来难以挽回的损失。他们不仅有躯体上的创伤,而且有轻重不等的自卑、抑郁、孤独、悲观、失望等心理疾苦。因此,在康复治疗中,医务人员要理解与同情残疾者,绝不能讥笑、讽刺他们,注意保护患者的自尊。同时,医务人员要选择效果佳而残疾者乐于接受的康复方法,以建立和谐的医患关系,促进他们尽快康复。

（二）热情关怀,耐心帮助

残疾者行动不便,有的生活难以自理。因此,在康复治疗中,医务人员要耐心地帮助

他们做恢复训练,细心地关怀他们的生活起居。训练前向残疾者讲清训练目的、方法及注意事项,以便于训练时保证安全;训练中要随时鼓励他们,使他们逐渐由被动状态转向主动参与治疗,以增加他们重返社会的信心与勇气。

(三)加强团结,合作密切

残疾者的康复,需要医务人员、工程技术人员、社会工作者、特种教育工作者等人员的共同参与和努力。因此,在康复治疗中,康复科医务人员除了必须扩大自身的知识面外,还要与各种人员密切联系,加强协作,避免发生脱节,出现矛盾要及时解决,共同为残疾者的康复尽心尽力。

总之,在临床诊疗中,医务人员要恪守准确、有效和择优的原则,以实现临床医学的目的。应该看到,知识和技术只是医学中的一部分,掌握了知识和技术,并不能必然取得最佳的治疗效果,因为进取心、勤奋程度与创造力,都会对结果产生影响。

综合测试

一、名词解释

1. 心理治疗
2. 康复治疗

二、单项选择题

A1 型题

1. 对临床诊疗道德中最优化原则理解全面的是( )
   A. 采取没有风险的治疗手段
   B. 选择以最小代价获得最大效果的治疗方案
   C. 选择让患者花费最少的治疗方案
   D. 尽可能使用保守治疗方案
   E. 采取使患者没有痛苦的治疗手段

2. 临床诊疗的医学道德原则中最优化原则内容不包括( )
   A. 痛苦最小　　B. 耗费最少　　C. 安全度最高　　D. 寿命最长　　E. 疗效最好

3. 在通常情况下手术治疗前最重要的伦理原则是( )
   A. 检查周全　　B. 知情同意　　C. 减轻患者的疑惑
   D. 安慰家属　　E. 决定手术方式

4. 医生行剖宫产术时发现产妇患有双侧卵巢畸胎瘤,在尚未得到家属商议结果的情况下,切除双侧卵巢。医生侵犯的患者权利是( )
   A. 疾病认知权　　B. 知情同意权　　C. 隐私保护权　　D. 生命权　　E. 健康权

5. 手术后治疗的伦理要求是( )
   A. 勇担风险,团结协作　　　　B. 掌握手术指征,动机纯正
   C. 以健康、稳定的情绪影响患者　　D. 对症下药,剂量安全
   E. 减轻痛苦,加速康复

6. 心理治疗的伦理要求是( )
   A. 勇担风险,团结协作　　　　B. 掌握手术指征,动机纯正

C. 以健康、稳定的情绪影响患者　　D. 对症下药,剂量安全

E. 减轻痛苦,加速康复

7. 急救工作对医生的伦理要求是(　　)

A. 全神贯注　　B. 精确操作　　C. 合理配伍　　D. 镇静从容　　E. 争分夺秒

8. 临床急救的伦理要求是(　　)

A. 勇担风险,团结协作　　　　　　B. 掌握手术指征,动机纯正

C. 以健康、稳定的情绪影响患者　　D. 对症下药,剂量安全

E. 减轻痛苦,加速康复

9. 医生的临床知识和技能与患者的依从性结合,为(　　)提供了保证

A. 治疗效果　　B. 技术交往　　C. 非技术交往　　D. 言语交往　　E. 非言语交往

10. 急诊室接诊了一位服用 60 多片安定的精神病患者,其父母无力承担抢救费用。按照急救伦理的要求,医生应该选择的处理措施是(　　)

A. 在征得患者父母同意和医院领导同意的情况下,迅速实施抢救

B. 在征得患者父母同意的情况下,放弃治疗

C. 放弃治疗,让患者父母将其接回家

D. 向民政局部门反映,争取社会支持,并由他们决定是否抢救

E. 仅给予患者家庭能够承受费用的支持疗法

A3 型题

患者,男,65 岁。患胃癌 4 年,晚期,已失去手术治疗价值,生命垂危。家属再三恳求医生,希望能满足患者心理上的渴求,收他入院。医生出于"人道",将他破格收入院。究竟该不该收治这个患者,引发争议。

11. 按医院的职能和任务要求,下列哪个观点是不对的(　　)

A. 医院担负治病救人的任务,应该收治这个患者

B. 医院治病救人,对所有患者都应一视同仁

C. 治愈率、床位周转率是考核医院效益的指标,因而不能收治晚期癌症患者

D. 患者家属已同意支付医药费,对医院经济管理无影响

E. 在医院内,患者有安全感,心理状态好

12. 从患者的权利分析,应该收治的理由是(　　)

A. 解除疾病痛苦是患者的基本需要

B. 患者有权享有必要的、合理的、基本的诊治护理权利

C. 人的生存权利是平等的,因而医疗保健的享有权也是平等的

D. 对待各种疾病的患者,应一视同仁

E. 以上都是

13. 从医务人员的义务出发,下列(　　)是不正确的

A. 医务人员有诊治患者的责任

B. 医务人员有解除患者痛苦的责任

C. 医务人员有无条件忠实于患者利益的责任

D. 晚期癌症,治好无望,不收也是符合伦理要求的

E. 对治疗无望的临危患者,应收入医院进行治疗,目的是尊重人的生命价值

三、简答题

1. 如何正确理解临床诊断的伦理要求？
2. 怎样把握临床治疗的伦理要求？

四、案例讨论

【案例】

　　患者,女,22岁,未婚,急腹症入院。右下腹压痛、反跳痛,立即以急性阑尾炎进行手术。术中阑尾正常,而右侧输卵管妊娠破裂出血,医生及时做相应手术。患者请求医生为其宫外孕保密。医生为患者对其母亲保守隐私,其母却要追究医生误诊责任。

【讨论】

1. 术中医生所选择的手术是否符合伦理要求？
2. 如何评价医生的保密行为？
3. 如何评价医生误诊而正确的治疗？

（郎卫红）

第八章　特定人群诊治伦理

🖋 **学习目标**

(1)识记:特定人群的诊治伦理。

(2)运用:运用特定人群诊治伦理理论结合临床医疗实践,分析评价医疗行为,提升医务人员修养境界。

🖋 **案例导入**

2005年,某市儿童福利院的两位智障少女,在"没有任何器质性病变"的情况下被切除子宫。福利院的理由是:由于智障,不知道如何处理经期卫生,收拾起来非常麻烦。月经期间由于痛经,她们只知道疼,什么也不懂。她们呆傻,不能结婚生育,留着子宫也没有意义。不如切除,要不然以后性成熟会更麻烦。因此,经福利院领导研究集体决定,切除子宫,以提高她们的生活质量。涉及此事的医院、医生表示此种事情早已有之,还坚持认为他们"在做公益事业"。

阅此案例,请思考:智障少女本人、福利院负责人、医生、医疗机构负责人等,哪一方更能够代表"患者"的利益,应该由谁签署手术知情同意书? 医务人员应该如何看待智障人士等特殊群体的权利?

第一节　妇产科诊治伦理

一、妇产科患者的特点

相对于其他科室的患者来说,妇产科患者有其自身的特点。首先,妇产科疾病可以在不同年龄组发生,同一种疾病在不同年龄阶段可有不同的临床表现。其次,妇产科学重要分支的产科更是一个极其特殊的亚学科,产科的医疗处理直接关系到母婴安危。再次,妇科手术患者作为一个特殊的群体,受到疾病和手术的双重压力,尤其女性在情感过程中感受较强,心理变化很明显。

二、妇产科诊治伦理

(一)培养冷静果敢、恻隐同情的道德素质

当面对妇产科患者出现危急情况时,冷静和果敢尤为重要。妇产科医生要有强烈的责任感、广博的知识及高超的急救技术,给患者及其家属深切的同情心和爱心,使患者及其家属感受到医学人道主义的温暖。

(二)树立认真负责、无私奉献的伦理精神

在治疗患者过程中,医务人员最基本的伦理要求就是认真,认真对待妇产科的诊疗工作、认真对待患者。医务人员认真负责,精心细致,会使患者付出最小的代价,而疏忽大意、草率从事,可能会给患者及其家属带来巨大的痛苦甚至付出生命。作为一名医务人员,体检时要精心细致,动作轻柔,不给患者增加新的痛苦或不适;诊疗时要认真观察患者的症状及病情的发展,及时做出准确的判断。从接触医生的那一刻起,患者就把全部的信任和希望都托付给了医生,医务人员必须对患者负责,要勇于承担医疗风险,用实际行动证明自己值得患者信任。同时,妇产科危重患者抢救治疗过程连续性特征明显,有的需要数小时,有的甚至需要数天,这就要求医务人员具备忘我工作、自我牺牲的职业精神。

(三)树立配合协作、恪尽职守的职业素养

在妇产科危重患者抢救中,往往需要多科室、多人员之间的相互协作及密切配合。参加危重患者抢救工作的每一位医务人员必须把自己看作是抢救集体中的一员,以主人翁的态度,无私奉献的精神,相互协作,团结一致,恪尽职守,与同仁们交流经验,讨论问题,以确保抢救的成功。

(四)履行尊重、保密、一视同仁的伦理要求

妇产科患者心理问题较多。因此,在沟通中要注意消除患者的紧张、焦虑、压抑等不良情绪,注意尊重患者的自尊心,尊重患者的心理感受,尊重患者的人格和权利。对未婚怀孕者也不能歧视、冷漠,注意为患者保密,保护患者的隐私。

(五)树立慎独、审慎的工作作风

在妇产科患者治疗过程中,常出现"单兵作战"的情况。这时,医务人员是在无人监督或患者意识不清的情况下进行治疗,应本着对患者负责的态度,尽心尽力,尽职尽责全力救治,不做有损于患者的事,并通过审慎的思考、认真周密的工作、准确无误的技术操作,在正确的理论指导下,大胆细心的工作。不要为了自己的名声,缩手缩脚,延误抢救时间或轻易放弃有可能获得抢救成功的机会。

🚗 考点直通车

妇产科手术室内,医务人员在给患者做手术时经常谈论与患者无关的话题,此类现象说明了( )

A. 这是医生想给患者减轻心理压力的善良之举

B. 医务人员的自律性较差

C. 医务人员对患者的不尊重

D. 医务人员仍停留在生物医学模式,还未真正转化到生物-心理-社会医学模式

E. 医生为了减轻自身的心理压力

答案与解析:D。考点解析:医务人员只把患者看成是需要手术救治的对象,忽视了患者的心理和精神需求。同时,也违反了医务人员语言规范的道德要求。

第二节　儿科诊治伦理

一、儿科患者的特点

1. 儿科患者起病急，变化快

小儿不同于成人，身体一直处于生长过程中，身体的各个系统发育都不够成熟，对各种疾病的预防抵抗能力差。一旦患病，起病急，病情发展迅速，而症状并不明显，如不及时治疗，很容易延误病情。小儿的年龄越小，发病率越高，病情变化也越快。

2. 儿科患者配合治疗能力差

儿科患者理性能力正处在发展中，不能表述自己的病情和感受，他们常常不能配合诊断、治疗和护理，也不能反馈治疗效果，因而，需要医务人员付出更多的耐心和努力。

3. 儿科患者依赖性强

未成年人独立性差，依赖性强，心理脆弱，没有独立生活能力，不能自己照顾自己。生病后，有的哭闹、逃避、难以配合，有的任性、脆弱或者顽皮，对医务人员态度不好，需要医务人员付出更多的爱心、关怀照顾和心理护理。

二、儿科诊治伦理

（一）有高度责任感

对于儿科患者来说，时间非常宝贵。这就要求医生、护士及医技人员在短时间内做出准确的判断，并全力以赴，迅速投入到治疗中，尽最大努力救治患儿。儿科救治的特点表现为急、快、准。患者病情急、心情急、要求急，医生应反应迅速，抢救及时，治疗准确，以娴熟的技术、沉着镇定的态度来平稳杂乱的气氛；以耐心、细致、勤奋的工作作风避免误诊、漏诊和差错事故；用对患儿的高度责任感，对患儿终身负责的理念，保护下一代健康成长。

（二）有过硬的急救技术

儿科患者的病情特点是：病情急，来势猛，复杂多变，无规律，难判断，风险大。这就要求医务人员一定要掌握过硬的救治技术。一是具有扎实的理论功底，二是具备娴熟的操作本领。在救治过程中注意学习他人长处，积累经验。掌握过硬的救治技术并非一日之功，作为医务人员，平时就应该刻苦钻研，虚心好学，努力掌握多专业学科的知识，练就救治本领，以便自己在救治患儿过程中得心应手。在抢救危重患儿的时候，应避免一切可能出现的人为的失误，应牢记希波克拉底的古训："生命短暂，医术常青，机遇难逢，经验常谬，确诊实难。"做到倾听患儿家属主诉和观察病情要"细心、专心、耐心"三心合一，竭尽全力救治患儿。

（三）治疗和护理并重

在患儿治疗中，医生的正确诊断治疗与护士的优质服务相结合，是取得最佳医疗效果的保证。医生与护士只有专业分工不同，没有地位高低之分。医生所做的治疗方案需要护理人员的配合才能得以顺利实施。儿科患者的自诉能力、表达能力、理解能力相对不足,更需要护理人员的密切观察和准确的判断;护理人员细致的观察能力、良好的记忆能力、准确的判断能力、灵活的应变能力和娴熟的实际操作能力,对救治起着极为重要的作用。同时,儿科患者对疾病具有易感性,需要护理人员做好消毒工作,防止交叉感染。

第三节 精神科诊治伦理

一、精神科患者的特点

精神科患者不同于其他科室的患者,他们精神状态不稳定,思想、言语或行为异常,且病情随时可能发作,而自己却觉察不到。精神科患者对治疗没有主观意愿,往往是被家属或其他人强行带到精神科就诊。治疗过程中还可能出现对治疗不配合、病情反复、需终身服药、需隔离治疗等情况。有些患者甚至出现自杀、威胁医护人员安全等极端的行为。

二、精神科诊治伦理

(一)尊重患者,知情同意

精神科患者由于精神障碍,常常不能有正常人的思维和行为能力。医务人员对精神科患者不能歧视、取笑或漠不关心,要维护患者的一切正当权利,如知情权、决定权,尊重他们的人格。当然,精神科患者知情应限制在一定范围内,因为病态表现的暴露可能使一些痊愈的患者产生严重的心理伤害。在采取任何处置或治疗前,应该征得病情处于稳定期或非发作期的患者的知情同意。

(二)克制忍耐,恪尽职守

医务人员要恪尽职守,无论在何种情况下,都要一丝不苟地完成医疗护理工作,给患者一个安全可靠的诊疗环境,不能因为患者缺乏自主意识而消极应付患者。对于患者患病期间的冲动行为(如打骂行为等),要克制忍耐、不予计较,做到打不还手、骂不还口,使患者信任医务人员。由此可见,对精神科医务人员的伦理要求是很高的,这个职业群体也应是一个具有高度责任心和献身精神的职业群体。

(三)严谨认真,一丝不苟

精神科患者病情不稳定,医务人员诊治时来不得半点马虎和大意。工作一定要一丝不苟、严谨认真,细致周密地安排整个工作程序,严格按照操作规程行事,不放过任何一个可疑症状,不放过任何一个时机,使疾病得以及时地发现和治疗。只有树立严谨认真的工作作风,才能在精神科日常工作中切实履行注意义务。

(四)人道治疗,避免伤害

精神科患者在发生攻击性和暴力行为时,有很大危险性,可以自伤、他伤及造成严重的财产损失。在这种情况下,医务人员可以立刻进行强制性治疗,保护患者和他人安全。强制性治疗不是患者自愿的,而是强迫性的,要以不伤害患者为原则,约束动作要人道。患者危险行为消除后,应立刻解除强制性约束措施。医务人员不能把强制措施作为报复、恐吓、威胁患者的手段,更不能为其他目的滥施强制约束措施,要避免强制力的滥用。

(五)坚持原则,慎重诊断

准确的诊断有助于为患者选择最佳的治疗方案,错误的诊断不仅使患者接受不适应、不需要的治疗,痛苦而无效,同时还造成额外的经济负担、精神负担和社会伤害。因此精神科医务人员对怀疑有精神疾病的患者,要在高度负责的前提下,检查和诊断都要持慎重态度,要细致、完整地收集病史资料、病症资料、检查资料,综合分析,正确判断和诊断,既要防止精神疾病误诊现象发生,也要防止精神疾病患者得不到应有的治疗。

由于司法工作的需要,有时需要对一些人出具精神病的诊断证明书,这是非常严肃的事情,涉及法律的尊严和司法的公正。医务人员要从专业角度出发,实事求是地做出科学的诊断,不能受钱权诱惑,做出有违职业良知的事情。

(六)理性对待异性患者

由于精神疾病的特殊性,医务人员对待异性患者应严格遵循伦理规范。一些患狂躁症的患者在发病期间可能有不正常的性行为,医务人员要注意保密。如果泄露出去,可能导致严重的后果。医务人员在照顾、关心异性患者的时候,要时刻注意保持一定的心理和行为距离,不要使患者产生误解,导致情感或性方面的妄想。男性医务人员在为女性患者检查治疗时要有女性医务人员在场,要自尊自爱,自觉抵制某些女性患者的性诱惑。女性医务人员要注意着装和形象,在为男性患者检查治疗时要有男性医务人员在场,避免招致某些男性患者的性攻击。在幻觉和妄想的支配下,患者因为异常的冲动而向医务人员提出各种要求,医务人员应主动拒绝,耐心说服,并向上级医师汇报情况,以便调整人员配置。医务人员绝不能乘人之危,玩弄患者,更不能取笑或蔑视患者。

📝 知识拓展

《夏威夷宣言》(节选)
(1997 年在夏威夷召开的第六届世界精神病学大会上一致通过)

……由于可能用精神病学知识、技术做出违反人道原则的事情,今天比以往更有必要为精神科医生订出一套高尚的道德标准。……特做如下规定。

(1)精神病学的宗旨是促进精神健康,恢复患者处理生活的能力。

(2)每个患者应得到尽可能好的治疗,治疗中要尊重患者的人格,维护其对生命和健康的自主权利。

(3)患者与精神科医生的治疗关系应建立在彼此同意的基础上。病重者若不能建立这种关系,也应与给儿童进行治疗那样,同患者的亲属或为患者所能接受的人进行联系。

(4)精神科医生应把病情的性质、拟做出的诊断、治疗措施,包括可能的变化以及预后告知患者。告知时应全面考虑,使患者有机会做出适当的选择。

(5)不能对患者进行违反其本人意愿的治疗,除非患者因病重不能表达自己的意愿,或对旁人构成严重威胁。

(6)当上述促使强迫治疗势在必行的情况不再存在时,就应释放患者,除非患者自愿继续治疗。

(7)精神科医生绝不能利用职权对任何个人或集体滥施治疗,也绝不允许以不适当的私人欲望、感情或偏见来影响治疗。

（8）精神科医生从患者那里获悉的谈话内容,在检查或治疗过程中得到的资料均予以保密,不得公布,要公布得征求患者同意,或因别的普遍理解的重要原因,公布后随即通知患者有关泄密内容。

（9）为了增长精神疾病知识和传授技术,有时需要患者参与其中,在患者服务于教学,将其病例公布时,应先征得同意,并应采取措施,不公布姓名,保护患者的名誉。

（10）每个患者或研究对象在自愿参加的任何治疗、教学和项目中,可因任何理由在任何时候自由退出。

凡违反本宣言原则的治疗、教学或科研计划,精神科医生应拒绝执行。

第四节 传染科诊治伦理

一、传染科疾病的特点

传染病是由病原微生物所引起的、具有传染性的疾病,与其他疾病的区别在于它能在人群中连续传播,造成流行,严重地威胁和危害人民的生命与健康。传染病具有传染性、流行性、发病急、传播快、对社会危害较大的特点,对人们的社会心理、社会的稳定与和谐有较大的影响。

二、传染科诊治伦理

（一）要对患者个人采取适当的保护措施

传染病患者,尤其是转为慢性而又难以治愈的传染病患者,如乙型肝炎患者,一个重要的心理特征是忧郁反应。患者担心自己的升学、就业、入伍等社会权利的丧失,担心恋爱、婚姻和正常的生育受到限制,担心会给家庭带来许多不便,担心受到社会的歧视等,因而自我评价低,志向与理想泯灭,甚至丧失生活的信心。因此,传染病防治人员的一个重要的道德责任是要与患者家属密切配合,给患者足够的心理－社会支持。同时注意保护患者的社会权利,使其在无损于社会公共利益的前提下,获得作为患者的各项权利。

（二）严格消毒隔离制度,预防交叉感染,避免污染环境

传染病在人群中流行,必须同时具备三个环节:传染源、传播途径、易感人群。阻断其中任何一个环节,传染病就不能流行。预防传染病的一般措施就是针对这三个环节而进行的。保护易感人群及实施有效的自我保护,切断传染病的传播途径,建立和执行严格的消毒隔离制度是控制传染病的关键。因此,在患者知情的情况下,对其实行严格的隔离治疗制度,防止人与人之间发生交叉感染,造成新的传播。对各种污染物的处理要严格,彻底消毒后方可丢弃或再用,以防止环境的污染。

（三）要对社会采取积极的保护措施

传染科工作人员要以社会公共利益为根本出发点,对患者采取积极的保护措施。在处理患者与社会的利益关系时,应提倡以社会利益为重。患者自知患有传染病而又不顾

他人的利益,参加各种有可能传染疾病的社会活动,这是不道德的,传染病防治人员有责任加以制止。当然这并不排除对患者采取适当的保护措施。对社会采取保护措施,是传染病防治人员的一个重要社会责任,应予足够重视。

(四)严格依照《中华人民共和国传染病防治法》行医

《中华人民共和国传染病防治法》是从事传染病防治工作的行为规范。传染科工作人员都必须严格依照《中华人民共和国传染病防治法》行医,认真做好传染病的医治、预防和控制工作,负责任地执行传染病的报告制度。任何人瞒报、漏报、谎报疫情,都是医学道德规范所不允许的,也是违法的。如果知法违法,造成传染病蔓延流行而危害患者、医务人员或社会群体健康,影响国家建设和社会安定的,不仅不道德,而且要承担法律责任。

(五)不畏艰苦和风险,不顾个人安危,忘我地工作

面对传染病,特别是急性传染病,医务人员必须要有强烈的时间观念,做到尽早发现,及时控制疫情,切不可延误时机。任何拖延和控制不力,都会带来严重恶果,为职业道德所不容。医务人员始终要保持高度负责的责任心,坚持一丝不苟,细致认真,照章办事。任何粗心大意或随意违章、简化规程,造成传染病扩散而危害社会人群,都是极不道德的。

(六)专业化地处理职业暴露问题,做好自身防护

职业暴露是指医务人员在进行诊疗、护理及其他医务工作中,意外地被乙型肝炎、丙型肝炎、艾滋病等病毒感染者的血液、体液污染了皮肤、黏膜,或者是被污染的针头及其他锐器刺破皮肤,暴露于含病原体的血液或其他潜在传染病物质,而处于可能被感染的状态。传染科的医务人员处于职业暴露的机会多,应严格遵守标准性预防,防止血源性疾病和非血源性疾病的传播,强调患者和医务人员之间的双向防护,做好医疗安全工作。在技术操作中恪守技术规范,一旦发生职业暴露,要按照职业防护标准,专业化处理,保护自身安全和患者安全。

📝 知识拓展

标准性预防

标准性预防(standard precaution)的概念由美国疾病预防控制中心提出,于1996年在全美实施。标准性预防认定,患者的血液、体液、排泄物、分泌物均具有传染性,不论是否有明显的血迹污染或是否接触非完整的皮肤与黏膜,凡与上述物质接触者均需采取隔离及防护措施。防护措施包括手卫生、手套、防护围裙、口罩、防护镜或面罩以及安全注射措施等。标准性预防适用于医疗机构内所有的医务人员和患者。

——周惠,聂岚,牛瑞丽.护生标准预防及职业防护专项实践教育研究[J].护士进修杂志,2006,21(10):890-892.

三、传染病诊治的伦理难题

传染病诊疗的伦理难题主要体现在以下几个方面。

（一）强制性隔离与人类自由权利的冲突问题

目前,尊重患者自主权和隐私权决定了在传染病防治过程中推崇患者自愿服从的优先地位。但是,例如肺结核等通过空气传播的传染病,更容易为违反患者的自主、自由而执行强制性隔离治疗提供正当性辩护。检疫、隔离、强制和直接观察患者用药,在某些情境下是正当的,尤其是为保护公众免受已经确诊为活动期肺结核患者的传染。这种做法的实质并不是医疗领域的家长主义,而是为了保护他人在此期间不受肺结核的传染。如果肺结核患者不坚持继续治疗,他们就有可能发展成多种耐药结核,这不仅威胁了自己的健康和生命,也构成了对他人的严重威胁。

（二）大规模突发性、流行性传染病防治过程中对特定个体物质性财产的损害问题

如禽流感发生时对疫区家禽的扑杀,应该如何补偿才能达到公平和公正? 这些问题虽需要政策、法规予以规范;但是,居民往往直接面对的是医疗卫生人员,因此,预防医学工作者需要耐心的解释和说明,以免民众因为财产损害不配合预防工作或纠纷发生。

（三）患者隐私权与社会公众知情权的权衡问题

对患者的隐私权应设立合理的边界,隐私权要受到相关更重要权利的限制,隐私权不得违反现行法律规范与社会的公序良俗,不得损害其他人的合法权利。如艾滋病筛查结果为阳性的患者,面临着忧虑、沮丧等心理风险,以及被羞辱、歧视和泄密的社会风险。医疗界不应泄密,以防止患者在住房、保险、就业等方面的被歧视,但是,如果患者参与了给其他人带来无法避免的感染艾滋病的风险的行为,则相关人的知情权就要在患者的隐私权之上。

（四）少数人与多数人权利主体利益博弈问题

抛弃或牺牲传染病患者达到控制传染病目的的做法虽然违反道义论,但传染病患者也应对社会承担责任和义务,积极配合治疗,防止将病毒传播给他人。此外,医务人员应该认识到,每到传染病发生,尤其是在控制不佳的情况下,社会的矛盾就会被激发。传染病的爆发会引发人们已有的成见与偏见。人们借助传染病的爆发、流行和导致的社会心理问题来合理化自己对某些人的歧视和敌意,造成责任归因失当及对少数人的极端不公正。因此,医务人员应对传染病患者付出更多的人道关爱和保护。

📖 知识拓展

艾滋病防控面临的道德冲突

目前,我国的艾滋病防控在取得重要进展的同时,依然面临诸多难题。这些难题大多直接表现在政策、法律以及社会等方面,但深层根源在于价值观层面上的以公共健康与公民权利为焦点的道德冲突。……艾滋病是一个医学、社会、法律及伦理问题。艾滋病防控面临规范性、事实性和主体性三类道德冲突。从主体的角度看,道德冲突是不同主体之间以及同一主体由于道德心理、道德观念和道德价值标准上的矛盾而导致的道德行为选择上的冲突。

——朱海林.艾滋病防控面临的道德冲突及协调［M］.北京:中国社会科学出版社,2013.

第五节 急诊科室诊治伦理

一、急诊科室工作的特点

急救工作是临床医疗工作中的一个重点,关系到患者的生死存亡。急危重患者的病情可以概括为"重、危、急、险"四个特点。各特点之间有着内在的联系,并可以相互影响,相互转化,因此,抢救急危重患者的工作有其特殊性,包括以下几个方面。

(一)生命所系,责任重大

从临床实践看,急诊抢救工作的好坏,关系到患者的生命安危和千家万户的悲欢离合。它已成为患者最需要解决、群众最为关心、舆论最为敏感的社会问题。对于医务人员来说,抢救工作有着十分重大的道德和法律责任,同时也是衡量医疗行业道德水平、技术水平和管理水平的重要标志。

(二)病情严重,救治难度大

急危重患者的病情大都十分严重,或丧失活动能力,或出血不止,或痛苦不堪,或处于昏迷状态,生命垂危。因此,患者一方面急需抢救治疗,另一方面又不能很好地配合抢救工作和监督个人医疗权利的实现,从而给救治工作带来难度,也对医务人员的道德素质提出了更高的要求。

(三)病情变化急骤,带有突发性

急诊患者来就诊的时间、病种、病情和患者数量都是未知的,情况变化多端,难以预料。大部分患者发病急骤,变化迅速,症状明显,痛苦严重,求医心切,必须及时采取救治措施,对症治疗,才能抢救生命。所以,医务人员必须随时处于戒备状态,随时做好准备,以便患者就诊时,均能给予积极救治。

(四)病情复杂,协作性强

急危重患者的疾病谱广,往往涉及多学科、多专业,这不仅要求有关科室能够团结协作,密切配合,而且要求医务人员掌握大量的急救知识和技术,以便更有效地抢救患者。此外,急危重患者抢救的工作量较大,花费时间较多,这就要求医务人员具有临危不乱、吃苦耐劳、连续作战的精神和能力。

二、急诊科室工作伦理

(一)积极抢救,争分夺秒

急危重患者病情紧急,变化迅速,抢救工作是否及时,往往是成功与否的关键。医务人员必须急患者所急,争分夺秒地投入抢救,赢得了时间往往就能挽救急危重患者的生命。如果丧失了治疗时机,轻者影响了患者的康复,重者可使患者致残或失去生命。急诊科医务人员是否具有"时间就是生命"的强烈观念,是道德水平高低的反映。从这一伦理要求出发,医务人员平时就应该做好抢救的各种准备工作,坚守工作岗位,遇到来诊患者应尽量缩短从接诊到抢救的时间。同时,在抢救时要服从调动,听从指挥,敏捷、果断、准确地执行各项抢救措施等。另外,对于经抢救趋于平稳的急危重患者,仍不能丧失警觉,要继续严密观察,随时注意患者的主诉、体征和监护仪的动态,一旦发生突变,立即予以相应处理。对于抢救中先进医疗仪器设备的使用,要坚持公正、平等的伦理原则,要根据病情需要,而不是根据患者的职位高低、权力大小决定使用与否,以保证医疗抢救服务的社会公平性。

(二)勇担风险,团结协作

急危重患者的病情往往比较复杂、疑难,抢救工作常有风险,需多科协作。风险也是对医务人员是否勇于承担责任的严峻考验。医生对待风险的正确态度是慎重而果断,即一方面尽量选择安全有效、风险最小、损伤最轻的抢救方案,不随意冒险;另一方面又不能回避风险,要积极、大胆地进行抢救,只要患者有一线希望,就要积极抢救。那种因为思虑自身利益而优柔寡断、瞻前顾后、患得患失的态度和作风是缺乏医学道德的表现。但是,为出风头、争名利、置患者于极度危险中的冒险蛮干,也是违背行医准则的。因此,急救医务人员要处理好审慎与胆识的关系。

要使险象丛生的急危重患者脱离险境,不但要求医务人员有广博的医药知识、熟练的抢救技术,以及能在杂、乱、烦琐的抢救工作中按章行事,不怕疲劳,连续奋战,而且要求医务人员具有团结协作的精神,包括医院内医护人员、各科人员之间,甚至医院与医院之间的密切合作和相互支持。因此,参加协作抢救的每一个成员,都必须把自己看成是抢救集体中的一员,团结协作,同心同德,在各自的岗位上尽职尽责。面对需要协作抢救的急危重患者,寻找借口,拒绝支援或在抢救中互相推诿,互不服气,不听指挥,都是得不到医学伦理辩护的行为。

🔑 考点直通车

某患者因车祸造成多发性骨折、多脏器破裂,如果不及时手术,就会危及生命。然而,同行的伙伴谁也不敢代替家属签名。这时,主刀医生站出来,说:"我签,有责任我负!"经过医务人员的全力抢救,患者终于脱离危险。医生最符合医学道德的做法是( )

A. 医生不应施手术,因为没有人在手术同意书上签字

B. 主刀医生已把不施行手术抢救可能发生的后果告知他的伙伴,如抢救不成功,医生不应该承担法律责任

C. 主刀医生代表患者亲人签字,表现了医生以患者利益为重、无私无畏的高尚医德精神

D. 以上三点都符合抢救重危患者的道德

E. 以上除 B 点外,其他三点都是符合医学道德的

答案与解析:C。考点解析:急救工作时间性强。危难时刻医务人员要勇担风险,把急危重患者的生命安全放在首位。

(三)满腔热忱,重视心理治疗

急危重患者病情严重,有些可能处于昏迷或垂死状态,生活上不能自理。有的危重患者,如晚期癌症、瘫痪、重度烧伤、重度心脏病等,十几天、几十天,甚至长年累月地处在

抢救中,给医务人员带来很大的工作量。对急性病造成的垂危患者,如果神志清楚,往往有紧张恐惧心理;慢性病晚期的患者,由于疾病的长期折磨,性情孤僻,容易烦躁不安,甚至出现悲观绝望的情绪或轻生念头。因此,要求医务人员有深切的同情感,理解、体谅患者的痛苦,以自己的辛勤劳动给患者耐心、热情、周到的医护服务和生活照料,有时甚至在患者的家属也不愿意照料的情况下,仍应始终如一地坚持为患者服务。同时,在服务和抢救中给患者以安慰和鼓励,使患者从中获得希望和信心,以消除不良的心理状态和想法。有些医务人员对待重危患者,或对连续抢救时间较长者,会产生烦躁厌倦情绪,个别医务人员还会对患者在感情上产生冷漠态度,置患者的生命和家属的要求于不顾,延误抢救时机,造成严重后果,这些现象都是违背医学道德的。

(四)考虑全面,维护社会公益

急危重患者经抢救可能出现两种截然不同的结局:一是病情好转;二是抢救无效,病情进一步恶化直至死亡。对病情恶化不可逆转的患者,医务人员是不惜一切代价地进行抢救,运用现代高科技维持生命技术让患者延长极度痛苦、极低质量的生命,还是采用姑息疗法和支持疗法,这是一个从道义上到实践中都需要认真研究和谨慎处理的问题。医务人员应从维护社会的责任感出发,向家属、单位、医院法人,科学、正确、及时地报告患者的病情、诊治措施、经费支付、预后结果等情况,在征得患者家属同意后,及时调整抢救方案,以便更合理地使用医疗资源,节省一些贵重药品和血液等稀缺卫生资源。同时,也可以减轻患者过久地承受病痛的折磨,及早解除家庭经济上和精神上的负担。这种做法如能得到患者家属的理解和接受,应在法律允许的范围内行事,这样做是符合人道主义的。对暂时不理解、不支持的患者家属,要从患者的痛苦和社会的整体利益出发,耐心地做好解释工作,千万不能单方面草率地停止抢救工作,以免伤害患者家属的感情而引起医疗纠纷。

(五)加强学习,精湛抢救技术

医务人员仅凭一腔热忱,而没有较高的业务水平,要成功抢救急危重患者是很难做到的。广博而扎实的医学知识、熟练的抢救技术和良好的心理素质,能使医务人员在急诊抢救中头脑冷静,行动有条不紊,忙而不乱,急而不慌,险而不惊,紧张有序,缩短抢救时间,尽快解除险情。

医务人员应当把是否钻研业务、在医疗抢救技术上是否精益求精,作为从事抢救工作的医德要求的一项重要内容。医德与医术是相辅相成的,在临床实践中缺一不可。医学博大精深,发展日新月异。抢救急危重患者涉及医学理论知识和临床技能的许多方面,因此,要求医务人员不仅要热爱医学科学和急救医疗事业,而且要对医学的理论和技术有强烈的求知欲望和刻苦钻研精神;不仅要熟练掌握常规的操作技术,而且要不断学习把握最新的研究成果和多学科的综合知识,做到博学多闻;通过努力学习和探索,不断汲取新理论、新技术,有所发现,有所创新,以高尚的医德和高超的医术为患者服务。

(六)严守规章程序

在急诊工作中,各方面人员都要严格执行规章制度及操作规程。急诊科室要组织严密,井然有序,各尽其职,各负其责。要有严格的交接班制度,真正做到常备不懈,随叫随到。

综合测试

一、单项选择题

A1 型题

1. 妇产科医务人员的职业道德,不要求(　　　)
   A. 对未婚先孕的患者,可以不保护她的个人隐私
   B. 尊重患者,保护患者的隐私和秘密
   C. 养成冷静、果断、敏捷的工作作风
   D. 极端负责,忘我工作
   E. 慎独,审慎,团结协作

2. 儿科医务人员的职业道德,不要求(　　　)
   A. 对患儿高度负责
   B. 有过硬的诊疗技术和急诊抢救技术
   C. 治疗和护理并重,对患儿有足够的耐心和爱心
   D. 能歌善舞,诙谐幽默
   E. 治病中育人,适当进行教育和引导

3. 精神科医务人员的职业道德,不要求(　　　)
   A. 尊重患者,极端负责
   B. 爱情专一,情绪内敛
   C. 正直无私,恪守审慎
   D. 严谨认真,一丝不苟
   E. 不随意使用医疗干涉权利,不滥用强制性医疗措施

4. 传染科医务人员的职业道德,不要求(　　　)
   A. 对患者适当保护
   B. 恪守传染病防治的法律制度和医疗规程
   C. 积极保护社会公众的利益
   D. 勇于承担风险,不把个人的安危放在首位
   E. 不需要维护患者个人的疾病性质的隐私权

5. 急诊科医务人员的职业道德,不要求(　　　)
   A. 积极抢救,争分夺秒
   B. 承担风险,尽职尽责
   C. 性格外向,善于沟通
   D. 服务热情,重视心理疏导
   E. 技术精湛,恪守道德规范

A3 型题

患者王某,7 岁,患急性淋巴性白血病,接受治疗 3 个月,病情没有改善。医生征求其父母的意见,是否愿意使用一种价格较贵的新药,其父母经过考虑,表示同意。因为从未使用过这种药物,也不知道这种药物的效果如何,所以医生决定谨慎使用,严格监控。结

果表明,使用这种药物后的效果不明显。

6. 此案例伦理问题的核心是( )

    A. 医生使用新药,应该征得王某本人的同意

    B. 该项治疗属临床试验性治疗

    C. 效果不明显,与医师使用药物过于谨慎有关

    D. 因为使用药物后的效果不明显,所以医师的行为不道德

    E. 医生使用新药应该征得主管领导批准

7. 该案例中临床试验性疗法,要首先征得( )的知情同意方可进行

    A. 患者王某

    B. 患者王某的父母

    C. 医生所在医院的医院伦理委员会

    D. 该医院的领导

    E. 医生根据临床治疗的具体情况,不必要进行知情同意过程

    一位年轻的未婚女子因子宫出血过多住院。患者主诉子宫出血与她的月经有关,去年就发生过几次。医生按照其主诉施行相应的治疗。一位正在妇科实习的实习医生和患者相处融洽。在一次聊天中谈及病情时,患者说自己是因服用了流产药物而造成的出血不止,并要求这位实习医生为她保密。

8. 根据上述描述,实习医生应该( )

    A. 遵守保密原则,不将患者实情告诉医生

    B. 因为不会威胁到患者的生命,所以应该保密

    C. 拒绝为她保密的要求,直接告诉医生实情

    D. 为了患者的治疗,应说服患者将真实情况告诉医生,但一定注意为患者保密

    E. 了解病因、病史是正式医生的事,与实习医生无关,所以,应尊重患者的决定

9. 该案例的具体内容,说明了妇产科诊疗工作常常涉及患者的隐私和秘密,医务人员应该( )才能切实保护患者的生命和健康

    A. 无条件地保守患者的一切隐私和秘密

    B. 不应该保守患者的隐私和秘密

    C. 根据隐私和秘密对患者疾病诊断和治疗的意义,采取适当的方式告诉主治医生

    D. 根据隐私和秘密对患者疾病诊断和治疗的意义,毫不保留地在科室内公开

    E. 告诉患者为了自己的身体健康以及疾病的正确诊断和治疗,应和盘托出隐私和秘密,否则后果自负

    某医院的太平间里存放了一位刚刚因心肌梗死而死亡的患者的尸体,该院心外科的刘医生知道后,认为这是让实习学生了解心肌梗死死亡患者心脏病变的好机会。联系死者家属未果。顺延一天,尸体可能会被拉走火化,实习学生将离院返校。因此,当天晚上,刘医生召集学生观摩了他对该死亡患者的尸体解剖,并在结束后,与学生一起将尸体擦洗干净,穿好衣服。

10. 对该案例的正确的医学伦理解读是( )

    A. 患者有支持医学科学发展的义务,因此,刘医生的行为不违反医学道德

    B. 刘医生在尸解结束后,体现了对尸体的尊重,因此,刘医生的行为是道德的

    C. 刘医生为了工作晚上加班,非常敬业,因此,刘医生的行为是道德的

    D. 刘医生虽未获得死者家属的知情同意,但事前曾联系家属,因此,刘医生的行为是道德的

    E. 刘医生进行尸解未获得死者家属的知情同意,违反了医学道德的要求

11. 对刘医生的正确的伦理评价是( )

    A. 刘医生进行尸体解剖,促进了医学科学的发展

    B. 刘医生为了学生能够观摩尸体解剖,目的是好的,因此,刘医生的行为是符合医学伦理要求的

    C. 刘医生的学生们观摩了尸体解剖,收获良多。从后果看,刘医生的行为是值得赞赏的

    D. 一般情况下,进行尸体解剖,首先要征得死者家属的知情同意后方可进行

    E. 刘医生的动机是好的,社会效果也是好的

二、简答题

1. 如何正确理解特定人群临床诊治的道德要求?

2. 深刻理解特定人群的特点和诊治中的伦理要求,对医务人员今后的临床实践工作有什么帮助?

三、案例讨论

【案例】

    时年 61 岁,流浪了 10 年的王大妈于春节期间冻死街头。王大妈 12 年前突然"疯了",精神时好时坏,情绪极其不稳定。她的家人送她去医院,诊断为精神分裂症,随即送入精神病院住院治疗。两年的电击疗法,使王大妈痛苦不堪,她多次逃离精神病院,声称要过有尊严的生活,但多次被送回精神病院。10 年前她逃离医院后,开始流浪。虽然有短暂地被收容,但由于缺乏食物和药品,病情加重,直至最后死于街头。

【讨论】

1. 诊治精神疾病患者,有哪些伦理要求?

2. 对于特殊的患者群体,应遵循哪些诊疗伦理规范?

(郎卫红)

第九章　医技科室工作伦理

学习目标

（1）识记：药剂工作、检验工作、医学影像工作的伦理要求。

（2）理解：医技工作的特点。

（3）运用：医技工作中恪守道德规范。

案例导入

李某，女，50岁，退休工人。因冠心病住某医院内科，为进一步诊治需进行冠状动脉造影检查。医生询问病史时得知，患者两年前在行胆囊造影前，因造影剂过敏试验阳性而未行检查；一年前也曾做过冠状动脉造影，术前造影剂过敏试验阴性，但注射造影剂投照完毕后出现了恶心症状，对症处理后缓解。本次住院因病情需要复查此项检查，术前常规做造影剂过敏试验也是阴性，并且第一次推注造影剂投照完毕后，患者未出现任何不适。但是，在注射造影剂投照另一部位的过程中，患者出现恶心、胸闷，医生认为患者既往也有类似情况，故而未重视，继续推注造影剂。当完成了全部检查后，患者症状加重，血压下降，呈过敏性休克表现，经积极抢救无效而死亡。

阅此案例，请思考：医技工作的特点有哪些？医技工作者在与患者沟通交流时应注意哪些问题？该案例检查过程中有哪些不足？应如何处理？

第一节　医技工作概述

一、医技工作特点

医技科室是医技人员在科主任的具体领导下，根据各科室的特点，运用本专业理论和技能，配合临床科室提供诊断、治疗和预防疾病的依据和条件的科室。它包括药剂科、检验科、输血科、病理科、放射科、影像科、核医学科、手术室、供应室等。加强这些医技科室的管理，对于提高医疗质量具有重要意义。

医技科室与临床科室一样，都是医院管理结构中至关重要的中间环节。但医技科室不是直接治疗、管理患者，而是与临床科室配合共同为患者服务。医技人员往往看到的是患者申请单上的信息，对患者的情况缺乏全面的了解，只能运用本专业的理论、技能和方法，从不同的角度对患者特定部位或标本进行检查，为临床医生提供可靠的信息及科学依据，或为诊疗提供药品、消毒用品及其他诊疗条件。所以，医技工作有如下特点。

(一)以临床为中心

医技科室虽自成体系,构成医院的一部分,但其业务工作主要是为各临床诊疗科室提供依据,或配合治疗,直接或间接为门诊、急诊和住院患者提供技术服务,同时也为全院的科研和教学服务。

临床诊疗科室对医技科室,特别是对拥有先进的现代化诊疗设备的医技科室有较强的依赖性。医技科室技术水平的高低、工作质量的优劣、检查报告结果是否准确及时,直接影响医生对疾病的诊断和治疗,同时还影响着全院医疗、科研和教学工作的效果。每一个具体的检查项目,都关系到临床的诊疗质量。可见,医技科室在医院医疗工作中起着举足轻重的作用。

(二)相对独立性

各医技科室有自己的专业分工,分工越来越细,专业化程度逐渐加深。每个医技科室都有自己的工作特点和规律,即使同一科室,不同的仪器设备安装在不同的单独房间里,各项操作都是独立完成,具有工作的独立性。这就要求技术人员必须具备较强的业务技术能力和责任感,具有认真负责、一丝不苟的工作作风,以及慎独、自律的精神。

(三)操作复杂性

医技科室具有诊疗仪器设备多、更新周期短的特点。医技科室的工作手段主要是各种仪器设备,工作水平在很大程度上取决于仪器设备的先进程度和更新周期的长短,同时也取决于医技科室技术人员专业技术水平和知识更新的快慢。在科学技术迅猛发展的今天,对医技人员提出了更高的技术、道德要求。

医技科室的仪器设备是医院现代化的物质基础和重要标志。随着现代化科学技术的发展,医疗设备更新换代越来越快。每个科室、每个专业都拥有多种不同功能的仪器设备,同一专业同一功能的仪器设备,往往规格型号不一,操作各异。设备操作自动化、遥控化和电子计算机化,而且每一台仪器设备都要求有特定的环境、建筑和保养环境,都有相应的专门技术人员操作和维修管理。完善的设备使用和管理一体化体制,进一步要求医技人员要具有更高的综合素质。

医技人员的工作直接关系到医疗质量,因此,医技人员必须坚持以患者为中心,以医疗质量为核心的服务宗旨,努力做好各项医技工作。过去的医技科室单纯为临床提供信息和依据以及诊治条件。随着高科技、快速、微量自动化仪器的应用,我国的医疗技术科室的工作模式发生了变化,推动着医疗工作快速发展。

考点直通车

医院中临床医生与医技科室医务人员之间的关系模式应该是(　　)

A. 主导 – 服从型　　　B. 指导 – 被指导型　　　C. 并列 – 互补型

D. 相互竞争型　　　E. 指导 – 合作型

答案与解析:C。考点解析:医技科室与临床科室一样,都是医院管理结构中至关重要的中间环节。不同的是医技科室不是直接治疗、管理患者,而是配合临床科室工作,共同为患者服务。

二、医学伦理在医技工作中的作用

(一)影响医疗机构医疗、科研和教学的质量

医技科室是医疗机构的重要组成部分,是医院现代化建设的重要环节。医技科室不仅为临床科室提供诊断依据,自身也担负着一些疾病的辅助治疗或主要治疗任务,如肿瘤患者的放射治疗;有时还担负着临床医学不能完成的治疗任务,如康复理疗。在教学中,医技科室肩负医护学生的临床教学任务。在科研中,许多科研项目也需要医技人员的协作进行。医学伦理在医疗、科研和教学过程中发挥着协调、促进和引导的作用。

(二)有助于医技人员调节医疗人际关系

医务人员的每一个医疗行为、医技的所有细节中,都蕴含着医学道德。那些医德高尚、真正为患者着想的医生,他们时刻注意自己的医疗行为,把提高医技水平当作为患者服务的天职;认识到医技不仅属于自己,更属于患者。这是协调好医技人员与患者关系的思想基础。

医技科室与临床科室互相配合,协同努力,共同为临床诊断治疗、科学研究和临床教学服务。这种医技人员之间关系的建立是以可靠性和互信性为基础的,但相互间也会有矛盾和摩擦,需要以共同的伦理原则和在患者的健康和生命是第一位的基础上协调医技关系。否则,医技关系紧张,不仅影响到正常的医疗、科研和教学的秩序,也会影响到医患关系,损害患者的利益。因此,优良的医学伦理起到协调医疗人际关系的重要作用。

(三)促进医疗行业健康发展

医技人员的医学伦理素质一方面表现为工作态度、生活态度、价值观念,具有较强的稳定性和连续性;另一方面其行为表现出医务人员内在的素质。每个医技工作者的医学伦理修养境界,都是整个医技领域道德水平的一部分。良好的医学伦理促进医技人员积极进取,提高业务能力,推动整个行业技术水平的发展。

(四)影响医疗机构的经济管理和环境管理

医技科室,尤其是影像科室占据着医疗机构大量的固定资产,药剂科等占据大量的流动资金,其经济收入在医院中举足轻重,因此,医技科室也是医院经济管理的重点。医技人员在责任心、事业心的支持下,运用自己的知识和技能精心管理仪器设备、保养维修,保证了仪器设备的可靠性和试剂药物的有效性,这既避免浪费,又为及时为患者服务创造了条件。

此外,医技科室的有毒、有害和放射性物质的管理,关系到医技人员、医院和社会人群的健康和安全,需要强烈的道德责任感,加强管理,持之以恒地做好自身防护和社会防护。

三、医技工作的基本伦理原则

医技工作中的基本伦理原则也是医技工作人员对患者进行诊断和治疗的过程中的行为依据。它包括及时、准确、有效、择优和自主五项原则。

(一)及时原则

及时原则要求医技工作者力争第一时间对疾病做出检验、检查和诊断,并认真适时

地对患者的要求和疾病变化做出反应与反馈。及时原则在实践中包含着医学和伦理这两种密不可分的因素。如：在力争实现对疾病的早发现、早诊断、早治疗的过程中，既存在着患者就诊的时机、现代医学科学技术所能提供的诊疗手段等医学因素；也存在着医技工作者如何最大限度地利用其有利条件，克服不利因素，努力发挥自身的能动性，最大限度地去达到最佳的诊治目标，以及提供对患者的抚慰、便利和生活服务等能够体现对患者的尊重、关心的伦理学因素。所以，医技工作者要在诊疗过程中树立"时间就是生命"的诊疗观念，在诊疗行为上做出迅速反应；并认真适时地对患者的要求做出应答，积极主动地做好诊疗工作。及时原则是贯穿于诊疗实践各个环节中的、对医技工作者的重要伦理要求。它集中体现了诊疗工作的特点和客观要求，同时也体现着医技工作者对患者的尊重爱护和高度负责的医德品质。医技工作者只有在诊疗活动中认真贯彻和履行及时原则的伦理要求，才能摆脱疾病变化等不利客观因素的制约，达到较为理想的治疗目标。

（二）准确原则

准确原则要求医技工作者积极充分地利用现实条件，严肃认真地做出符合病情实际的判断，出具正确的检查报告，这是对医技工作者在诊断方面、在认识疾病正确程度方面和特殊诊疗方面的基本道德要求。医技工作者应从诊疗工作的总体上去理解和把握准确性原则，树立正确的临床诊断思维，科学地利用现实条件，应用循证医学的基本原则来提高诊断疾病的准确率，不可盲目地做"撒网式"的检查或过度检查，也不可简单地限于经验与人情的狭小范围内，而应结合患者的病情，综合考虑，慎重选择，严肃认真地做出判断。反对漫不经心、敷衍了事、主观臆断和徇私情的不良作风和行为。

只有正确地理解和贯彻准确的原则，才能保证医技工作者的诊疗活动具有积极可靠的临床意义，才能保证对患者实施正确有效的治疗措施，达到良好的治疗目标，预防医疗事故和意外的发生，真正体现医技工作者严谨科学的工作作风和医技工作的价值。

（三）有效原则

有效原则是对医技工作者选择何种诊疗手段的本质的规定，它要求医技工作者采用熟识并掌握了的科学手段，认真实施对疾病的诊断，并能达到协助临床的效果。这就要求医技工作者学习和掌握科学的诊疗手段，认真实施有效的诊断手段，实事求是地得出诊断结论，科学地判断治疗效果。

临床诊疗工作的核心任务要求医技工作者必须贯彻有效原则，这是因为医技工作者的职责就是运用医学知识满足患者对诊疗疾病、恢复健康的需求。有效原则是对医技工作者应采用何种手段的规定，体现了医技工作者的科学精神与庸医骗术的本质区别。贯彻有效原则，体现了医技工作者劳动的社会价值，同时也体现了尊重患者、使患者利益最大化的原则。

（四）择优原则

择优原则要求医技工作者认真仔细地选择使患者受益与代价比例适当的诊疗措施。医技工作者要依据患者所患疾病的性质、患者的意愿、医院和医技工作者的自身条件、患者的经济状况和可利用的医疗卫生资源等因素进行综合考虑，确定诊疗目标，从而找到相对最佳的诊疗方法。另外，择优原则还需降低患者所付出的代价，包括身体的、心理的、经济的和情感等方面的付出。换句话说,就是选择痛苦小、不良反应小、费用低、能尽快达到治疗目标的诊疗方法。择优原则需要医技工作者不断地艰苦努力和自我修养,努力达到在面对各种复杂情况时,始终能够从患者的利益出发,为患者做出最好的选择。

（五）自主原则

自主原则就是患者在诊疗过程中,有询问病情、接受或拒绝或选择诊疗方案的自主权。医技工作者应尊重患者的自主权,并把它作为诊疗行为的伦理要求来严格遵守。绝大多数患者对自己健康十分关注,他们要对各种可能的诊疗措施及其中的风险做出正确的选择和承担,医技工作者应为患者的自主选择提供充分条件,给患者以详细的说明和解释,以利于患者与医务人员共同做出最为适合的选择。

自主原则在诊疗实践中具有重要的意义。患者是诊疗的受益者,同时也是风险的承担者。患者享有的自主权利决定了患者可以自主地选择何种诊疗措施。这种自主选择是维系治疗与被治疗关系的核心。尊重和维护患者的自主选择,不仅在道德上而且在法律上都有重要意义。

📝 知识拓展

医院检验科人员的职业危害与防护

检验科是医院重要的医技科室,承担着对各类患者标本进行分析处理的重任。与检验人员有关的职业危害主要是血源性传播疾病和化学试剂的危害。目前已确定的20多种可经血液传播的疾病,包括乙型肝炎（HBV）、丙型肝炎（HCV）、艾滋病（AIDS）和梅毒等,通过污染的器械等刺伤、皮肤及黏膜损伤、徒手接触患者的标本等途径感染,其中发病率较高的有乙型肝炎（HBV）、丙型肝炎（HCV）、艾滋病（AIDS）。检验科因工作被感染的比例占所有医务人员的第二位。因此,必须强化自我保护意识,预防为主,定期体检,并通过预防接种,减少皮肤针刺伤等,做好防护。

——黎北信,王潭枫.医院检验科人员的职业危害与防护[J].中国当代医药,2009,16(17):118-119.

第二节　药剂工作伦理

一、药剂工作的特点

医院药剂工作主要包括调剂、制剂、药品供应、药品质量管理、经济管理及药品信息管理。随着现代医药卫生事业的发展,医院药剂工作模式由单纯供应型逐渐向技术服务型转变,由面向物,转而面向患者,开展以患者合理用药为中心的临床药学服务工作。药剂工作具有如下特点。

（一）法制化

《中共中央、国务院关于卫生改革和发展的决定》强调指出,药品是防病治病保护人民健康的特殊商品,必须加强对药品生产、流通、价格、广告、适用等各个环节的管理。药品虽然具有商品的一般属性,但是事关国家发展大计和人民生命健康,所以极具特殊性。药剂工作者严守国家药品监督相关法律法规,认真贯彻执行《中华人民共和国药品管理法》《中华人民共和国药品管理法实施办法》《医疗机构药事管理暂行规定》《麻醉药品和精神药品管理条例》《处方管理办法》《药品不良反应报告和监测管理办法》等有关法律、法规。用法律手段惩处制售假冒伪劣药品的行为,保证用药安全、经济和有效。

(二)规范性

实施规范化管理,定期检查科室医药,定期组织人员抽查处方和出院病历,检查处方合格率、抗菌药物使用情况等,并对其进行评价。配合医务科检查各科室麻醉药品、精神药品等的使用、保管、记录、安全等情况。

(三)严谨性

严格执行药品准入制度,根据医院医疗和科研需要,编制药品采购计划,做好药品采购、保管、供应工作。为保证临床用药安全有效,建立健全药品检查和验收制度,不合格药品不准入库和供临床使用。使用后的药品,要定期收集药品不良反应信息,定期向药品监督管理部门及卫生行政部门上报数据。

(四)普及性

义务宣传科学合理用药知识,积极宣传用药知识,不定期向临床介绍新药知识,监督、指导合理用药、规范用药。

(五)科学性

医院药剂工作专业性强,难度高。在新制剂的开发、新药临床应用和药学的科学研究中,更加体现出科学性。药剂人员应严把药品质量关,实行科学规范管理;为医院医疗需要及时准确地调剂处方和制备各种普通制剂,供应质量合格的药品,配合医疗需要积极开展医院药学及其科研工作。

(六)全面性

组织医院医药卫生的相关事宜,定期组织本科室人员开展法律、法规及业务知识的学习和讲座。负责接收各类药学专业实习生的实习管理工作;负责医院药事会交办的日常工作;定期接待医药业务代表;接收新药资料;对临床各科申请的新药进行初评、筛选、票决,汇总上报药事会讨论研究。

考点直通车

我国古代医学家把"用药"比作"用刑",这一思想体现了( )医德范畴的重要性
A. 情感　　B. 义务　　C. 良心　　D. 审慎　　E. 保密

答案与解析:D。考点解释:用药关系到患者的生命安全,误便隔生死,说明用药安全的重要性。所以,用药需审慎。

二、药剂工作伦理

药剂工作的核心是药品质量管理和药事服务,保证人民群众用药安全、有效而经济。为此,药剂工作者应该恪守以下伦理要求。

(一)维护患者利益,提高生命质量

药品不良反应是危害人们身体健康的重要因素。医院药师要具有高度的社会道德责任感,从维护人类生命健康的角度,主动地报告药品不良反应。在深入临床的过程中,始终以患者为本,维护患者的利益,真诚、主动、热情、全心全意地为患者服务。以精湛的专业知识帮助临床正确选药,合理用药,指导患者科学服用,为患者解除痛苦,提高生命质量。

(二)精心调剂,耐心解释

调配处方过程中的伦理规范,包括:审方仔细认真,调配准确无误;配药后,配药人与审核人认真核对签字;发药时,要耐心向患者讲清服用方法与注意事项,语言通俗易懂,语气亲切。药剂工作者尽力向患者提供专业的真实、准确、全面的信息,绝不能在专业服务的性质、费用和价值方面欺骗患者。

(三)精益求精,确保质量

用药安全是医院药剂工作的首要职责。药剂工作者在进行配方、发药,或是调剂、制剂、药检、采购、保管等工作时,都要严格执行操作规程,为临床提供安全、快捷、高效的服务,确保用药需要和安全。医院制剂必须坚持为临床服务的方向,坚持自用的原则。

(四)合法采购,规范进药

医院药品采购要坚持质量第一的原则,按照国家有关规定,从合法有证的单位采购药品,对采购的药品严格执行验收制度;在药效相同情况下,选择质量保证、价格合理的药品。

(五)对症下药,剂量安全

药剂工作者在给患者配药期间,要保持高度的警惕性,认真仔细核对药方,对症下药,把药物剂量控制在安全的范围内,不容许调剂、推销、分发质量差、没有达到规定标准要求、缺乏疗效的药物、医疗器械或辅助品给患者,要对患者负责。

(六)严守法规,接受监督

药剂工作者有义务遵守法律,维护其职业荣誉,接受本职业伦理规范。药剂工作者绝不从事任何可能败坏职业荣誉的活动,同时毫不畏惧、不偏袒地揭露本行业中非法的、不道德的行为。医院的药剂工作意义重大,关系到患者的生命及医院的诊疗质量,药剂工作者要严守国家医药卫生相关法律法规,严把药品质量关,随时接受人民群众的监督及上级监管机构的检查。

(七)提高素质,甘于奉献

药剂工作者应努力完善和扩大自己的专业知识,提高专业判断力。药剂工作者绝不能同意或参与他人以医谋私行为,也不可在未获得患者同意的情况下公开患者的记录或个人秘密给任何人。此外,药剂工作者首先必须考虑的是维护患者的健康和安全,作为一名卫生人员,应奉献自己全部的才智给每一个患者,并为自己所从事的工作贡献才能。

知识拓展

药学技术人员行为规范

（1）严格执行药品管理法律法规，科学指导合理用药，保障用药安全、有效。

（2）认真履行处方调剂职责，坚持查对制度，按照操作规程调剂处方药品，不对处方所列药品擅自更改或代用。

（3）严格履行处方合理性和用药适宜性审核职责。对用药不适宜的处方，及时告知处方医师确认或者重新开具；对严重不合理用药或者用药错误的，拒绝调剂。

（4）协同医师做好药物使用遴选和患者用药适应证、使用禁忌、不良反应、注意事项和使用方法的解释说明，详尽解答用药疑问。

（5）严格执行药品采购、验收、保管、供应等各项制度规定，不私自销售、使用非正常途径采购的药品，不违规为商业目的统方。

（6）加强药品不良反应监测，自觉执行药品不良反应报告制度。

——摘自《医疗机构从业人员行为规范》（由卫生部、国家食品药品监督管理局、国家中医药管理局颁发，2012 年）

第三节 医学检验伦理

一、医学检验技术工作的特点

医学检验的工作是运用物理、化学检测等科学方法，通过对人体血液、其他液体、排泄物和人体组织的检验，为临床医生提供患者的生理和病理指标。这些信息是医生诊断病情，了解治疗效果，以及判断预后的客观依据。随着科学技术的进步，大量先进仪器和技术的采用，检验医学为人类疾病的诊断、治疗、预防以及健康状况的评估提供了更多的、有益的帮助，为医疗机构完成医疗任务提供了重要的支持。医学检验技术工作具有如下特点。

（一）细致性

检验单由医师逐项填写，字迹清楚，目的明确。急诊检验单上注明"急"字。认真核对检验结果，填写检验报告单，做好登记，签名后发出报告。检验结果与临床不符合或可疑时，要主动与临床科室联系，重新检查。发现检验目的以外的阳性结果要主动报告。院外检验报告，由主任审签。

（二）严谨性

收标本时严格执行查对制度。标本不符合要求，要重新采集。对不能立即检验的标本，要妥善保管。普通检验，一般于当天下班前发出报告。急诊检验标本随时做完随时发出报告。特殊标本发出报告后保留 24 小时，一般标本和用具立即消毒。被污染的器皿高压灭菌后洗涤，对可疑病原微生物的标本于指定地点焚烧，防止交叉感染。为保证检验质量，要定期检查试剂和校对仪器的灵敏度；定期抽查检验质量。菌种、毒种、剧毒试剂、易燃、易爆、强酸、强碱及贵重仪器指定专人严加保管,定期检查。

(三)规范性

医学检验主要运用化学、物理、生物、电学等技术在实验室内,借助各种仪器、试剂等,依照特定的原理、方法和操作规程,按照临床医生的要求,对标本进行有目的的检验分析。经过长时间的观察和实践,为了使检验结果科学、准确,医学检验已经形成了较为固定的规范化程序和完善的质量控制制度。无论是手工操作方法还是智能化检验,都有一定的专业标准。医学检验技术人员应积极参加室间质量控制,规范操作、方法得当、分析科学,保证检验质量。

(四)风险性

医学检验是"临床医疗的侦察兵",处在临床医学的最前沿。一方面,临床医生根据医学检验提供的生理和病理指标进行诊断,判断患者病情的轻重缓急、治疗效果,以及估计患者的预后,检验科室的报告和评估有时对疾病诊断和预后起着关键作用。另一方面,不少送检的患者标本中存在大量的致病因素,特别是具有高传染性、高危害性的疾病在尚未确诊前,很容易使医学检验技术人员在检验工作中被感染。医学检验中所使用的化学试剂大多易燃、易爆和有剧毒。这些因素使医学检验工作具有较大的风险性。医学检验技术人员应严格操作规程,注意防护和安全保护措施,避免丢失试剂、菌种和病毒,减少风险。

二、医学检验技术工作伦理

(一)珍惜标本

临床送检的各种标本取自人体,在标本采集过程中患者承受了痛苦和不适,也是医护人员辛苦工作的结果。一些特殊化验所需要的标本不仅很难采集,而且数量很少。因此,医学检验人员首先要珍惜标本。珍惜标本就是尊重患者、对患者负责任的表现。

(二)遵守规程

严谨的科学作风是保证工作质量的前提。检验人员在工作中一定要严肃、认真、细致、准确、一丝不苟。无论是接收标本还是采集标本都要认真核对,避免出现差错;检验操作时要专心致志,仔细认真,严格遵守操作规程。各种检验标本的收集方法、收集时间、数量及传送过程都可能影响检验结果,因此,仪器、试剂和标本都不能勉强凑合。有时为了进一步确诊,或出现可疑的结果,需要重复检查多次,要不怕麻烦,不辞辛苦,认真完成。填报检查结果时,不可张冠李戴,发放检查结果时一定要核对清楚,备案备查。对检验工作中任何一个环节不严格,都可影响结果的可靠性,从而带来轻重不等的后果,轻者重复检验,重者危及患者生命或造成医疗事故。

(三)实事求是

检验人员必须具有实事求是的科学作风,要注意纠正设备和试剂纯度等方面的误差,规范操作,确保检测结果的准确性。如实地填写检查结果,不能任意涂改检测结果,更不能弄虚作假,谎报结果。严禁为了自己或他人谋取不正当利益,非法出具假报告单。如果发现检验结果可疑,与患者的临床症状不符,应及时与临床医师联系,不可主观臆断,必要时要重新检验。如果自己有差错应及时纠正,并吸取经验和教训,杜绝类似问题的发生,绝不能敷衍塞责。

知识拓展

医学检验工作的质量方针为:公正、科学、准确、高效,即在检验工作中必须做到以下几点。

(1)行为公正——任何情况下,不被各种利益所驱动,客观公正、独立诚实地开展检验工作。

(2)方法科学——遵守国家有关法律、法规,依据有关检验标准规范。

(3)数据准确——认真执行本科工作程序,对检验工作进行全过程质量控制,确保检验数据的准确性和可靠性。

(4)办事高效——在规定的工作日内接受患者委托,出具检验报告。

(四)同情尊重

临床检验往往走在诊断和治疗的前面,检验人员要有同情心,理解患者等待检验结果的焦急、紧张和忐忑的心情,尽可能地及时出具准确的检验结果,帮助临床医生及早诊断,不能因为检验工作拖沓而使患者失去医疗机会。检验人员急患者之所急,想方设法消除患者的心理困扰,操作时动作轻、快、准,都是同情心的体现。在检验工作中要谨慎从事,尊重患者。在检验标本时,医务人员可能发现患者的隐私和秘密,应注意不得泄露患者的检查结果。保护患者的隐私和秘密,既涉及道德和法律责任,也是尊重患者的体现。

第四节 医学影像工作伦理

一、医学影像工作的特点

医学影像工作是医学影像医师依靠仪器所反映的人体器官或组织的影、图、像,来进行诊断或治疗的技术工作。随着医学影像设备和技术的广泛应用,医学影像工作亦呈现出相应的特点。

(一)医学影像工作向综合性发展

与内、外、妇、儿等医学学科相比,医学影像学是一门相对年轻却发展较快的学科,也是现代医学的最重要的诊断与治疗方法之一。现在的医学影像学所覆盖的范围已不再是单纯的 X 线诊断学部分,而是发展成为包括 CT、MRI、DSA、超声等多种成像手段在内的一门综合性学科,并从原来单一的形态成像诊断向形态成像、功能成像、代谢成像并用的综合诊断发展,而介入治疗也成为与内科、外科相并列的第三大治疗手段。医学影像学与几乎所有的临床医学学科之间关系密切,临床各种疾病的诊断和治疗都离不开影像学的支持。

（二）用形象的影、图、像与患者沟通

许多影像学征象的描述都十分生动，例如骨结核的死骨呈"泥沙"状，佝偻病长骨干骺端呈"杯口"状凹陷，胸部侧位片上肺门呈一尾巴拖长的"逗号"，肺错构瘤内钙化呈"爆玉米花"样，矽肺肺门区淋巴结的"蛋壳"样钙化，肺动脉高压时肺门呈"残根"样改变，肠套叠于钡灌肠上显示"弹簧"状套鞘征，食管静脉曲张钡剂造影片上呈"蚯蚓"状或"串珠"状充盈缺损等等，这些影像学征象的描述常采用日常生活中常见的事物做类比。也正是医学影像学工作的这种特点，使得患者越来越形象地看到病灶与正常解剖结构（直接征象和间接征象）的关系，医学影像工作者也因此与患者及其家属的接触沟通越来越有效。

（三）以诊断为主，诊治并行

医学影像技术工作是以诊断为主发展起来的。过去受技术和设备的限制，医学影像医师只是被动跟随和满足临床医生的诊断要求。现在，随着医学影像学科的发展，从诊断为主，发展到诊治并行，特别是放射介入疗法等技术的开展，使医学影像医师也部分地参与到患者的治疗中。虽然医学影像工作以诊断为主的特点没有根本改变，但诊治并行的特点也要求医学影像医师必须理解患者的病史和临床表现，掌握一定的诊断知识，才能结合临床更好地为患者服务。

（四）以独自操作为主，协作性增强

在医学影像的发展历史上，很长时期内都是以医师独立操作、诊断为主，也有对部分病例进行集体讨论的做法，这是发展集体智慧的优良传统。但是，随着设备和技术的发展，一些新的复杂的诊断技术和放射介入疗法的开展，有些诊断和治疗需要多位医生协同参与及护士的配合才能完成，使得医学影像工作的群体性与协作性增强。虽然如此，从工作数量上看，医学影像工作还是以独立诊断操作为主。每个医学影像医师独当一面，甚至独自管理和使用一台机器工作，这就形成了现代技术条件下新的医学影像技术工作的特点，也对影像学技术人员的个人道德品质提出了慎独自律的要求。

考点直通车

患者张某，因患有大骨节病来某医院诊治，医务人员发现此病较典型，欲拍摄多个部位的 X 光片作为教学资料，于是让患者又拍摄双膝、双肘、双手、双足、脊柱等部位的 X 光片。关于本案例的说法，正确的是（　　）

A. 医生未尊重患者知情同意的权利

B. 促进医学教学和科研是患者的一项义务，医生的做法并无不妥

C. 医生为了减少纠纷而不向患者说明情况是可以理解的

D. 医生可不向患者说明免费拍摄增加的部位

E. 让患者无大伤害而对医院有利的事情在道德上是能通过辩护的，即可以不让患者知情

答案与解析：A。考点解析：医学检验技术人员、医学影像技术人员等医务人员，当给患者做身体检查、辅助实验室检查和影像学检查时，都要做到尊重患者的知情同意权，这

是尊重患者自主权的要求。

二、医学影像工作伦理

(一)一丝不苟,防止遗漏

放射诊疗时,对患者要高度负责,一丝不苟。描述图像必须客观真实,结合临床做出正确诊断。报告字迹要工整清晰,言简意赅。对患者的姓名、性别、年龄、检查号码、检查(或治疗)部位及日期等要仔细核对,防止遗漏和差错。

(二)加强防护,降低损伤

放射线对患者既有诊疗作用,又有损害作用,具有治病与致病的"双刃剑"效应。因此,必须从医学道德的角度,高度重视加强放射线防护,防止滥用和不必要的重复使用,提高诊断准确率,避免过多、过勤的复查。

(三)举止端庄,尊重隐私

影像科工作的特点是除了患者以外,常常没有其他人在场,在没有他人监督的特定情况下,在暗室操作,与患者独立相处。工作人员一定要举止端庄,尊重患者的人格和尊严,不得随便谈笑戏谑。男医生检查女患者乳房及腹部时要戴手套,并有第三者在场。放射工作人员无权检查女性会阴部,更不能利用暗室特殊条件玩弄异性。否则,不仅要受道德的谴责,还要受到法律的制裁。

综合测试

一、名词解释

1. 及时原则
2. 有效原则
3. 择优原则

二、单项选择题

A1 型题

1. 治疗要获得患者的知情同意,其实质是( )
   A. 尊重患者自主性　　B. 尊重患者社会地位　　C. 尊重患者人格尊严
   D. 患者不会做出错误决定　　E. 患者提出的要求总是合理的

2. 临床医技科室工作人员应尽的道德义务中,首要和根本的是( )
   A. 对同事的义务　　B. 对医院的义务　　C. 对医学的义务
   D. 对社会的义务　　E. 对患者的义务

3. 医技科室的工作人员保守患者的秘密,其实质是( )
   A. 尊重患者自主　　B. 不伤害患者自尊　　C. 不给自己添麻烦
   D. 医患双方平等　　E. 患者的权利高于一切

4. 关于医务人员自我的医德规范是( )
   A. 救死扶伤,人道待患　　B. 尊重患者,一视同仁　　C. 文明礼貌,关心体贴
   D. 谨言慎行,保守医密　　E. 严谨求实,奋发进取

5. 某患者要做腰穿检查,有恐惧感。从医学伦理的视角看,临床医生应做的主要工作是
   (   )
   A. 做好心理疏导,征得患者的知情同意
   B. 告知做腰穿的必要性,命令患者配合
   C. 告知做腰穿时应注意的事项
   D. 因诊断需要,先动员,后手术
   E. 动员家属做患者思想工作

6. 医务人员在确定辅助检查项目后,必须做到(   )
   A. 只要检查目的明确,无须说服解释
   B. 使患者知情同意,要告知患者(或家属),尊重被检查者
   C. 只要有益于治疗,医生可以做出决定
   D. 向患者解释清楚检查的危险性
   E. 因治病需要,无须向患者说明检查项目的经济负担

A3 型题

   小王是某医院放射科的医生,一天下班后,骑自行车在十字路口与另一骑自行车的
刘某发生刮擦,刘某倒地,并强调说自己膝盖疼痛难忍,要求到医院检查。小王认为刘某
纯属讹诈人,明明看到他是慢慢倒地的,但是拗不过他,就把他带到自己所在的医院放射
科拍片检查。小王亲自为刘某膝盖部位拍片数张,并多次投放放射线。事实证明,刘某
没有受伤。

7. 对小王医生的行为正确评价为(   )
   A. 应患者的请求拍片,符合伦理要求
   B. 多次拍片,多次投放放射线,不符合伦理要求
   C. 小王医生的行为只是技术规范要求的领域,与医学伦理道德无关
   D. 讹诈人,就要付出代价
   E. 患者自己不知道,就是没有伤害发生

8. 对于与医技人员有芥蒂关系的患者,哪种说法最符合伦理要求(   )
   A. 医学职业道德是要求医生的,和医技人员没有关系
   B. 医技人员与患者之间,患者是主导地位
   C. 医技人员应该克服自己的心理障碍,一视同仁地对待患者
   D. "你不仁,我不义",医生有理有据,值得称赞
   E. 医技人员的做法,没有第三人知道;不会造成影响,无可厚非

三、简答题

1. 如何正确理解医技工作中的伦理要求?
2. 如何理解药剂工作中的伦理要求?
3. 临床医学实践中,怎样把握检验工作和影像工作的伦理要求?

四、案例讨论

【案例】

   孕妇,28 岁,农村人,怀孕 30 周来院 B 超室做常规检查,由于其丈夫受封建思想的影
响,强烈要求该孕妇生男孩,否则将强行要求离婚,因此该患者十分紧张,请求医生提前

告知其怀的是男孩还是女孩,以便采取下一步措施。医院有制度,严禁 B 超医生给患者做性别鉴定,但该孕妇递给医生一个"红包",请其帮忙。该医生拒绝了她的请求。

【讨论】

1. 有人说该医生有些不近人情,有人说该医生坚持了原则,请从影像工作者的伦理要求出发,分析该医生的行为。

2. 请举出一或两个实例,说说医务人员面对患者的一些"特殊"要求时,所表现出的医德修养。

（李占则）

第十章 社区卫生服务伦理

📕 学习目标

(1)识记:健康教育、家庭病床服务等社区卫生服务的伦理要求。

(2)理解:社区卫生服务、社区预防保健和健康教育的意义。

(3)运用:结合社区卫生服务的实践,规范医疗技术操作,实践伦理规范的要求。

✒ 案例导入

某日下午,大雨中一位36岁女患者被人搀扶走进某市偏远郊县的一家坐落在大山里的卫生院。外科秦医生经过细致的询问病史、认真的体格检查和相关的辅助检查后,诊断为宫外孕。秦医生给该市级医院和县医院的妇产科专家打电话请示诊断和治疗。这时,患者出现休克状态。如果送往县医院最少也要4个小时,路上风险大。卫生院没有妇产科,秦医生紧急和宋院长研究,并及时上报县卫生局,局里同意立即手术,患者及其家属同意就地手术抢救。同时,卫生院向县医院寻求援助。在上级医院医生的电话指导下,秦医生和院长共同配合,历时2.5个小时,完成手术。术中证实宫外孕诊断,并且腹腔内出血达1000~1400毫升,如果不及时手术后果不堪设想。3个小时后,县医院的急救车送来400毫升新鲜血液输进了患者的体内。手术7天后患者伤口拆线,痊愈出院。患者和家属对秦医生和卫生院充满感激之情。

阅此案例,请思考:乡镇卫生院等社区医疗单位所承担的工作内容有哪些?社区卫生服务有哪些特点和相关的伦理要求?

第一节 社区卫生服务伦理概述

一、社区卫生服务的含义与内容

(一)社区卫生服务的含义

社区是人们在长期共同的社会生产和生活中形成的一个相对独立的地区性社会。我国目前城市社区主要是指街道或社区居委会的辖区,农村社区主要指乡镇或行政村落。

社区卫生服务是指在一定的社区中,由卫生及有关部门向居民提供的预防、保健、医疗、康复、健康教育和计划生育技术六位一体为内容的卫生保健活动的总称。社区卫生服务的对象包括社区内所有的居民,妇女、儿童、老年人、慢性病患者、残疾人和低收入居民都是社区卫生服务的重点人群,为他们提供预防、保健、治疗、康复、健康教育和计划生育技术相结合的院外服务与院内服务相结合的,卫生部门与家庭、社区服务相结合的综合性卫生服务。社区卫生服务是适应人口老龄化、疾病谱的变化、医学模式的转变而产生的,是整体医学观在医学实践中的具体体现。

(二)社区卫生服务的主要内容

社区卫生服务是初级卫生保障,是整个卫生系统中最先与人群接触的那一部分,所以社区卫生服务是卫生体系的基础与核心。它主要包括以下几方面内容。

1. 预防服务

预防服务包括传染病、非传染病和突发事件的防控。传染病的预防指社区一级病因预防、二级五早预防和三级预后康复预防。非传染病预防指一级危险因素预防、二级早期疾病干预、三级病残预防。突发事件的预防指隐藏在健康人群内的,且能突发严重卫生问题的监测预防。

2. 医疗服务

除在医院开展门诊和住院服务外,重要的是根据社区或社区居民的需要,开展医疗服务:一是通过为居民提供出诊、巡诊等上门服务,开展家庭治疗、家庭护理、家庭康复、临终关怀等医疗服务;二是诊断治疗常见病、多发病及慢性非传染性疾病,并根据病情需要做好转诊、会诊等协调工作;三是做好社区前急救工作,即开展急危重患者院前急救及护送入院,确保紧急救护及时有效,保障社区居民生命健康。

3. 保健服务

一是对社区或社区居民进行保健合同制的管理,并定期进行健康保健管理;为居民建立健康档案,及时掌握居民及其家庭的健康状况与卫生服务需求。二是为社区居民提供医疗、健身、康复锻炼指导、心理健康维护、家庭健康咨询与保健以及计划生育指导等服务。

4. 健康教育

健康教育是实施预防传染病、非传染病和突发事件的重要手段。通过医药卫生知识的传播、健康文明的生活方式的倡导,提高社区居民的健康意识和自我保健能力。

社区卫生服务工作包括城市社区、农村卫生工作两个方面,是我国实现初级卫生保健的主要途径。它的出现是医疗卫生事业发展的必然,也是医学道德进步的需要。社区卫生服务有着丰富的道德内涵,是中国医疗卫生改革的重要内容。

二、社区卫生服务的特点和作用

社区卫生服务是以居民的卫生服务需求为导向,以人的健康为目的,以社区为空间范围,合理使用社区、社区资源和适宜技术,为居民提供安全、可及、有效、经济、方便、综合、连续的公共卫生和基本医疗服务。社区卫生服务的开展,符合中国医疗卫生事业的发展方向,对中国医疗卫生的改革起着关键性的推动作用。

(一)社区卫生服务的特点

1. 基本型全程式服务

社区卫生服务是整个卫生保健体系的基础,全科医生面临的通常是常见病和多发病的常规性诊治。社区拥有丰富的居民档案信息,社区卫生人员最贴近人民群众,可以做到全面介入,涵盖所有家庭、所有居民的从生前到死后的全程管理。

2. 防治结合、多档合一的服务

合理配置、充分利用现有信息资源,社区卫生服务可融居民健康档案与临床信息档案于一体,定期体检与随访相结合,以全科医学思维服务于居民,为综合性服务。

3. 以居民需求为导向的连续性的服务

社区卫生服务从社会学、心理学和医学人类学等方面对疾病角色加以理解,明确患者就诊的真正原因,以患者的健康和服务需求为导向,满足患者的期望。社区卫生服务人员能深刻体会患者的感受,关注患者的患病行为、就医行为以及遵医行为,并能做到适时指导和帮助,提供有效、经济、方便、综合、连续的基层卫生服务。

4. 可及性服务

健康作为生存的基本权利,居民公共卫生服务和基本医疗服务的可及性是社会公平的标志,发展社区卫生服务的一个重要目的就是为了公共卫生覆盖全民。从社区实际出发,实事求是,形成区域性疾病预防控制和社区居民健康信息网络系统,做到预防性服务、健康筛查和疾病监测、基本医疗服务及信息服务等,并保证社区居民在经济支付能力、心理认同和地理距离上对卫生服务的可及性。

5. 任务艰巨

卫生服务的"社区化"适应我国人口结构的老龄化、家庭结构小型化趋势及慢性病患者增多的社会事实。随着人民生活水平的提高,人群疾病谱发生了改变,慢性病的治疗和护理需求量日益增加。人们在重视身心健康的同时,对疾病的预防和自我保健意识也不断增强,社区卫生工作面临着一个机遇与挑战并存的发展时期,平凡的工作、艰巨的任务是社区卫生工作的写照。

(二)社区卫生服务的作用

1. 尊重患者基本权利,保障人民身心健康

随着生活水平的提高,人民群众对健康问题更加重视,对健康的要求也越来越高,视医疗服务为自己的一项基本权利。但是,从我国目前医疗卫生体制和医疗卫生资源配置的现状来看,还满足不了人民群众日益增长的健康需求,致使"看病难"问题长期存在。患者生病后应得到及时治疗的基本权利得不到保障,有些患者就医方式为无病不查,病重才看,消除症状即可,不做愈后随诊。因此潜伏的疾病得不到及时的发现和遏制,严重的疾病得不到现有医疗水平下的最佳治疗。这些问题的存在极大地影响着人民群众的身心健康。

随着城镇职工基本医疗保险、城镇居民基本医疗保险、新型农村合作医疗及国家基本药物零差价制度的建立,医疗卫生资源得到比较充分的利用,社区卫生服务保障了居民的基本医疗权利,使患者能得到及时的医疗卫生服务。社区首诊负责制和双向转诊制度的建立,使医患之间建立了较为固定的朋友式关系,患者随时可与医生联系并及时获得诊疗服务,使人民群众看病难、看病贵的问题基本得到缓解。社区卫生服务实现了医疗服务和医疗保障的有机结合,使患病者得到诊治,无病防病,降低了各种疾病的发病率、致残率和死亡率,极大程度地保障了人民群众的身心健康。

2. 建立新型医患关系,促进医德医风建设

传统的医患关系造就了传统的就医方式:患者走进医院先挂号,然后排队,医生简单

询问后开各种化验单和检查单,患者去化验、检查后拿着化验检查报告再去找医生,医生根据报告单诊断进而做出治疗方案。整个过程中患者被尊重的权利和自主选择的权利往往被忽略。

社区卫生服务改革了旧的服务方式,改变了传统的医患关系。在社区卫生服务中,医务人员走出院门,入户到家,与患者面对面,使患者充分感受到医患之间服务与被服务的关系,增强医患之间的平等性。医务人员在行医过程中对居民进行健康教育,对患者讲授基本的医学知识,指导和帮助患者的就医、遵医行为,使患者对医学常识和自己的疾病有初步了解,积极参与到治疗中去,从而改变以往的被动地位,建立起新型的医患关系。

社区卫生服务有利于医务人员良好道德品质的形成。医生能深入地了解病痛带给患者的疾苦和家庭的负担,从而激发对患者的同情、尊重、理解和关心;从坐堂待诊到上门服务,使医务人员正确认识医疗部门的服务性,从而以正确的态度服务患者,自觉加强医德修养。

3. 适应医学模式的转变,全面提高医疗卫生水平

传统的生物医学模式会致使医务人员在行医过程中,忽视患者是具有高级心理活动的、在特定的社会氛围中生存的人,仅仅从生物学的角度去认识疾病、治疗疾病,"头痛医头、脚痛医脚"。生物医学模式导致医务人员对人的健康和疾病的认识是片面的,既不利于对患者疾病的诊断、治疗,也不利于医学道德价值的实现。

现代医学实践证明,心理和社会因素已经成为当代不可忽略的致病因素。在医疗活动过程中,必须同时寻找患者生理、心理、社会各方面的致病因素,才能完成对患者的正确诊断和全面治疗,从而实现医学目的。社区卫生服务体系有利于实现新型医学模式,即生物 - 心理 - 社会医学模式的转变。

社区卫生服务的对象不仅包括患者,还包括健康人。医务人员掌握着社区人群的健康档案、家庭状况,为其定期体检、及时上门诊治,并通过有效沟通与交流了解患者的心理需求及所处的家庭环境、社区环境、社会环境,寻找生物、心理和社会各方面的致病因素,进而完成对患者的正确诊断和全面治疗。医务人员要完成全人、全程、全面的工作,需要全面转换角色,融全科医学理念和角色于基本医疗的工作中。从事社区卫生工作的医务人员对患者和家庭来讲承担着医者、咨询者、教育者、朋友、管理者和协调者的多重角色,只有如此,才能提供全方位的、有效的社区卫生服务。

考点直通车

医学模式转变在医学伦理方面的重要性是指( )

A. 促进了医学思维方式的变革

B. 提高了社会防治疾病的地位

C. 实现了在更高层次上对人的健康的全面关怀

D. 加速了祖国医学的整理和提高

E. 促进了医师知识结构的现代化

答案与解析:C。考点解析:心理和社会因素已经成为当代不可忽略的致病因素。在

医疗活动过程中,必须同时寻找患者生理、心理、社会各方面的致病因素,才能完成对患者的正确诊断和全面治疗,从而达到医学目的。传统生物医学模式指导下的医疗活动对人的健康和疾病的认识是片面的,既不利于对患者疾病的诊断、治疗,也不利于医学道德价值的实现。

三、社区卫生服务伦理要求

在社区卫生服务中,医务人员会遇到各科疾病及各种纷繁复杂的情况,这就要求医生必须具备全面的专业技能,不仅要具有传统的医学知识,还要具有心理学、哲学、伦理学、社会学等相关的人文、社会科学知识和良好的职业道德素质,才能为居民提供高质量的社区卫生服务。

(一)严格自律

道德情操培养的关键在于医务人员在医疗活动中自觉地改造自我,增强责任心和事业心,规范医德行为,从他律逐渐走向自律。在医院里,医务人员处在严格的组织管理中和其他医务人员的监督下,某些违反伦理的行为会受到一定的制约。社区卫生服务有所不同:医务人员要为居民提供全方位的服务,特别是在入户服务时,通常是独自一人,没有其他医务人员在场,这就要求社区卫生服务人员必须加强医德修养,培养慎独精神。无数事实证明,只有严格自律的医务人员,才会有同情心、责任心、事业心;才能对技术精益求精;才能对医疗工作认真负责;才能严守规章制度、坚持原则;才能全心全意为患者的身心健康服务,才能成为患者的知心朋友。

(二)强烈的医德情感

医德情感是医务人员在医学人道主义思想指导下,基于对生命、人类的尊重和热爱,按照一定的医疗原则,在医疗活动中对医患关系和医疗行为的道德方面做出评价时,产生的一种特殊情感体验和态度。医德情感是医患交往的润滑剂,医务人员的体贴、关怀和周到的服务,不仅能推动医患关系的良性发展,还可促进患者身心的全面康复。因此,医务人员要转变观念,由坐等患者转变为走出医院、送医送药上门,并正确地处理各种利益关系,视患者如亲人,自始至终为患者提供热忱周到的服务。对患者,在及时有效的药物治疗的同时,给予精神上的支持和帮助,以利于其病情的好转;对健康人,通过有效的预防和健康教育,防病于未然,提高他们的整体健康水平。

(三)高度的道德责任感

社区卫生服务所面对的是一个区域性的社会群体,其服务质量和效果会直接影响这个群体的生理和心理健康,社区卫生服务人员必须具有强烈的社会责任感和敬业精神,全身心地去了解人、关心人、爱护人、帮助人。既要满腔热情,又要精益求精,把全心全意为人民健康服务视为己任,并通过良好的医德医风去感染服务对象。道德责任感是对服务对象的需要的自觉认识,是培养良好职业道德的基础,只有具备不懈的敬业精神和高度的道德责任感,才能更好地为社区居民的身心健康服务。

(四)良好的人际沟通能力

社区卫生服务深入社区,服务一定区域内的所有居民。社会分工、社会地位、受教育程度、对疾病和健康的看法、文化素质及信仰等方面的差异,会影响到和谐医患关系的建立和发展。社区医务人员需要具备良好的人际沟通能力,与千差万别的居民进行有效沟通与交流。文明礼貌、热情服务、耐心解释、任劳任怨、宽容体谅等行为,都有利于医患信任关系的确立。

第二节 社区预防保健伦理

一、社区预防保健工作的内容和特点

社区预防保健工作是指社区医疗卫生单位与保健部门向居民提供的医疗、预防、保健、康复等一切活动的总称。

(一)社区预防保健工作的内容

1. 基础卫生工作

积极参加制订、实施社区医疗保健计划,研究城市、农村、厂矿企业等不同社区的环境特征和生活方式,疾病防控以传染病、地方病、恶性肿瘤、心脑血管病和慢性病管理为重要内容,提出疾病防治措施,做好社区保健的评价。

2. 传染病管理工作

围绕社区群众的医疗保健需求,主动开展一、二、三级预防工作并掌握社区详细的卫生防病的相关信息情报,培养大卫生观,将现代预防的理念渗透到疾病的发生、发展和转归的全过程,涉及生物、心理和社会三大领域。如遇传染性疾病发生,社区医疗工作者应迅速掌握疫情,做到早发现、早报告、早隔离、早诊断、早治疗、早预防,及时处理疫源地,指导患者消毒,进行家庭访观,有效切断传播途径,保护易感人群,控制和消灭传染病的发生和蔓延。

3. 预防接种工作

预防接种工作内容包括:①儿童的计划免疫与专项计划免疫需建立预防接种卡、疫苗和冷链的程序化管理;②社区散居和集体、儿童机构及重点人群的预防接种;③指导下一级社区的预防接种;④指导社区和配合卫生防疫部门处理好预防接种反应和异常反应,以及注射事故等;⑤做好生物制品的运输与保管;⑥开展免疫效果观察;⑦统计、总结预防接种资料,协助上级单位开展人群免疫状况、疫苗效果评价工作。

4. 妇女保健

(1)妇女各期保健:包括青春期保健、婚前期保健、孕产期保健、哺乳期保健和更年期保健等。

1)青春期保健:针对青少年具有迅速成长且易受环境因素影响的特点,采取以下保健措施。①指导营养与个人卫生;②培养良好的卫生习惯;③指导体格锻炼;④普及生殖系统的解剖生理知识;⑤指导月经期卫生,加强经期劳动保护;⑥性教育。

2)婚前期保健:包括婚前健康检查和婚前指导两方面。

3)孕产期保健:孕产期保健是指妇女从怀孕到产褥期这一段特殊生理过程中所采取的保健措施,是妇幼保健工作的中心内容。孕产期保健应着重抓好普及科学接生、建立孕产期系统保健和开展围产期保健,并根据社区的具体情况,针对危害孕产妇最突出的问题决定工作的重点,做好孕产期妇女的保健。①早期发现孕妇,定期进行产前检查、孕产妇的家庭访视,及时处理和治疗孕妇的异常现象与并发症;②搞好遗传咨询和产前诊断,及早发现与处理遗传性疾病和先天性异常;③预防感染和产伤,以及产时、产后出血的发生,处理产妇并发症。

4)哺乳期保健:宣传母乳喂养的重要意义;帮助初产妇掌握正确的喂哺方法和促进乳汁分泌的知识;做好乳头和乳房的护理,防止乳腺的感染,指导哺乳期用药、避孕和劳动保护等。

5)更年期保健:指导更年期卫生;防治更年期综合征;预防更年期常见病;指导更年期避孕和防治性功能障碍;普查妇女常见肿瘤。

(2)防治妇科常见病:社区医务人员深入社区,定期开展妇科病的普查普治,及早发现妇科常见病,找出致病因素,及时采取防治措施,降低发病率,保护妇女劳动力,提高妇女健康水平。

(3)做好女工劳动保护:合理安排妇女劳动;改善劳动条件;做好妇女经期、孕期、产褥期、哺乳期、更年期的劳动保护;提出劳动保护的医学建议等。

5. 儿童保健

儿童保健工作以 7 岁以下儿童为重点,实行儿童保健系统管理,增强儿童体质。①做好儿童保健系统管理工作。这是对新生儿、婴幼儿及体弱儿按常规管理,建立系统管理卡片。医院可设立儿童保健门诊,观察小儿生长发育情况,做好儿童健康检查,早期发现疾病或缺陷并及时矫治,按规定对新生儿进行家庭访视,指导育儿方法,宣传育儿知识。②防治儿童常见病和多发病。系统掌握儿童常见病、多发病的发病情况,调查分析发病因素,制订防治措施,降低发病率,提高治愈率。③做好托儿所的业务领导和幼儿园的卫生保健指导。指导安排合理的生活制度,建立健全卫生制度和保健制度等。④做好预防接种和传染病管理工作。应做好小儿基础免疫,预防传染病的发生,对传染病患儿及时给予相应的处理。⑤做好儿童保健宣传教育工作。应加强儿童营养、母乳喂养和防病知识的宣传,普及科学育儿知识。

6. 社区医务工作

根据社区群众对医疗卫生服务的需求,向社区提供必要的医疗、护理、康复、预防保健、健康教育以及计划生育技术指导等服务项目,积极开展现场、院前急救、抢救工作。

7. 其他卫生服务工作

根据需要与条件并经卫生主管部门批准,可参与饮食卫生、学校卫生、厂矿卫生等管理工作。

(二)社区预防保健工作的特点

1. 价值导向的前瞻性

社区预防保健工作是以人的健康为中心,以预防和控制疾病的各种危险因素为重点,有着基本医疗工作没有的前瞻性。

2. 服务对象和研究对象的整体性

社区预防维护所有人群的健康,包括了健康人群、亚健康人群、高危人群、重点保健人群和患者。

3. 研究方法的独特性

社区预防以人群为对象,以其特殊的方法研究人群健康发生、发展及其与自然、心理、社会环境影响的规律,以最小成本和最大利益去实现控制疾病、促进全民健康的目的。

4. 工作范围的广泛性

广义上讲,健康教育是最基本的病因预防,计划免疫是病前预防,基本医疗是病时预防,康复是发病后的预防;而狭义上的社区预防,包括了传染病的防治、慢性非传染病管理、职业卫生、学校卫生、精神疾病防治等公共卫生和疾病的防控。

5. 工作效率的紧迫性和时效性

随着科学技术的发展、卫生状况的改善和计划免疫的实施,世界各地传染病的发病率不同程度地降低。以往威胁人类健康的传染性疾病被心脑血管疾病等慢性病、肿瘤和意外伤害等非传染性疾病所替代。但是随着生态环境的恶化、交通的快速便捷、流动人口的增加和频繁的商品流通,性传播疾病、血吸虫病、结核病、病毒性肝炎、SARS、禽流感等新的传染病,正以更快、更广、更易爆发的特点威胁着人类的健康。

6. 工作过程的长期性和艰巨性

近期传染病的全球化流行和蔓延,抗生素滥用及菌种不断变异且缺乏有效的免疫制剂等问题的存在,使得社区预防工作任重而道远。

7. 工作效果评价的滞后性和效益影响的深远性

社区预防的工作方法以调查研究为前提,任何一种预防和干预的方法都有滞后性的特点。而一些突发事件的发生,其影响不仅限于事发当时,多年后,突发事件的后遗效应都会影响人们的健康。

二、社区预防保健伦理要求

(一)认真负责,主动服务

社区预防保健工作是三级预防医疗网中最重要的基础工作之一。首先,预防保健与临床医疗最大区别在于临床医疗是患者之必需,治疗效果直观而迅速;而预防保健是防患于未然,效果常常是以隐晦、缓慢的形式表现出来的,不易被人们认识。其次,临床治疗的对象是已经患了疾病的人,预防保健的对象除儿童外,多是健康的成年人和老年人。服务效果的延迟性和不确定性导致成人的需求意愿程度低。再次,有些预防保健项目具有公共产品的性质,人们"侥幸心理"与"免费搭车"的可能性,也决定了成年人预防保健的有效需求不足,需求意愿低。

预防保健工作的特点要求医务人员具有高度的责任心,认真负责,主动服务,深入社区居民生活、工作、学习的环境中;开展卫生监测和监督工作、健康教育工作,做好传染病预防和慢性非传染性疾病的预防工作,履行早发现、早诊断和早治疗的道德责任。

(二)团结合作,善解矛盾

社区预防保健工作者需要争取人民群众的理解、支持和配合,团结协作,使全社区、全社会都来为保护人类健康尽力。同时,社区预防保健工作者还必须学会正确认识和妥善处理在监测、监督及保健工作中所遇到的各种矛盾,如环境污染、食品卫生问题、突发性公共卫生事件等,严格依照国家的法律法规及政策,正确认识各种矛盾的性质,取得矛盾双方的理解和配合,妥善解决矛盾和问题,以维护人们的健康利益。

(三)直面困难,忠于职守

社区预防保健工作以社区人群为主要服务对象,是直接致力于社会利益的事业,因而有着比基础医学和临床医学更为广泛的社会性。造成疾病在人群中流行,人群生活的环境因素是重要的环节,如水源、粪便、居住条件、气候条件、饮食等,这些条件的随机性很大,难以控制和管理。同时社区预防保健工作范围广,时间长,内容复杂,条件十分艰苦,再加之有些工作人员存在着"重治疗,轻预防,轻保健"的思想,甚至出现不愿从事社区预防保健工作的情况,这些无疑为社区预防保健工作人员提出了更为严峻的考验。社区预防保健人员忠于事业,不图名利,不畏艰苦,不怕牺牲,尽职尽责,有着为人民的健康和幸福而奋斗、为崇高的职业而奋斗的信念,将是社区预防工作的保障。

(四)实事求是,秉公办事

社区预防保健工作是十分艰巨而复杂的。就工作范围来说,凡是有关人群卫生的事都是管辖范围的工作。就工作内容来说,预防保健与治疗疾病并进,防治传染病、地方病、寄生虫病、职业病与防治严重危害人民健康的非传染性疾病并重。从工作方法来看,它要求社区预防保健工作者无论严寒酷暑都要调查研究到现场,监督检查到现场,投药消杀到现场,预防接种到现场,防治疾病到现场。同时,社区预防保健工作者还是卫生法律法规的宣传、执行和监督者,在执法过程中依法办事,排除干扰,忠实地履行自己的职责,做到坚持原则,秉公办事,违法必究,不徇私情。对违法者绝不姑息迁就,不同流合污,不利用手中的权力徇私舞弊。

考点直通车

公共卫生政策的制订、公共卫生资源的分配应该坚持的原则是(　　　)

A. 个体化原则　　　　B. 自主原则　　　　C. 保密原则

D. 公正原则　　　　E. 知情同意原则

答案与解析:D。考点解析:在制订公共卫生政策、资源分配等方面要体现对人群、对社会负责,即要坚持公正原则,并公开透明。

第三节　社区健康教育伦理

一、社区健康教育的重要性

健康教育是指有目的的、有计划、有组织的教育活动,是在调查研究的基础上采用健康信息传播和行为干预措施,帮助个体或群体掌握卫生保健知识,树立健康意识,自愿选择健康的行为模式,消除或降低危险因素,降低发病率、伤残率和死亡率,提高生活质量的过程。

(一)健康教育是当前预防和控制传染病的主要措施之一

健康教育被世界卫生组织列为当前预防和控制疾病的三大措施之一。偏远落后地方的居民群众缺乏卫生保健知识,恶劣生活环境造成的不良生活习惯,地方病、慢性病频发,因此,普及预防医学、医药科学知识与慢性病管理的相关知识势在必行。社区卫生保健人员通过传统的、现代化的传播途径和传播方式进行健康教育,是预防控制疾病的发生、发展,有效保护人们健康的重要措施。随着医药卫生体制改革的深入,健康教育在公共卫生体系建设中的作用日益显著。

(二)健康教育与健康促进

美国学者劳伦斯·格林认为:"健康促进包括了健康教育及能促使行为与环境向有益于健康方向改变的相关政策、法规、组织的综合措施。"健康教育的实质是一个干预过程,其核心目的是帮助人们理智地建立和选择健康的生活方式,重点是促进健康而不仅仅是疾病的预防。为此,健康教育者应运用相关的知识、技能与服务,提升个人和社会对预防疾病和促进健康的能力和责任感,促进个体和群体选择有利于健康的行为。健康教育从改变人群的生活方式入手,注重人群健康意识与健康技能的培养。健康教育的有效开展必须借助健康促进的相关政策、制度和社会环境等支持系统。健康教育与健康促进是手段与目的的关系,二者密不可分、相辅相成。

(三)健康教育与突发公共卫生事件

《突发公共卫生事件应急条例》规定,突发公共卫生事件是指突然发生,造成或者可能造成社会公众健康严重损害的重大传染病疫情、群体性不明原因疾病、重大食物和职业中毒以及其他严重影响公众健康的事件。突发公共卫生事件具有突发性、公共性、危害性和复杂性的特点。

健康教育对于应对突发公共卫生事件、保护人民身体健康、促进社会经济发展同样具有积极作用。当前,死灰复燃的老传染病及不断流行的新传染病,以其突发性、流行性特点,往往给人民群众的健康、日常生活以及社会稳定带来严重影响。开展基层健康教育,通过调动基层各部门和单位的积极性,组织广大群众积极参与,可以营造一个预防控制疾病的社会氛围。利用健康教育信息传播和行为干预技术,宣传普及抗御疾病的科学知识,使卫生科学知识深入社区基层,深入千家万户,在突发公共卫生事件中可以发挥积极作用。健康教育在普及卫生知识、预防控制疫情、消除群众恐慌心理、维护社会安定中有着重要作用。

(四)健康教育与预防为主的卫生工作方针

广泛深入地开展社区健康教育,是贯彻落实预防为主卫生工作方针的最根本、最直接、最经济、最有效的疾病预防控制措施,也是合理利用卫生资源、降低医药费用、减轻家庭与社会的负担,走出因病致贫与因病返贫恶性循环的途径。

二、社区健康教育的内容和特点

(一)社区健康教育应做好的工作

(1)确立社区健康教育在社会中的重要地位,树立"人人受教育,人人都参与,人人得健康"的社会大卫生观。

(2)建立健全宣传教育体系,以流行病学、行为科学和社会医学为基础,提高社区健康教育的科学水平。针对常见病、多发病、慢性病的危害及其不良行为,以及受教育对象的不同层次,实事求是、有的放矢地宣传卫生知识,因地制宜地实施不同的教育内容和方法。

(3)社区健康教育的形式多种多样,包括:①声像教育,包括电影、幻灯、视频、投影、音频、电视、广播等,这些形式可在患者集中的候诊室、病房以及社区中进行;②宣传卡片,供行动不便的患者或老年人使用;③科普丛书,专供门诊、病房中或社区内的患者或健康人阅读、学习有关知识使用;④健康咨询,可采用科普报刊、讲演、报告、座谈、建议等方式进行,医院还可设立咨询服务台或门诊等;⑤随诊教育,针对就诊患者或陪护人员进行卫生宣教;⑥设置健康教育专栏等。

(二)社区健康教育的特点

1. 社区健康教育的过程性

社区健康教育是有计划、有组织、有系统、有评价,涉及个人、家庭和社会的教育过程。社区健康教育的核心问题是促使个体或群体改变不健康的行为和生活方式,然而改变行为与生活方式是艰巨的、复杂的过程。许多不良行为并非属于个人责任,也不是有了个人的愿望就可以改变的,因为许多不良行为或生活方式受社会习俗、文化背景、经济条件、卫生服务等影响。因此,要改变行为还必须增进有利于健康的相关因素,如获得充足的资源、有效的辖区领导和社会的支持以及自我帮助的技能等。此外,还要采取各种方法帮助群众了解他们自己的健康状况,并做出自己的选择以改善他们的健康状况,而不是强迫他们改变某种行为。所以健康教育必须是有计划、有组织、有系统的教育过程,才能达到预期的目的。

2. 社区健康教育具有明确的目标

健康教育以健康为中心,以促进健康为目标,养成健康行为是健康教育的最终目的。健康教育是帮助个体和人群改善健康相关行为的社会活动,是在调查研究的基础上,采用健康信息传播和行为干预的方法,促使个体和群体采纳健康的行为方式和生活方式,消除或减轻影响健康的高危因素,促进健康,进一步提高生活质量。促进健康这一目标的实现,需要改变居民"健康是个人的私事"的观念。个人健康并非只是个人的私事,个人健康直接关系到公众的健康。现实生活中个人健康是个体根据自己的价值判断所做的价值选择,而这种选择可能会对他人和社会产生一定的影响。健康教育要促使教育对象树立健康意识,掌握健康知识,具有健康责任,养成健康行为习惯,并具有维护健康的道德观念。

3. 社区健康教育的受众具有广泛性

健康教育的对象是社区的所有居民,包括患者、亚健康人群、健康人群等。宏观上说,生活中的每一个人都是健康教育的适宜对象,健康教育的对象是广泛的、全民的。只有人人参与,人人努力,才能人人健康。对于有不良生活习惯的人,健康教育可以改变其不良的行为方式和生活习惯;对于已经养成良好习惯的人,通过健康教育增加继续保持的动机和恒心。

4. 社区健康教育具有针对性

社区健康教育者应根据受众的人口学因素的差异,进行健康评估,确定健康需求的重点,制订有针对性的健康教育内容,以调动教育对象学习的主动性和积极性。在健康教育实施中,满足个体化的健康需求,是群众接受健康理念、健康知识和健康行为方式的动力。

5. 健康教育方法多样性

健康知识讲座、印刷书籍与小册子、黑板报与平面媒体、现代多媒体传播方式,无论采取哪种健康教育方式方法,社区健康教育者应注意到接收对象的民众性和大众化,尽可能地把临床医学、预防医学、康复医学、护理学以及自我治疗与自我护理等知识和技能"去专业化",使之通俗化、生活化和大众化,采用人民群众喜闻乐见的形式,以利于人们的理解、把握和实施。

三、社区健康教育伦理要求

健康是每个人与生俱来的权利,更是每个人应尽的义务。所以社区健康教育工作者有责任让社区群众更好地了解健康教育对自己和他人的重要性。

1. 传播健康知识

社区健康教育工作者要让社区群众了解到:健康知识的传播不仅是健康相关工作者的责任,也是每个社会成员应尽的义务和责任。健康知识是渗透在人类生活的各个方面的,日常生活中的很多细节都关系着自己和家人的健康,这就需要每个社会成员在生活中注意宣传正确的健康生活知识,倡导健康行为,使人们树立健康、道德的理念。

2. 树立科学的健康观

社区健康教育工作者要让群众懂得:只有掌握相应的健康知识,树立科学的健康观念,养成文明的生活方式和行为习惯,才能更加自觉地以科学的行为维持和增进自己的健康。

3. 同危害健康的言行做斗争,制止危害健康的事件的发生

无论是传染病的流行,还是环境污染,都是危害人类健康的原因和事件,每一个社区健康教育工作者都要努力传播健康教育知识,和这些危害人类健康的人和事做斗争,制止这些行为的继续和事件的发生,维护公众健康。

4. 本职工作中,去维护和促进自己与他人的健康

每一个社区健康教育工作者所从事的每项工作都直接、间接地事关自己、他人和全社会人群的健康水平,所以每位社区健康教育工作者都要意识到自己具有维护和发展人类健康的责任和使命,严格约束自己的行为,努力减少自己的工作可能对人民健康带来的危害。

第四节 家庭病床服务伦理

一、家庭病床服务的概念

家庭病床是医疗机构为适合在家庭进行检查、治疗和护理的患者而建立的病床,是我国家庭治疗与护理的主要服务形式。

家庭病床贯彻了医学模式的转变和三级预防思想,立足于社区和家庭,综合了医学、护理学、社会学和行为科学的成果。它既是医院医疗服务的延伸,也是医疗保健的有效形式和社区卫生服务的重要组成部分。家庭病床向社区群众提供医疗、护理、预防、保健、康复一体化的系统性、连续性和协调性的服务,为行动不便和连续就医有困难的患者

提供了一个较为理想的医疗服务模式。随着疾病谱的变化和人口老龄化社会的到来,家庭病床的需求越来越受到重视。家庭病床的建立,给我国的家庭医学发展奠定了基础,为社区居民的健康保健事业做出了积极的贡献。

考点直通车

全科医疗中患者管理的原则不包括(　　)

A. 充分利用社区和家庭资源对患者进行合理处置

B. 向患者详细解释病情、治疗的内容和预期的结果

C. 治疗要考虑副作用和费用

D. 考虑伦理学的相关问题

E. 不使用西方医学以外的医疗方法

答案与解析:E。考点解析:全科医生在为患者服务的过程中,应该努力做到经济、方便、微创、有效。因此并不排除使用西方医学以外的医疗方法,如中医、中药、推拿、按摩等。

二、家庭病床服务的特点

(一)工作内容更全面

家庭病床工作中要面临各种各样的综合性问题,对患者的医护服务不分科,轻重患者都有,病种繁杂,上门服务的医护人员要做全面的医护工作,内容多而具有广泛性。医护人员不仅要做必要的辅助治疗和全面的诊疗、护理、康复训练等服务,还要进行心理治疗和健康宣教工作。医护人员不仅要做必要的辅助治疗和全面的诊疗服务,还要进行心理治疗和健康宣教工作。医务人员不只是医生、咨询师,还要是个老师,对患者家属可以配合做的简单操作,医护人员要进行示教并教会他(她)们。医护人员还应对家庭其他成员进行科学健康生活方式的指导和防病、保健等知识宣教,帮助患者早日康复,减少和预防家庭成员家族性疾病的感染。

(二)医患关系更密切

深入患者家庭做系统的治疗和护理,促进患者的康复,是家庭病床的一大特点。在与患者的密切接触中,医护人员可以对患者的病情、家庭环境、社会环境、心理问题有深入的了解,为有效治疗和护理提供了病因依据,并在良好的沟通中建立了深厚友谊。患者及其家属均可积极主动地提供病情的临床表现、自我感觉、治疗护理效果等情况,以及希望能得到更好的医护要求和改进意见,使医护人员的工作更加有效、及时、周到。这种医患之间的连续的、深度的交往,有利于建立共同参与型关系模式,在相互理解与信任的医患关系中,患者的依从性更好,医疗效果更高。这种新型关系体现了医护人员全心全意为人民健康服务的根本宗旨,也体现了医护人员"上门服务、尽职尽责"的伦理素养,促使医患关系密切、融洽、和谐。

(三)伦理要求更高

家庭病床使许多医护人员经常深入患者家庭,进行综合性医护服务,一般来讲家庭

医护服务是能够得到患者的支持和配合的。但是,服务对象因年龄、文化程度、病情、道德水平的不同,对医护工作的认识也不同,也会出现情感冷漠、态度生硬、缺乏礼貌和不认真配合的情况,对医护工作是一个挑战。例如,残疾患者会因对恢复健康丧失信心而冷漠、被动地接受治疗;个别思想认识水平较低的人因瞧不起医护人员而缺乏礼貌,不尊重医护人员;还有如患者因家庭关系复杂、家属不认真配合,给医护工作增加困难等问题。工作中的困难和家庭病床医护工作的特点,给家庭医护人员提出了更高的道德要求。

三、家庭病床服务伦理要求

(一)尊重患者,一视同仁

家庭病床的医护人员走进家庭、面向社会服务,必然面临各种各样的家庭。患者的病性、病情、病程等不同,其家庭在社会地位、经济条件、居住条件、风俗习惯、宗教信仰和文化背景等方面更是千差万别,医护人员应尊重患者,一视同仁,努力做到"医患平等、患患平等、家家平等";切不可厚此薄彼,不公正地对待患者及其家庭。家庭病床的医护人员要尊重患者及其家庭、社区的价值观、风俗习惯和宗教信仰等,热情地对待每一位患者,体谅患者的疾苦与生活不便,为每位患者提供周到、细致、耐心的全科服务,为患者解除痛苦,保障他(她)们平等的基本医疗保健权的实现。

(二)勤奋学习,一切为了患者

家庭病床的人群年龄和病种广泛而繁杂,意味着医护工作内容的广泛性,要求医护人员不仅应具有必需的专业知识,还应具备多学科,如心理学、社会学、预防医学、康复医学等全科医学理念。同时医护人员还应掌握不同年龄患者在患有各种疾病时的临床特点和护理措施,否则很难完成家庭病床的服务。家庭病床的医务人员应成为全科医生,并在医护实践中不断积累经验,探索和研究本辖区常见病、多发病的诊治和预防,全面提高自己的临床操作技能水平。

(三)遵守诺言,按时上门服务

家庭病床的患者是分散在每个不同的家庭中,医护人员上门服务也往往是单独前行。医护人员在没有其他人的监管下,更应时刻为患者着想,严格要求自己,严格执行医护计划。在工作中,应遵守时间、遵守诺言,统筹工作计划,处理好个人与患者之间的利益关系,不受外界因素的影响,应以患者利益为重,急患者之所急,想患者之所想,按时、及时、准时为患者提供治疗与护理服务。

(四)注意保密,言行谨慎

家庭病床的特点是医务人员更深层次地进入家庭,从医过程中深入患者家庭,对所了解到的患者家庭情况、经济情况、个人隐私等,医务人员应保守秘密,不能随意泄露,更不能介入患者家庭内部矛盾,这是医护人员应具有的道德品质。对于患者及家庭人员所提出的问题,答复应清楚准确、通俗易懂,更应注重言语的严谨,避免不必要的误解和纠葛,更不应该因言语不慎给患者带来不必要的伤害。

(五)明确目标,协同一致

家庭病床的病种范围广,需要各科室医护人员的共同协作与配合,为了达到使患者尽快恢复的目标,各科室要互相支持、积极合作。在为患者服务时,应细致地交接班,遇到患者临时有事外出,应另约时间,以免间断治疗和护理。对无表达能力的患者,在做完医护工作后,应给家属留言沟通,给予信息传递,争取家属的配合。医护人员与患者家属之间应团结一致,共同协作,为患者康复努力。

综合测试

一、名词解释

1. 健康教育

2. 健康促进

3. 家庭病床服务

二、单项选择题

A1 型题

1. "以患者为中心"的服务原则不包括(　　　)

    A. 建立以全科医生为核心的工作团队,发挥团队合作的功效

    B. 重视疾病的同时,更重视患者的患病感受和价值观

    C. 满足患者提出的各种要求

    D. 尊重患者的权利

    E. 注重提供临床预防服务

2. "以患者为中心"的服务要求不包括(　　　)

    A. 以患者的健康和服务需求为导向

    B. 以预防为导向提供服务

    C. 建立长期稳定的医患关系

    D. 以患者为中心组建照顾团队

    E. 每个患者每次应诊时间不得少于 20 分钟

3. "以患者为中心"的健康照顾不意味着(　　　)

    A. 重视患者的主观医疗服务需求永远高于客观需要

    B. 在治疗期间与患者保持良好的医患关系

    C. 为患者部分家庭成员提供健康咨询

    D. 为患者提供方便周到的居家照顾

    E. 帮助患者掌握自己所患疾病的必要知识

4. "以患者为中心"处理患者问题时,不需要(　　　)

    A. 清楚地解释病情

    B. 鼓励患者承担治疗和康复的责任

    C. 针对所患健康问题为患者开治疗处方

    D. 与患者一起制订干预计划

    E. 把病历交给患者保管

5. 下列哪项措施能够促进患者的遵医行为(　　　)

    A. 从医护人员的角度制订治疗方案

B. 让患者复述医嘱的主要内容

C. 支持患者自己四处寻医问药

D. 开大处方

E. 开最贵的药

6. 决定家庭成员的就医、遵医行为和生活方式形成的是（　　）

A. 家庭评估　　B. 家庭照顾　　C. 家庭功能　　D. 家庭健康观　　E. 家庭访视

A3 型题

患者金某，男，78 岁，因患肺炎在家附近的门诊部治疗，但效果不佳，直至患者昏迷才到某大医院就诊。急诊医生诊断为大叶性肺炎、继发感染中毒性脑病，因该医院内科无床而留急诊室抢救治疗，经采用高级昂贵的抗生素、输血清蛋白等抢救措施，一周后患者体温恢复正常，由深昏迷转入浅昏迷。但一周的医药费用为 8000 元。因患者的两个女儿均已退休，继续治疗费用难以承受，故向医生提出放弃治疗。

7. 此时医生怎样做最合乎道德规范要求（　　）

A. 为节约卫生资源，针对生命质量如此低的患者，可以不再抢救

B. 根据病情发展，可劝说家属采用费用相对低、疗效相对好的药物再救治几天再定

C. 尊重家属的决定，停止一切治疗

D. 为救治患者，向患者提供免费治疗

E. 采用费用较高、效果较好的药物和辅助治疗技术

8. 经过某大医院的救治后，患者金某仍然呈现昏迷状态，转入社区卫生服务中心继续治疗。此时，社区卫生服务中心的医务人员应该采取的措施，哪一项最符合伦理规范的要求（　　）

A. 撤销一切治疗措施

B. 采取药物或其他医学方法，尽早结束患者的昏迷状态

C. 或者在社区医院，或者建立家庭病床；采用费用相对低、疗效相对好的药物继续治疗，并进行护理

D. 采用费用较高、效果相对好的药物继续治疗

E. 让患者出院，回家等待自然结果

三、简答题

1. 如何正确理解社区卫生服务的内容？

2. 如何认识社区卫生预防保健的伦理要求？

3. 社区健康教育对医务人员有哪些伦理要求？

4. 家庭病床服务对医务人员有哪些伦理要求？

四、案例讨论

【案例】

李某清晨起床第一件事就是吸一支烟，否则一天没精神。晨起一支烟后才能刷牙洗脸吃饭。送孩子上学的路上、上班的途中、下车后的第一件事等等都会点上一支烟，没有香烟的陪伴就会很难熬。闲暇时、犯困时、工作忙时都会一支接一支地吸烟。李某知道吸烟费钱、有害健康，太太和女儿也一直唠叨，但收效甚微。李某从来没有认真戒烟，主要是尚未感觉到身体上的危害，再加上缺乏有效的监督与督促。

半年前,进入不惑之年的李某感觉到睡眠质量下降,偶尔胸闷,满口的烟味引起同事的反感,许多老烟友也开始戒烟了,办公室反对吸烟的人占了上风。李某开始戒烟了。戒烟三个月后,李某有强烈的空虚感。随后,香烟的诱惑又慢慢消退了。

【讨论】

1. 明明知道吸烟有害健康,为什么很多人仍然在吸烟?

2. 家庭对烟民的影响力度有多大?国家法律法规、医学界专家的意见和建议对烟民的影响力度有多大?

3. 社区卫生人员是否应该尊重吸烟者的体验,让他们沉浸在吸烟的幸福感中?还是对个体戒烟做出专业化的帮助?

4. 社区卫生人员面对吸烟、酗酒、缺乏运动等不健康的生活方式,是不是要进行健康教育?对此类居民健康教育的关键点有哪些?如何减少群众损害自身健康的行为,增加促进健康的行为?

(李占则)

第十一章　人类生育伦理

学习目标

（1）识记：人工流产伦理问题及实施人工流产术的伦理要求；辅助生殖技术伦理原则。

（2）理解：辅助生殖技术基本伦理问题。

（3）运用：根据具体情况识别、分析、运用人类生育伦理要求规范执业行为。

案例导入

据统计，某千万人口的地区，育龄夫妇中存在生育问题的达到23万人。据该地区生殖医学中心反馈，前来咨询的不孕夫妻一个月内达到两百余人次，而且多数要求借助人工辅助生殖技术进行孕育。

阅此案例，请思考：人工辅助生殖技术应用中应恪守的伦理要求有哪些？

第一节　人工流产伦理

随着医学技术的发展和社会观念的进步，人工流产已经被越来越多的人接受，但接受过程是复杂而曲折的。临床实践中由人工流产引发的许多矛盾和冲突，揭示了进一步规范人工流产行为的现实意义。

一、人工流产的概念与分类

（一）人工流产的概念

人工流产（artificial abortion）简称人流，是指妇女妊娠三个月内用人工或药物方法终止妊娠，或者说是采用人工方法，把已经发育但还没有成熟的胚胎和胎盘从子宫里取出来，达到结束妊娠的目的。

（二）人工流产的分类

从人类痛苦视角来分，人工流产分为无痛人工流产术与传统有痛人工流产术。药物流产是目前人工流产的主要方式之一，20世纪80年代抗早孕药米非司酮问世，具有划时代的意义。20世纪90年代，人们发现用治疗胃溃疡的药物米索前列醇同米非司酮合用，对终止早期妊娠效果更佳。这大大避免了器械性人工流产所导致的并发症，为避孕失败的对象提供了一种有效的辅助措施。

在法律层面,《中华人民共和国妇女权益保障法》第五十一条明文规定,"妇女有按照国家有关规定生育子女的权利,也有不生育的自由。"这条规定即隐含着妇女有堕胎的权利和自由。另外,《最高人民法院关于适用〈中华人民共和国婚姻法〉若干问题解释(三)》第九条规定:夫以妻擅自中止妊娠侵犯其生育权为由请求损害赔偿的,法院不予支持。这给予了妇女自主决定生育的权利。

二、人工流产的伦理争议

(一)人工流产伦理争议的焦点

人工流产争议的焦点主要是胎儿生命的道德价值问题。胎儿是不是人?他/她有没有被生的权利?如果有的话,什么时候才具备,在多大程度上具备一个人的权利和价值?由于胎儿的地位和权利是一个没有取得一致共识的问题,因此争论也就一直十分激烈。迄今为止,世界上仍然存在着大量反对人工流产的群体和个人。保守观点认为胎儿就是人,任何形式的人工流产都是不道德的,而激进观点则与之完全相反。争论的焦点在于"胎儿何时成为人",这并没有一个基于科学技术的可公认的标准。胎儿具备发育为人的潜能,但这种可能性赋予他/她什么样的权利,则是由不同国家和民族的文化传统和道德信仰来决定的。

目前,开展人工流产比较一致的理由主要有以下几条。

(1)怀孕对母亲可能造成严重伤害甚至导致生命危险。

(2)妊娠的胎儿有严重缺陷。

(3)妊娠是强奸或乱伦的结果。

(4)父母自主决定不要胎儿。

(5)计划生育原因。

在上述理由中,对前两条理由争论较少。这是出于如下考虑:保护已经存在的人的健康安全和保护未出生者不受严重健康缺陷的伤害。理由第(3)、(4)条则需要进行胎儿生存权与父母个人隐私权、自由权之间的权衡。

(二)我国关于人工流产问题争论的特殊性

在我国,由于受传统文化和国家政策的影响,人们很少关注人工流产的合道德性,很少争论胚胎是否是人,很少考虑人工流产和妇女权利问题之间的关系。其一,我国传统文化不足以支持胚胎是人;其二,国家计划生育政策规定人工流产不仅是合法的,而且可以通过法律和行政手段来辅助完成。在这一特殊背景下,中国妇女权利组织对人工流产的关注,自然不是是否应该的问题,而是在合法并且必需的前提下,讨论孕妇本人是否有决定权的问题。有人认为,孕妇有决定是否人工流产的绝对权利,禁止人工流产侵犯了她们的自主权、健康权、生命权和对自己身体的控制权。有人则认为,孕妇并没有人工流产的绝对权利。总体来说,在历史上无论是医学实践还是伦理领域,母亲总被认为比胎儿更重要。但是近年来,随着人工流产的现象越来越多,人们不仅关注妇女的自身情况和权利问题,也十分关注家庭、社会乃至人类的繁衍问题。

知识拓展

生殖权利

生殖权利又称生育权利,指公民有生育的权利和自由,也有不生育的权利和自由;人人享有法律上的平等生育权利;公民有实行计划生育的权利,有获得计划生育和生殖健康信息和方法的权利。生育权是公民的基本人权。

《中华人民共和国人口与计划生育法》规定,生育权主要包含以下几方面内容:①生殖健康(保健)权利,包括获得科学知识和信息的权利,获得避孕节育、生殖保健技术服务、咨询、指导的权利。②男女平等权利,即女性与男性在实行计划生育方面地位平等,双方都有要求实行计划生育的权利。③知情选择权利,在本法中是指避孕节育方法的知情选择权。④健康及安全保障权利。

三、人工流产的伦理原则

人工流产引起的最直接伦理问题包括:胎儿的生命被剥夺,对女性身心情感的伤害,婚内外性行为的不负责及社会性别比例的失调等。因此,人工流产必须遵循以下相关伦理原则。

(一)三方有利原则

三方指母亲、胎儿和社会。在临床实践中,当三者利益发生冲突时,应根据具体情况,确立何者利益最具优先性,而不能盲目强调某一方的利益诉求而忽视其他方面的利益。例如,当怀孕对母亲可能造成严重伤害甚至导致生命危险时,就应该放弃妊娠以保护母亲生命;当妊娠的胎儿缺陷非常严重时,此时就应该考虑家庭利益和社会利益。

(二)尊重生命原则

《日内瓦协议法》指出:"即使受到威胁,我也将以最大的努力尊重从胎儿开始的人的生命,决不利用我的医学知识违背人道法规。"这就是说,我们要尊重从胎儿开始的生命。人的生命包括生物学生命和社会学生命。胎儿也是人,它处于生物学生命时期,其生命也是神圣的,必须尊重胎儿生命,决不能随意地处置胎儿。医务人员要严格遵循《中华人民共和国母婴保健法》,让人工流产合情合理合法。

(三)社会责任原则

我国目前每年有1000万以上女性接受人流手术。如此巨大数量的人流手术不仅消耗了巨大的财力,浪费了卫生资源,还对相当数量的女性造成了伤害。另外,不正规流产是传染病、性病及艾滋病的重要传播途径,它不仅严重威胁社会公众健康,同时也导致了社会性别比例的失调。因此,人工流产必须遵守社会责任原则。

(四)遵纪守法原则

为了避免性别歧视,使人口性别结构合理化,我国一些地方对人工流产做了较严格规定,禁止性别偏好性的性别选择性人工流产。黑龙江哈尔滨市政府规定怀孕14周以上做人工流产要经过行政审批;《贵阳市禁止选择性终止妊娠规定》要求除一些特殊情形之外,禁止为怀孕 14 周以上的妇女施行人工流产。因此人工流产必须遵守遵纪守法原则。

第二节 人类辅助生殖技术伦理

一、人类辅助生殖技术的概念与分类

(一)人类辅助生殖技术的概念

人类辅助生殖技术(assisted reproductive technology,ART)指采用医疗辅助手段使不育夫妇妊娠的技术,或者说是用现代生物医学知识、技术及方法代替自然的人类生殖过程的某一步骤或全部步骤的手段。

(二)人类辅助生殖技术的分类

最基本的人类辅助生殖技术有三种:人工授精、体外受精和无性繁殖。人工授精(artificial insemination,AI)是用人工技术将精子注入母体,在输卵管受精达到受孕目的的一种方法;体外受精－胚胎移植(in vitro fertilization and embryo transfer,IVF－ET)俗称试管婴儿,它是用人工的方法使精子、卵子在体外(如试管)结合形成胚泡并培养,然后植入子宫自行发育的技术;无性繁殖即克隆繁殖(cloning),它属于遗传工程的细胞核移植生殖技术,即用细胞融接技术把单一供体细胞核移植到去核的卵子中,从而创造出有与供体细胞遗传上完全相同的机体的生殖方式,无性繁殖是用简单的、低等生物生殖方式来繁殖高等动物,它几乎完全放弃了人类自然生殖的所有形式和过程(步骤)。

现代生殖技术的进步,无疑是生殖医学领域的一场革命,这不仅是技术上的革命,更是伦理观念上的革命。人工授精、体外受精和无性繁殖都涉及大量的伦理道德问题,尤其是从人工授精还衍生出了代理母亲这一更为复杂的伦理难题。医学界必须对这些问题提高认识。

二、人类辅助生殖技术的伦理问题

(一)家庭问题

人类辅助生殖技术虽然可以使单身女性、同性恋者建立的家庭拥有孩子,但这种家庭是"有母亲而没有父亲"的问题家庭。这种问题家庭不利于儿童生理、心理的正常发育和健康成长,甚至会影响社会的稳定,从整体上看是弊大于利的。

(二)精子、卵子能否商品化问题

一些卖精子者可能会因金钱而隐瞒自身的某些遗传缺陷或遗传病,这样就会把自身的遗传缺陷和遗传疾病通过人类辅助生殖技术传给无辜的后代。同时精子、卵子商品化很可能导致精子、卵子的质量下降,这样就会降低优生的效率。因此,我国禁止将精子、卵子作为商品进行买卖和多次使用同一份精液以牟取利润。

(三)血亲通婚

如果在较长的时间里,反复使用几名供精者的精子使许多妇女怀孕,那么将来就有可能引起血亲通婚,造成家庭伦理悲剧,严重影响优生。混乱的人工授精会给社会带来极大的危害。因此,辅助人工授精技术的应用和管理应该纳入立法,防止因"精子丢失""同精多孕"而导致的近亲婚配。

(四)代孕问题

如何界定代孕母亲、养育母亲和孩子之间的关系?究竟谁是孩子伦理意义上的母亲?代孕打破了传统家庭模式中以血缘为纽带所形成的父母与子女的亲情关系,对传统家庭伦理道德造成了巨大冲击;亲属间无偿代孕更加使得伦理辈分错综复杂,关系混乱;帮人代孕试管婴儿,但对方拒养,又遭丈夫遗弃,供精人工授精子女的法律权益无法得到保障。因此,代孕问题值得重视。

(五)多余胚胎处置问题

为提高辅助生殖成功率,一般会制作数个胚胎作为备份,多余胚胎一般被冷冻保存。于是,如何处置冷冻胚胎也成为一个问题。例如,冷冻胚胎是否有存活权?谁有处置权?怎样处置?哪些关于胚胎的实验研究是合法、合道德的?冷冻胚胎保存时间有无期限?……这些问题即使有明确的伦理规范,也引起了伦理争议。

🔑 考点直通车

用供精人工授精所生孩子的父亲应该是( )

A. 提供遗传物质的生物学父亲

B. 负责养育的社会学父亲

C. 具有血缘关系的父亲

D. 承担了抚养义务和法律责任的社会学父亲

E. 履行了道德法律义务和责任权利的父亲

答案与解析:D。考点解析:关于供精人工授精产生的亲子关系问题,目前存在两种看法:一种观点认为,提供遗传物质的生物学父亲才是孩子真正的父亲;另一种观点认为,人的权利与义务应当归属于他的社会属性,因此,承担了抚养义务和法律责任的社会学父亲,才是孩子真正的父亲。多数国家(包括我国)的立法都认定后者。

三、人类辅助生殖技术的伦理原则

由于人工辅助生殖技术存在的种种道德难题以及在临床中的不规范应用导致了大量伦理问题,因此,人类辅助生殖技术必须遵守以下伦理原则。

(一)供者自愿原则

供精/卵者一定要自愿,要知情同意。尤其要确认已婚捐精/卵者确已取得其配偶的理解和同意,做出与人工授精出生儿不存在法律上父子/母子关系的承诺,并完全是自愿的行为。坚决禁止用欺骗、强制的方法获取精子/卵子。

(二)保密与互盲原则

该原则即供精/卵者与受精/卵者保持互盲,医生与受精/卵者保持互盲。医生为受精/卵者保密。尊重受精/卵者夫妇的意愿,在他们做出同意的决定后应签署书面契约,并经法律公证产生法律效应。要严格掌握适应证,控制适用范围。

(三)保护后代原则

该原则即医生与后代保持互盲,受精/卵者对后代保密。要保护好成年后的人工授精儿要求了解自身生殖以及有关信息的权利。供精/卵者与后代间的主要信息应是相对长时间互盲的。人工授精儿成年后可以通过法律了解有限的相关信息,包括证实其母曾经接受过人工授精、供精/卵者的身体状况、年龄等常规信息。

(四)血型、外貌相配原则

该原则即 ABO 血型要相配,夫妇间 ABO 血型或 Rh 因子不合,不能做人类辅助生殖技术。

(五)婚姻稳定原则

为了后代的生理健康和心理的健康,对婚姻不稳定的家庭应拒绝提供人类辅助生殖技术。

(六)生殖质量原则

人工授精提倡用精子/卵子库冷冻精子/卵子,防止性病、艾滋病及其他传染性、遗传性疾病的传播。严格控制供精者的供精次数,一般不超过五次,并尽量拉大地区差。对人工授精儿配备信物或永久性说明和标记,利于综合管理,防止意外血缘结婚生育的机会。人工授精的应用必须考虑到生殖质量。

(七)严防商业化的原则

医疗机构和医务人员对要求实施辅助生育技术的夫妇,要严格掌握适应证,不能受经济利益驱动而应用于有可能自然生殖的夫妇。供精、供卵、供胚胎应以捐赠助人为目的,禁止买卖,但是可以给予捐赠者必要的误工、交通和医疗补助。对实施辅助生殖技术后剩余的胚胎,由胚胎所有者决定如何处理,但禁止买卖。

(八)伦理监督原则

在实施人工辅助生殖技术的过程中,全程由医学伦理委员会监督,医学伦理委员会应由医学伦理学、社会学、法学和医学等有关专家和群众代表组成,并根据上述原则开展工作。

考点直通车

我国医务人员可以实施的人类辅助生殖技术是( )

A. 代孕技术

B. 医学需要的性别选择

C. 以生育为目的的嵌合体胚胎技术

D. 胚胎赠送助孕技术

E. 生殖性克隆技术

答案与解析:B。考点解释:根据我国卫生部2003年6月颁布的《人类辅助生殖技术规范》,我国医务人员不得实施A、C、D、E,也不得实施非医学需要的性别选择。但是,规定中并没有反对实施医学需要的性别选择,实际上出于预防遗传疾病的需要,临床上(包括开展辅助生殖技术)可以做性别鉴定和选择。

综合测试

一、名词解释

1. 生育权利
2. 人工流产
3. 人类辅助生殖技术

二、单项选择题

A1 型题

1. 当妊娠危及胎儿母亲生命时,可允许行人工流产或引产,这符合（　　）
   A. 社会利益原则　　　　B. 对集体负责原则　　　　C. 对家庭负责原则
   D. 对患者负责原则　　　E. 行善、公正、尊重、不伤害原则

2. 符合实施人类辅助生殖技术伦理原则的是（　　）
   A. 给单身妇女实施人工授精
   B. 实施医学需要的性别选择
   C. 为无子宫妇女实施代孕技术
   D. 一名捐精者的精子提供给 5 名以上的妇女受孕
   E. 告知接受人工授精妇女捐精者的姓名

3. 我国卫生部《人类辅助生殖技术和人类精子库伦理原则》颁布的时间是（　　）
   A. 1902 年　　　B. 1994 年　　　C. 2000 年　　　D. 2003 年　　　E. 2007 年

4. 人类辅助生殖技术错误的分类是（　　）
   A. 一类是人工授精(包含夫精人工授精和供精人工授精)
   B. 一类是体外受精(包含胚胎移植及其衍生技术)
   C. 体外受精(包含胚胎移植,配子、合子输卵管内移植或宫腔内移植,卵胞质内单精子注射,植入前胚胎遗传学诊断,卵子赠送,胚胎赠送)
   D. 受精人工授精和供精人工授精均属于人工授精
   E. 人工授精、体外受精与代孕

5. 实施人类辅助生殖技术的伦理原则错误的是（　　）
   A. 知情同意和伦理审查的原则
   B. 维护供受双方和后代利益的原则
   C. 互盲和保密的原则
   D. 维护社会公德的原则
   E. 增加医疗经济效益的原则

6. 实施辅助生殖技术知情同意的原则不包括（　　）
   A. 详细告知施术者医学伦理审查内容和结果
   B. 医务人员须让施术者详细了解实施该技术的适应证、程序、成功的可能性和风险性
   C. 对受术者说明接受随访和健康检查的必要性等

D. 医务人员对捐赠精子、卵子、胚胎者,须告知其有关权利和义务,包括捐赠是无偿的

E. 告知捐赠者不能追问受者与出生后代的住处信息等情况,并签署知情同意书

7. 医学伦理委员会成员不包括(　　)

A. 医学伦理学专家、社会学专家、法学专家

B. 临床医学专家

C. 医学伦理学专家

D. 群众代表

E. 上级卫生部门领导

8. 现代高科技在医学应用中产生许多伦理效应,下列不属于此范围的是(　　)

A. 使临床诊断和医疗质量不断提高

B. 使医学目的及其道德本质体现得越来越充分

C. 对医疗人员的医德素质提出了许多新要求

D. 使医疗人员必须面对许多新的医德问题

E. 给医疗人员增加了许多临床试验机会和经济收入

A3 型题

泰萨二氏病带菌者夫妇伦纳德今年 25 岁,雷切尔今年 23 岁。雷切尔怀孕之后,他们发现自己是泰萨二氏病的带菌者。医生说他们有四分之一的可能性生下泰萨二氏病婴儿。泰萨二氏病是一种特别可怕的致命性退化病症。他们决定等到雷切尔怀孕第四个月时做羊膜穿刺术。当怀孕第五个月时,他们得到的结果表明,雷切尔确实将生下泰萨二氏病婴儿,他们该怎么办呢?

9. 医务人员建议放弃这个胎儿,行人工流产术,该建议符合人工流产伦理原则(　　)

A. 计划生育　　　B. 意外怀孕　　　C. 有利于后代利益

D. 母亲生命受到严重威胁　　　E. 妊娠的是一个有严重缺陷的胎儿

10. 亲属要求保留这个胎儿,该要求的最主要伦理学的依据是哪一项(　　)

A. 功利论　　　B. 生命神圣论(胎儿也是生命)

C. 生命价值论　D. 公益论　　　E. 生命质量论

滕某(男)与张某(女)于 1992 年 12 月登记结婚,婚前未做健康检查。婚后因张某迟迟不孕,双方经协商共同到有关医院进行生育能力检查。检查结果男方先天性生殖器官发育不良。之后,滕某通过咨询医生了解到人工授精可解除无子女的痛苦,便自行找寻精源以便自行人工授精。滕某设法找到精源后用滴管装着精液以为张某"消炎"为由提供给张某使用,未告诉张某滴管所盛为精液,也未说出精液提供者为谁。1994 年 7 月张某生一女孩。2000 年秋,张某在一次家庭纠纷中从滕某姐姐口中得知此事,异常气愤,于2001 年 2 月诉至某区人民法院提出离婚。

11. 如果法院支持张某离婚,哪一项不构成理由(　　)

A. 滕某婚前隐瞒了其有性功能障碍的病史

B. 严重伤害了张某的自尊心及人格尊严

C. 未征得张某同意对张某实施人工授精

D. 依照《中华人民共和国婚姻法》夫妻感情破裂

  E. 婚前未做婚育检查

12. 如果法院判决张某与滕某离婚,张某之女不由张某独自抚养的理由是(　　)

  A. 张某要求抚养女儿

  B. 因孩子为张某亲生女

  C. 依照《中华人民共和国婚姻法》的相关规定

  D. 滕某与孩子无血缘关系,抚养孩子不利于孩子成长

  E. 孩子与滕某已经是事实和法律上的父女关系

  一位 56 岁绝经三年的妇女因丧女要求生育,经过赠卵试管婴儿顺利分娩一个健康男婴。自从 1984 年 Lutjen 等报道世界第一例卵巢早衰妇女行卵子赠送试管婴儿获健康新生儿以来,该项技术在全球范围内得到了迅速发展和普遍应用。该技术的应用为有卵巢早衰、高龄不育及遗传性疾病等妇女提供了生育的希望,但其所涉及的社会伦理道德问题日益受到人们的关注。

13. 下列哪一项不符合赠卵的条件(　　)

  A. 禁止任何组织和个人以任何形式募集供卵者进行商业化的供卵行为

  B. 赠卵只限人类辅助生殖治疗周期中剩余的卵子,对赠卵者必须进行健康检查

  C. 赠卵者对所赠卵子的用途、权利和义务应完全知情同意并签订知情同意书

  D. 每位赠卵者最多只能使 5 名妇女妊娠,赠卵的临床随访率必须达到 100%

  E. 赠卵不是人道主义的行为,是有偿的医疗商业活动

14. 下列哪一项不属于赠卵试管婴儿的伦理问题(　　)

  A. 赠卵试管婴儿使父母与子女间的生物学联系发生了分离

  B. 遗传学的母亲与法律的母亲发生了分离

  C. 赠卵所生孩子究竟应该属于谁

  D. 涉及遗传学、生物学、伦理学和法学诸多方面的问题

  E. 赠卵周期中维生素 D 不足与试管婴儿妊娠率降低有关

三、简答题

1. 生殖健康的含义是什么?如何看待生殖健康的意义?

2. 如何理解人类辅助生殖技术是一把双刃剑?

3. 在实施辅助生殖技术中医务人员应该遵循哪些伦理原则?

四、案例讨论

【案例】

  在西方,妇女可以借助冷冻十几年的胚胎,生下健康婴儿。美国德克萨斯州的一对中年夫妇在离婚时,双方争夺的对象仅只是 3 枚尚未发育、仍保存在冰柜中的冷冻胚胎。这一事件引发了医学专家、伦理学家和社会学家等关注者的许多争议。

【讨论】

1. 离婚夫妇冻存的胚胎应该归谁所有?

2. 如果冷冻胚胎成为"孤儿",能否有权利借助代孕母亲出生?

3. 胚胎究竟应该保存多少年?应该如何处理?

(王彩霞)

第十二章　安乐死与临终关怀伦理

✒ **案例导入**

67 岁的梁某与 92 岁的母亲张某相依为命，生活艰难。一天，张某突然瘫倒，不省人事。梁某急送母亲就医，医生诊断为脑出血且深度昏迷。梁某独自陪护母亲，渐感力不从心，便请护工一同护理。经过 50 多天的治疗，母亲的病情未见丝毫好转。医生告诉梁某其母没有希望了。眼见母亲治愈无望，十分痛苦；且经济窘迫，借钱困难；梁某遂携母亲出院回家。第二天中午，在犹豫和挣扎了一天一夜后，梁某电击母亲，亲手为母亲实施"安乐死"，并于当晚向公安机关自首，最终获刑 5 年。

阅此案例，请思考：电击致死是真正意义上的安乐死吗？面对高龄、重症、重伤、重残者，医务人员应怎样做才能既体现对生命的尊重，又维护了生命的尊严？

生老病死是自然规律。但是，面对死亡人们常常会充满无奈、恐惧与伤悲。如何使患者减少濒临死亡时的身心痛苦，坦然而有尊严地面对死亡，是医学伦理学临终关怀和安乐死中讨论的关键问题。

第一节　死亡标准的演变及其伦理意义

一、死亡标准演变

（一）传统死亡标准——心肺标准

死亡标准是人们用以衡量与判断死亡的尺度，通常以代表性器官能够标志着全身组织器官的不可逆恢复来衡量。传统死亡标准是用心肺死亡为标志的。

自古以来，死亡标准一直被心肺死亡标准所垄断，以心跳停止和呼吸停止作为生命结束和死亡的标志。延续至 20 世纪，1951 年美国的《布莱克法律词典》用"心死"标准定义死亡为："……生命之终结，人之不存，即在医生确定血液循环全部停止，以及由此导致的呼吸、脉搏等动物生命活动终止之时。"我国《辞海》也把呼吸、心跳的停止作为死亡的标准。

然而,自 20 世纪 50 年代以来,现代医学在抢救心跳、呼吸骤停方面的进步,以及生命维持技术、器官移植技术的发展与应用,证明了心肺功能的可替代性,极大地威胁了心肺死亡标准的权威性。现代大量的临床医学实践表明,死亡不是生命的骤然停止,而是一个连续发展的过程。在许多情况下,心搏停止之时,脑、肝脏、肾脏等器官组织并未死亡。心肺功能的停止不一定意味着死亡。现代生物医学的发展促使医学家纷纷探索新的死亡标准,脑死亡的概念和标准应运而生。

(二)当代死亡标准——脑死亡标准

1968 年哈佛大学医学院首次提出脑死亡的概念:"脑死亡是指包括脑干在内的全脑功能丧失的不可逆状态",依此提出判断脑死亡的四条标准。

(1)不可逆的深度昏迷:患者完全丧失了感受性和反应性,对外部刺激和身体的内部需求毫无知觉和完全没有反应。

(2)自主运动和自主呼吸消失:人工通气停止 3~5 分钟仍无自主呼吸恢复的迹象,即为不可逆的呼吸停止。

(3)脑干反射消失:主要是诱导反射消失。瞳孔对光反射、角膜反射、眼运动反射均消失,吞咽、打喷嚏、发音、软腭反射等脑干反射一律丧失。

(4)脑电图平直或等电位。

哈佛脑死亡标准同时规定,凡符合以上四条标准,并在 24 小时内反复检查多次结果一致,就可宣告死亡。但有两个例外:体温过低(<32℃);刚服用过巴比妥类药物等中枢神经系统抑制剂。

理解脑死亡的定义,要注意以下两点。

(1)关于不可逆的昏迷:昏迷是意识受抑制的病理状态,即使用疼痛刺激也不能使患者清醒过来。昏迷可由种种疾病或外伤引起,影响整个脑或脑的一部分。当已知引起昏迷的是一种不可逆的疾病或外伤引起的脑损伤过分严重时,就存在不可逆昏迷状态,没有希望恢复。不可逆昏迷患者的神经系统可以有完整的部分,使血压、脉搏、呼吸保持正常并可能持久地维持下去;但另一些不可逆昏迷患者则必须依靠机器维持,否则便会死亡。

(2)关于脑皮层死亡和全脑死亡的区别:全脑死亡包括脑皮层死亡和脑干死亡。由于呼吸运动是由脑干内的中枢控制,因此,整个脑死亡的主要症状就是呼吸停止,没有脑反射。这类患者必须依靠呼吸器等来维持,并且通常不能维持很长时间。脑皮层死亡的昏迷患者,即通常所说的"以植物状态生存的人"则不同,他们仍保持有脑干功能,可以自己呼吸,有反射,有的甚至能微笑、咳嗽等,最长可以活 30 多年。"以植物状态生存的人"不完全符合脑死亡的定义,即他们脑干没有完全死亡,脑电图还不是一条直线。

(三)国内外有关脑死亡的法律规定

美国哈佛脑死亡标准提出后,法国、日本、加拿大,以及北欧的脑死亡诊断标准纷纷提出,综合起来包括:自主呼吸停止;临床症状表现为患者瞳孔散大,各种反射消失;利用药品和器械对脑死亡进行验证。上述标准和哈佛标准没有本质差异,所以,目前实行脑死亡标准的国家,绝大多数还是采用哈佛脑死亡诊断标准。

芬兰是世界上第一个在法律上确立脑死亡标准的国家。此后,美国堪萨斯州于 1970

年通过了《死亡和死亡定义法》。随后,加拿大、阿根廷、瑞典、澳大利亚等10多个国家先后制定了脑死亡法律,承认脑死亡是宣布死亡的依据。比利时、德国、印度、爱尔兰等10个国家虽然法律没有明文规定,但是临床上已经承认脑死亡状态并用来作为宣布死亡的依据。

为保证和提高脑死亡诊断的准确性,防止偏差,有的国家规定,脑死亡诊断应由两名内科医生做出,且同器官移植无关联。有的国家规定,脑死亡的确定应由两名医生独立进行诊断,得出相同的结论,或需要上级医生核准;必要时,还需要神经内科、神经外科、麻醉科以及脑电图专家会诊,无异议时方可确定脑死亡。

虽然医学界有渐趋接受脑死亡标准的倾向,但是,对于普通人来说,限于死亡时的条件和环境,很难验证脑死亡,故而,传统的心肺死亡标准仍占一定的地位。在美国,"一个人,或循环和呼吸功能不可逆停止,或整个脑,包括脑干一切功能的不可逆停止,就是死人。死亡的确定必须符合公认的医学标准。"其实质是心肺死亡标准和脑死亡标准并存使用,是极为妥当的办法。

我国目前尚未制订出一部统一的、正式的、具有法律权威的脑死亡标准。2004年5月,在中华医学会第七届全国神经病学学术会议上,我国《脑死亡判定标准(成人)》和《脑死亡判定技术规范》通过了医学专家审定。但是,脑死亡是医学界提出的判断死亡的一种方式,与现行的判断死亡标准不同。制订脑死亡判断标准和技术规范,与实施脑死亡判断是两回事。实施脑死亡判断必须以相应的法律规范为前提。目前,医疗机构还不能据此来实施脑死亡判定。也就是说,上述标准和规范只有通过立法程序生效并公布后才能实施。

由于我国传统文化的影响,医学技术发展状况不平衡,人们对脑死亡的认识还比较模糊。在短时间内,要使全社会对脑死亡标准达成共识是不可能的。毕竟,判断脑死亡需要专业技术人员运用先进的脑功能检测设备及其他设备,做出科学的判定;而民众的接受程度也是影响脑死亡标准推广至全社会的因素。因此,美国的两种死亡标准并存值得借鉴。

🔑 考点直通车

我国如果为死亡立法,执行脑死亡标准的动机和直接目的是(　　　)

A. 节约卫生资源　　　　　　　　　　　B. 增加器官移植供体

C. 更科学地判定死亡,维护死者的尊严　　D. 减轻患者家庭的经济、心理负担

E. 缩短患者的生存时间

答案与解析:C。考点解析:脑死亡的患者已经死亡,故而认为用脑死亡的标准判定人的死亡不是在于缩短患者的生存时间。执行脑死亡标准的动机和直接目的是更科学地判定死亡,维护死者的尊严。其他选项的内容都是执行脑死亡标准的间接效果。

二、脑死亡标准的伦理意义

脑死亡标准的提出,使人们对死亡的认识、对死亡的判断标准发生了变化,标志着人们对生命和死亡在认识上的飞跃。其伦理意义体现在更加科学、道德地对待死亡。

（一）有利于科学判定死亡

脑死亡标准为真死与假死的鉴别提供了依据,避免了心肺死亡标准的误判假死为真死的现象,既克服了"心死＝人死"的弊端,又使人的生命得到维护。

（二）有利于维护死者的尊严

运用各种高精尖的仪器设备和器械有创伤性地救治已脑死亡患者,既不能起死回生,又使死者形象受损,有失尊严,其人道性值得怀疑。

（三）有利于节约卫生资源

现代医学技术的使用可使脑死亡患者继续维持心跳和呼吸,虽然重获新生不可能,但能延长其植物性生命。过度消耗卫生资源给家庭带来巨大的经济压力。脑死亡标准的确立和临床应用,可适时地终止无效的医疗措施,减少浪费,为卫生资源的合理配置提供一种可能性。

（四）有利于开展器官移植

脑死亡标准不是为器官移植而设定,但客观上能够缓解供移植器官的供求矛盾。目前,器官移植最大的难题是供体器官数量的严重不足。如果实施脑死亡标准,脑死亡者若生前自愿捐献器官用于器官移植,则易于摘取和使用活器官,提高移植成功率,从而使更多的器官衰竭的患者可以存活,延长生命。

（五）有利于从总体上认识人的死亡

心肺死亡标准单纯从生物学上判断死亡,脑死亡标准把人的死亡提高到社会与法律、哲学与宗教等维度上来认识死亡,这不仅是死亡观念的转变,也反映了医学科学的发展和对死亡认识的深入。

三、死亡教育

死亡教育是将有关死亡与濒死及其与生活关系的知识传递给人们及社会的过程。死亡教育多学科、多视角地客观分析死亡现象、状态和方式,使人们科学地、正确地认识死亡,树立正确的生死观。

（一）死亡教育的内容

死亡教育的内容广泛,包括一切涉及濒死和死亡的多学科知识,涵盖下列具体内容。

（1）死亡学基本知识的教育:包括死亡学的概念和意义、死亡的定义和标准、死亡的原因和过程、死亡的方式、衰老和死亡的机制等。

（2）死亡心理学基本知识的教育:包括死亡心理的基本理论、死亡态度、死亡焦虑和恐惧、临终心理、濒死体验、居丧悲伤辅导等。

（3）死亡学的社会文化方面的教育:包括社会学视域中的死亡和死亡的政治经济问题、战争与死亡、性与死亡、丧葬仪式的社会意义、社会人口与死亡统计等。

（4）死亡的文学艺术方面的教育:各类文学作品和各类艺术形式中所表现出的死亡主题。

（5）死亡的道德法律方面的教育:死亡的伦理评价、死亡的法律干预、临终关怀、尊严死与安乐死、自杀问题等。

（6）哲学与宗教的死亡思想教育：死亡哲学的基本理论、世界主要宗教的死亡思想等丰富的死亡教育资源。

死亡教育除一般性的教育之外，重要的是要根据不同的死亡教育目的、针对不同的受众，选择侧重点不同的内容与形式，死亡教育才能收到实效。

（二）死亡教育的伦理意义

死亡教育是生命教育的重要组成部分，其伦理意义主要体现在以下方面。

（1）有利于树立正确的生死观和生死态度：死亡教育可以改变人们对生死的根本看法和态度，帮助人们以死观生，尊重生命，正视死亡，提高生命质量。

（2）有利于缓解死亡恐惧和悲伤，提高生命质量：死亡焦虑和恐惧影响着人们的生命质量，影响着临终者的生活品质。死亡教育帮助濒死者坦然面对死亡，完成人生的最后成长；帮助死者家属接受死亡的现实，缓解哀伤，并处理和死亡相关的一系列问题，恢复相对正常的生活。

（3）有利于文明殡葬：大操大办的殡葬习俗反映出对死亡的迷信认识。死亡教育有利于殡葬业兴利除弊，节俭文明地殡葬和祭奠。

（4）有利于促进解剖学和器官移植技术的发展：尸体解剖的阻力大，捐献器官和遗体的数量少，都与人们的死亡观有关。死亡教育通过科学的、人道的、中性的死亡观的确立，从而改变人们的行为，促进医学的发展。

第二节　安乐死及其伦理争议

一、安乐死的概念与分类

（一）安乐死的概念

安乐死（euthanasia）一词源于希腊文，本意为无痛苦的幸福死亡，或善终、有尊严的死亡，有时也译为"无痛苦致死术"。《牛津法律指南》定义安乐死为"在不可救药的或病危患者自己的请求下，所采取的引起或加速死亡的措施。"美国医学会认为安乐死是："出于仁慈的原因，以相对迅速并且无痛的方式造成不治之症和病痛患者死亡的行为。"《中国大百科全书·法学卷》认为，安乐死是"对于现代医学无可挽救的逼近死亡的患者，医生在患者本人真诚委托前提下，为减少患者难以忍受的剧烈痛苦，可以采取措施提前结束患者的生命"。综上，所谓安乐死是指医务人员对患不治之症的濒死患者，应患者及其家属的自愿请求，依据法律规定，为消除患者的痛苦或缩短痛苦的时间，采用医学的方法，通过作为或不作为，使其安宁地度过死亡阶段而终结生命的全过程。

根据安乐死的概念，从患者的角度看，安乐死必须同时满足下列条件：

（1）患者必须是患有不治之症、正在遭受身心痛苦且濒临死亡。

（2）患者本人要求安乐死，这种要求必须以明示的方式，采取书面遗嘱或有见证人情况下的口头表示。

（3）安乐死请求是患者真实的意愿。

安乐死的目的是为了患者的利益，手段是无痛苦的医学方式，实施者应该是医务人员,且程序合法。

(二)安乐死的分类

1. 被动安乐死与主动安乐死

根据安乐死执行过程中医务人员是否采取了积极主动的医疗措施加速患者的死亡,可分为被动安乐死和主动安乐死。

(1)被动安乐死(passive euthanasia):又称消极安乐死,是指终止维持患者生命的一切治疗措施,使其自行死亡。在被动安乐死中,医务人员应患者或家属请求,不再给予积极治疗,而仅仅给予减轻痛苦的适当维持治疗。

(2)主动安乐死(active euthanasia):又称积极安乐死,是指医务人员在无法挽救患者生命的情况下,采取主动措施结束患者的生命或加速患者的死亡过程。主动安乐死中所使用的医疗技术,也被称为"无痛致死术"。

知识拓展

听任死亡、仁慈助死与仁慈杀死

听任死亡 这一术语实质上承认任何晚期疾病都有进一步的医疗处置无济于事之时,应听任处于这种状况的患者在舒适、平静和尊严之中自然死亡。这绝不包含主动终结某人生命之意。相反,它包含这样两层意思:当不可能治愈之时拒绝开始治疗,当治疗已不再有助于临终患者之时主动停止治疗。简而言之,它意味着听任晚期病患不受医疗科学技术的干预或妨碍而自然死亡。它并不意味着可以对患者无所作为,也不意味着应当遗弃患者,任其在病痛和苦难中死亡。它的真正含义是,医疗科学不去冒险拯救临终患者,而当已经开始的此类努力对患者及其家属显然毫无助益之时,则要停止努力。

仁慈助死(包括医助自杀) 根据患者提出的要求,采取直接行动终结其生命。简而言之,仁慈助死实际上是一种受助自杀。慢性或晚期病患往往无力自杀,因而需要有人(通常是医生)"使其摆脱痛苦"。这些患者不仅允许人们结束其生命,而且在大多数情况下,恳求乃至强求人们终结其生命。

仁慈杀死 这一术语指的是由某人在未经患者允许的情况下采取直接行动终结其生命。做出采取这一行动的决定,往往以患者若能讲话,他一定会表达求死的愿望为前提。仁慈杀死和仁慈助死的重要区别是,前者是非自愿的,即未经患者允许或要求,而后者是自愿的,即经患者允许,并且通常是应其要求而实施的。

——[美]雅克·蒂洛,基思·克拉斯曼.伦理学与生活[M].9版.程立显,刘建,译.北京:世界图书出版公司,2008.

被动安乐死指不采取任何行动来保留生命;主动安乐死是采取行动来加速死亡过程。被动安乐死意味着只是不采取任何维持患者生存的行动,比如,撤除医学的或其他维持生命的治疗,或者拒绝做手术,并且让患者"自然地"死于任何已经折磨着他的疾病。主动安乐死意味着采取某些主动的、有计划的、人道的行动来促进患者快速无痛地死亡,比如,注射致死的氰化钾。

主动安乐死和被动安乐死没有本质区别:无论是实施主动医疗行为,还是不采用或撤销某些医学手段,对于任何一个有必要实施安乐死的情形,患者死亡几乎肯定会比他活着更好,或至少死亡不会较之更差。对于结束生命这个主要问题来说,安乐死是被动还是主动的形式并不重要,在任何一种情形里,他都比不这样做的情形要更慢地死亡。正确性和错误性取决于行为背后的正当性价值,而不取决于行为的类型。

2. 自愿安乐死和非自愿安乐死

按照患者本人安乐死同意方式划分:①自愿安乐死是指患者有过或表达过同意安乐死的愿望,患者本人要求安乐死。②非自愿安乐死是指患者没有表达过同意安乐死,根据患者家属的请求,由医生依据实际情况决定给予安乐死,这种情况主要是针对那些无行为能力的患者(如严重缺陷新生儿、以植物状态生存的患者、重度精神疾病患者和认知能力严重低下者)。有人把非自愿安乐死称为"仁慈杀死"。

综上,安乐死可以分为四种类型:自愿主动安乐死、自愿被动安乐死、非自愿主动安乐死、非自愿被动安乐死。有学者认为非自愿安乐死与谋杀只有一线之隔,而不主张如此分类。

(三)安乐死的对象

从安乐死的概念看,只有患有不治之症的晚期且处于临终状态的、难以忍受痛苦而自愿请求安乐死的患者属于安乐死的适合对象。但是,在目前,以下人群也被讨论是否应成为安乐死的对象:晚期恶性肿瘤失去治愈机会者;重要生命脏器严重衰竭,并且不可逆转者;因各种疾病或伤残致使大脑功能丧失的植物人;有严重缺陷的新生儿;患有严重精神疾病,本人无正常感觉、知觉、认知等;经过长期治疗已经无法恢复正常的可能者;先天性智力丧失,无独立生活能力,并无恢复正常的可能者;老年痴呆患者;无治愈可能的高龄重症患者;重残重伤者……与安乐死概念的限定相比,安乐死对象的讨论扩大化了。那么,是概念限制的范围过窄还是"滑坡"在所难免,值得深思。

二、安乐死的伦理争议

(一)支持安乐死的理据

1. 满足患者无痛苦死亡的愿望

安乐死的对象仅限于不可逆的诊断确立,且临终患者极度痛苦,延长生命等于延长痛苦的死亡过程;患者自愿请求安乐死,表达善终的愿望,是合情合理的。

2. 尊重患者的权利

人有生的权利,也有死的权利,包括选择死亡方式的权利。当死亡不可避免地来临且伴随无法忍受的痛苦,人有选择自己生存和死亡方式的权利。这是人的自主权利之一,应该得到尊重。尊重患者的自主权利,尊重患者生命的价值和尊严,是符合人道主义原则的行为。一个人对自己的生命拥有某种自主权,自主自愿的安乐死应成为理性成年人的权利之一,理应受社会、法律保护和伦理支持。当活着的痛苦使生命本身失去了积极的意义和价值,毫无意义的生命存在形式丧失了人的尊严之时,实施安乐死是使患者摆脱痛苦的折磨,保持人的尊严的合理选择。

3. 体现医学人道主义与行善原则

对于某些患者来说,忍受不了折磨选择残忍方式自己结束自己的生命,还不如实施安乐死以安详、尊严地离世。安乐死维护了死者最后的尊严,符合患者的利益,是人道地为患者做的最后一件好事。

4. 符合社会公益原则,有利于家庭和社会

实施安乐死可节省卫生资源用于更为需要的人群,有利于社会和广大人群,并能减轻家庭的经济负担,摆脱感情压力,减轻社会的经济负担。

5. 符合生命价值观

尊重生命,接受死亡。安乐死的死亡方式可以结束处于极低质量、极低价值的生命状态,符合现代生命论中的生命价值学说。

6. 有利于促进社会文明的进步

现代意义上的安乐死是建立在正确生死观基础上的社会文明行为,是对传统生死观念的扬弃。随着人类的平均寿命不断延长,对生命质量和价值的认识与思考也日趋深刻,让生命更有价值是社会文明进步的体现。安乐死是人类理智对待生与死的一种方式,它的发展将有助于促进人类文明进步的历史进程。

(二)反对安乐死的理据

1. 有悖医学救死扶伤的宗旨,淡化了医生挽救生命的责任感

医学的使命是救死扶伤,挽救生命。无论是主动安乐死还是被动安乐死,都鼓励医生放弃救治临终患者的生命,甚至实施无痛致死术终止患者的生命进程,违背医务人员救死扶伤的神圣职责,造成医务人员角色的混淆,安乐死是反人道的。

2. 不利于医学科学的发展

医学是在治疗患者和抢救危重患者的实践中不断发展的。由于不可逆诊断的不确定性,安乐死既可使患者错失生存机会,也使医务人员处于不可救治就不救治的消极退缩状态,这不利于医学的进步,甚至阻碍医学的进步。

3. 不符合我国法律

目前,我国安乐死的法律处于真空状态,但生命是神圣的,法律维护人类生命的神圣性;除法律外,任何人都不能剥夺他人的生命。医生无权决定患者的生死。允许安乐死,就把杀人的权利交给了医生,即使医生审慎行事,也难免不为心术不正者借口杀人打开方便之门,这就严重危害社会秩序,也从根本上加剧了患者对医生的不信任。

4. 安乐死愿望的真实性难以确定

决定安乐死可能是患者受到疾病的折磨,在痛苦和绝望中做出的,甚至是一时脆弱和冲动做出的决定,医务人员很难判断其理性程度和自主程度,很难判定是否是患者自己的真实意愿。

5. 不利于保护弱势群体

安乐死这种非正常死亡方式,一旦合法化并在临床上实践,就会慢慢演化为一种常规。在经济、公益及卫生资源优化配置等压力下,安乐死会成为保护弱势群体的障碍,加重社会的复杂化,成为新的不安定因素。

6. 导致灾难性下滑

一旦允许某种境遇中的人实施安乐死,就是在牢不可破的、反对安乐死的论点中打

开一个例外情况的缺口；一旦我们接受这种例外，那么，只要同样的推理过程继续下去，我们也将被迫接受其他例外的情况，这样，安乐死的对象就可能无限的扩大化。

安乐死涉及生物学、医学、法学、伦理学、社会学诸多学科问题，与现行的道德标准、社会习俗冲突，引起的争论旷日持久，并将继续。

考点直通车

1. 关于安乐死，最正确的说法是（　　）

A. 安乐死的本质目的是缩短患者死亡时间

B. 安乐死的本质目的是节约卫生资源

C. 安乐死的本质目的是为了尊重患者生命尊严

D. 安乐死就是对患有不治之症的患者使用人工干预手段，加速其死亡

E. 安乐死就是对极度痛苦的患者使用人工干预手段，加速其死亡

答案与解析：C。考点解析：安乐死的道德理由是为了解除患有不治之症的临终患者的极端痛苦，维护其生命尊严；用医学的手段缩短其死亡过程，只是手段，而非目的。以"节约卫生资源"而支持安乐死的人，则掉进了"经济陷阱"。

2. 下面关于安乐死的表述，不正确的是（　　）

A. 安乐死的理论观点是为了节约卫生资源而提出的

B. 安乐死至今仍是医学伦理学的难题

C. 安乐死的观点是符合生命质量和生命价值原则的

D. 目前安乐死的对象只是患有不治之症而又极其痛苦的临终患者

E. 目前实施安乐死的方式有两种：主动安乐死和被动安乐死

答案与解析：A。考点解析：安乐死的道德理由是为了解除患有不治之症的临终患者的极端痛苦，维护其生命尊严。用医学的手段缩短其死亡过程只是手段，而非目的。而用"节约卫生资源"为支持安乐死的人，则掉进了"经济陷阱"，是经济理由，而不是伦理依据。以生命论为依据论证安乐死，支持者多以生命质量论和生命价值论为依据；反对者则依据生命神圣论。安乐死的合适对象目前达成共识的是选项 D 所限定的患者。

三、尊严死的有关问题

（一）尊严死的概念

尊严死具有多义性，一般指对于没有恢复希望的末期患者，终止无益于延续生命的医疗措施，使其具有"人性尊严"地迎接自然死亡的到来，亦称为"自然死"或"有品位之死"。

对于患有消耗性和退行性疾病的患者而言，他们有要求"不使用人工方式存活"而享有尊严死的权利。

（二）尊严死的实施

1.《自然死亡法案》与生前预嘱

1976 年，美国加利福尼亚州通过了《自然死亡法案》，允许不使用生命支持系统来延长不可治愈患者的临终过程，也就是允许患者依照自己的意愿自然死亡。此法律允许成

年人使用"生前预嘱"的法律文件,只要根据医生判断,该患者已经处于不可治愈的疾病末期,生命支持系统的唯一作用只是延长死亡过程,医生就可以通过授权不使用或者停止使用生命支持系统。这样,医生根据患者的生前预嘱不使用或停止使用生命支持系统,对患者的死亡就不再负有任何法律责任。患者授权医生不使用或停止使用生命支持系统而死亡,也不再看作是自杀,并不影响其家属领取保险赔偿金。

2.《患者自决法案》与预留指令

1991年生效的美国《患者自决法案》要求,医疗服务提供者应当告知患者,他们有做出医疗决定和使预留指令生效的权利。它还要求医疗服务提供者对自己的员工和团体进行有关权利的教育。通过预留医疗指令,维护患者选择或拒绝某些医疗处置的权利。

我国也有部分学者建议成年人在疾病和生命的终末期,选择不使用延缓死亡过程的生命支持系统,如人工呼吸器、心肺复苏术等。这种建议并不反对或贬低其他选择,但是强调通过建立"生前预嘱"来实现个人对尊严死亡方式的选择。建立生前预嘱,主体明确的表达和签署相应文件,是实现以"不使用生命支持系统,维持人工生命"为主要特征的尊严死的重要措施。

📖 知识拓展

"生时愿如火花,燃烧到生命最后一刻。死时愿如雪花,飘然落地,化为尘土!"——琼瑶。2017年3月12日,知名作家琼瑶突然公开了一封写给儿子和儿媳的"人生中最重要"的信,交代了她的身后事"万一到了该离开之际,绝不抢救,身后事一切从简"。希望不会因为后辈的不舍,而让自己的躯壳被勉强留住而受折磨,叮咛儿子、儿媳别被生死的迷思给困惑住。

(三)尊严死的伦理意义

(1)尊严死是一种更接近自然死亡的方式,追求更多的临终尊严,比安乐死更易为人所接受。

(2)尊严死通过生前预嘱来实现个人对死亡方式的选择,突出以个人为主体的对临终尊严的诉求。

(3)尊严死是基于自我决定权,是现行社会值得推广的一种折中方法。通过生前预嘱的文件来实现"去者善终、留者善别"的愿望。

(4)我国传统的死亡观蕴含着可贵的生命意向与精神,中华民族浓厚的家庭观念影响着人们行为处事总是要先考虑家人的感受和利益。生前预嘱,无论是什么内容的预嘱,实际上都能够减轻当事人的家人面对医学两难抉择时的压力与痛苦。

应该注意的是,尊严死最初是作为对过度治疗威胁的一种回应而出现的,但如今患者也可能面临着治疗不足的威胁,因为存在控制急剧增长的医疗费用的压力,社会公众担心:尊严死从根据患者的利益行事滑向根据社会利益行事,从考虑患者的生命质量滑向考虑患者的社会价值,从对末期疾病患者的决定滑向对非垂死患者的决定,从听任死亡滑向杀死,从停止人工喂饲滑向停止自然喂饲。这些担心可能没有说服力,但确实存在,应引起医务人员的关注。

第三节　临终关怀及其伦理意义

一、临终关怀的概念、特点和实施原则

(一)临终关怀的概念

凡是由于疾病或意外事故造成人体主要器官的生理功能趋于衰竭,生命活动趋向终结的状态,濒临死亡但尚未死亡者,称之为临终患者。临终关怀主要是对临终患者和家属提供姑息性和支持性医护措施。其主要工作内容有两个方面:一是控制临终患者的症状,减轻痛苦,使临终患者身体尽可能舒适;二是对临终患者提供心理支持和精神安慰,减轻焦虑和恐惧,使临终患者精神上尽可能安宁,同时对家属提供居丧抚慰和各种患者逝后的服务。

临终关怀一词译自英文"hospice",原意为"招待所、济贫院、小旅馆"的意思。中世纪的欧洲使用"hospice"指设立在修道院附近为朝圣者和旅行者提供休息的场所。当有人重病缠身濒临死亡而住在"hospice"里时,会得到教士和修女的照顾,如果死亡也会得到善后处理。后来,"hospice"引申为指帮助那些濒临死亡的人,意译为临终关怀。

现代意义上的临终关怀是针对临终患者死亡过程的诸多问题和苦难,对其提供医疗、护理、心理、伦理和社会等各个方面的照护的医学人道事业,目的在于提高临终患者的生命质量,使患者在舒适和安宁中走完人生的最后旅程,并使患者家属得到慰藉和居丧照顾。

与国外相比,我国的临终关怀事业是伴随着安乐死的是非争论而发展的,起步晚,但发展迅速。究其原因,一方面是现代医学的变化导致疾病谱和死因顺位等变化,另一方面是我国已进入老龄化社会,尊老重老的传统文化与现代化进程中养老护老方式的变革,加之临终关怀具有"全人、全家、全程、全队照顾"的非同寻常的特点。在人生历程中的最后阶段,如何能得到关怀和照顾,应符合我国传统观念中重视生命、避讳死亡、不轻言死亡等所要求的妥善处理临终患者的合乎伦理道德的方式。

(二)临终关怀的特点

临终关怀针对特殊人群,具有特定的内容和特殊的服务模式,具有以下特点。

(1)临终关怀的主要服务对象是特殊患者,特别是处于癌症晚期等身心遭受痛苦折磨的患者,同时面向患者的家人和亲友。

(2)临终关怀以照护为主,治疗为辅。临终关怀不以治疗和延长生存时间为主,以支持疗法、控制症状、姑息治疗与全面的照护为手段,提供全方位的护理,满足患者的身心需求。

(3)临终关怀注重患者的尊严和价值,以提高患者临终阶段的生命质量为宗旨,尽可能使患者处于舒适状态,并减少其死亡恐惧和焦虑,逐步接纳死亡。

(4)临终关怀以医护人员为主导,社会志愿者为辅助。医护人员的专业能力能够准确评估患者的状况和需求,社会志愿者能够提供基本生活护理,给患者和家属情感支持。

目前,我国缺乏一支稳定的临终关怀专业队伍,护理力量薄弱,社会志愿者的无私爱心已成为临终事业发展的基础。

(三)临终关怀的实施原则

在临终关怀的实践中,根据临终患者的特点,要遵循以下原则。

1. 照护为主的原则

临终关怀不以延长患者寿命的治疗为主,而以全面的照护为中心,满足患者的生理、心理、精神和社会等方面的需要。在治愈无望的情况下,完全放弃治疗等于抛弃临终患者,而以姑息治疗为主的适度治疗,则更为人道。

2. 缓和医疗的原则

在临终关怀实践中,医务人员通过保存生命,解除或缓解痛苦,提高临终患者的生命质量和生活质量;重视临终患者的身体护理,维护临终患者最基本的人格尊严。临终患者的心理需求因其社会地位、文化程度、宗教信仰和年龄性别等不同而异。根据临终患者个性化的心理需求,提供有针对性的心理护理和人文关怀,使患者获得心理平衡和安宁。

3. 整体服务的原则

临终患者依然是整体的人,既有生理、心理的需求,也有精神、社会的需求。临终关怀提供"全人、全家、全程、全队照顾"的医疗照护,不仅关怀临终患者的生命质量,而且关照家属的丧亲辅导和居丧抚慰。

考点直通车

下列不符合临终关怀道德要求的是(　　　　)

A. 认识和理解临终患者

B. 保护临终患者的权益

C. 尊重临终患者的生活

D. 不惜代价抢救临终患者

E. 同情和关心临终患者的家属

答案与解析:D。考点解析:临终关怀以提高临终患者的生存质量为宗旨,并使其在舒适和安宁中有尊严地走完人生的最后旅程,而不是不惜代价地抢救临终患者以延长生存时限。

二、临终关怀的理念与伦理意义

(一)临终关怀的理念

1. 以照护为中心

现代医疗体系一般以治疗为主,医护人员往往立足于抢救生命,千方百计采取各种手段治疗疾病,延长生命。临终关怀强调的是以舒适为目的的照护,照护体系本着患者及其家属的希望来进行治疗和护理。

2. 重视生命质量

在提高生命质量的前提下维持临终患者的生命存在。目前关注生命质量主要指疼痛控制和支持治疗,与不惜一切代价使用高新技术是相对的。

3. 尊重患者的权利和生命尊严

临终关怀强调生命尊严,但不主张与症状做顽强斗争,而是着重于疼痛控制和舒适护理,并以患者的要求为服务宗旨,满足其需求,尊重临终患者的权利。

(二)临终关怀的伦理意义

1. 临终关怀是医学人道主义的升华

临终关怀改变了对无法救治的患者只能延长其痛苦的生命而得不到真正的医学照护的现状,以及改变了临终患者家属的痛苦被医学视而不见的事实。每个人都希望生活幸福,死得安详。临终关怀使濒死者缓解肉体的痛苦,享受医学的温暖呵护,得到社会的尊重、亲人的关怀,在舒适的环境中有尊严地离开人间,使家属的心灵得到抚慰,特别是社会志愿者的参与,更加体现了医学人道主义的深化与扩展。

2. 临终关怀体现了生命神圣、生命质量与价值的统一

患者的生命神圣性不因临终而减损,当濒临死亡时,受到的医学照顾,体现了生命的神圣性。临终关怀提供姑息性和支持性方法,全方位照护临终患者,提高了患者的生命质量,维护了患者的基本权利,满足了濒死患者的伦理价值诉求,是人类文明的进步。

3. 临终关怀减轻了死亡恐惧

恐惧死亡和死亡焦虑的本能使人们拒斥死亡。临终关怀使人们面对死亡时的恐惧和焦虑程度降低,并可能改变人们的死亡观,正视死亡,接受死亡。

4. 临终关怀顺应社会发展的需求

临终关怀是现代社会最具人性化的一种医学发展,不仅符合"生物－心理－社会医学模式"及人口老龄化的需要,也体现我国尊老敬老优良传统和新时期"四二一"家庭新需要。

5. 临终关怀是社会文明的进步

临终关怀体现了医学人道主义的关怀与爱心,标志着社会的文明发展程度。医务人员的伦理修养经受临终关怀的考验,同时,人道关爱的思想引导社会各界人士参与临终关怀事业,从而促进了社会的文明。

6. 临终关怀是一种更易为人们所接受的临终处置方法

与安乐死相比,两者的服务对象都是临终患者,但处置方式不同。安乐死虽然也聚焦于患者的身心痛苦,赋予患者死亡的尊严,但它求助于无痛苦的迅速的死亡方式,忽视了对临终患者全面的照顾和关怀。临终关怀从保障临终患者的生命质量出发,采取姑息性和支持性的方法,加强疼痛等症状控制,关心患者的精神需求,维护患者的生命尊严。因此,临终关怀比安乐死得到更多的伦理和法律支持。

三、临终关怀的伦理要求

当一个患者濒临死亡时,要求生理和心理各个方面得到全方位照护,这就对医务人员提出了特殊的伦理要求。

(一)创造舒适环境,尽力减轻痛苦

保持病房的整洁、安静;创造家属和患者相处的机会;加强病房巡视,多与患者在一

起。临终患者的医疗照护,首要的是帮助患者减轻痛苦,及时有效地控制各种症状,保持患者的仪表整洁,安排好日常生活,这是临终关怀最基本的伦理要求。

(二)帮助患者接受死亡事实,满足患者需要

濒临死亡,患者的心理是复杂的,其精神需要也是复杂而迫切的。理解、关心、安慰,并进行个性化的心理关怀,转变患者的思想和观念,也是临终关怀的道德要求。面对患者的疾苦、恐惧、孤独以及各种情绪反应,医务人员要进行精神抚慰,积极主动地及时了解患者的个性心理特征和心理需求、生死态度和价值观以及各种体验,以帮助患者顺利接受死亡的事实,满足他们的各种愿望,这是临终关怀的精髓所在。

(三)抚慰患者家属,减轻哀痛程度

患者安宁地、有尊严地死去,并不是临终关怀的结束。患者的临终与死亡,是家属心理应激的苦痛交织过程。丧亲辅导也是临终关怀的道德要求之一。尊重死者,抚慰生者;帮助患者家属宣泄感情,疏导情绪,进行精神支持和生活指导,使他们早日从丧亲之痛中走出来,回归正常的生活。

考点直通车

从现代意义上来说,临终关怀是一种(　　　)

　　A. 特殊服务　　　B. 有限服务　　　C. 单向服务　　　D. 危险服务　　　E. 商品服务

答案与解析:A。考点解析:从现代意义上来说,临终关怀是一种特殊服务,它提供全面照护性服务,包括医疗、护理、心理、伦理和社会等各个方面。

综合测试

一、名词解释

1. 安乐死

2. 主动安乐死

3. 被动安乐死

4. 临终关怀

二、单项选择题

A1 型题

1. 世界上第一个安乐死合法化的国家是(　　　)

　　A. 美国　　　　B. 荷兰　　　　C. 澳大利亚　　　　D. 英国　　　　E. 比利时

2. 下列不属于脑死亡的伦理意义是(　　　)

　　A. 有利于科学地确定人的死亡

　　B. 更好地维护人生命的尊严

　　C. 有利于医院管理

　　D. 有利于器官移植技术的发展

　　E. 有利于对死亡的科学认识

3. 积极安乐死和消极安乐死的最根本区别在于(　　　)

A. 在道德上前者不易被接受,后者易被接受

B. 前者采取人工的方式结束生命,后者不采取人工手段干预生命

C. 前者不人道,后者人道

D. 前者争论大,后者争论小

E. 前者的死亡过程短,后者的死亡过程长

4. 临终关怀是人道主义在医学领域内的升华,其伦理意义在于( )

A. 尽可能延长临终患者的生命,给临终患者更多的关心和照顾

B. 尽可能满足临终患者的生理需要,体现医学人道主义的本质

C. 尽可能满足临终患者家属的生理需要,体现医学人道主义的本质

D. 临终关怀维护了临终患者的生命价值和尊严,是人们易于接受的临终处置方式

E. 作为安乐死的代名词,临终关怀既能使患者尊严地、舒适地离开人间,又能为人们普遍接受

5. 下列不属于科学的死亡观的是( )

A. 承认自然规律,坦然对待死亡

B. 充实人生价值,无憾迎接死亡

C. 无畏对待死亡,主动选择死亡

D. 保持身心健康,平静进入死亡

E. 消除迷信思想,无畏直面死亡

6. 截至2003年年末,有两个国家使安乐死合法化,它们是( )

A. 美国,英国　　　　 B. 荷兰,比利时　　　　 C. 中国,日本

D. 德国,法国　　　　 E. 俄罗斯,印度

7. 医生利用脑死亡标准,判断患者是否死亡,其动机和直接目的应该是( )

A. 更科学地确定死亡,维护人的生命与生命尊严

B. 节约卫生资源

C. 减轻家庭负担

D. 出于器官移植需要

E. 缩短患者的死亡时间

8. 一位符合安乐死条件的患者,自愿申请安乐死,医生使用药物结束其痛苦的生命,称为( )

A. 被动安乐死　　　　 B. 医生协助患者自杀　　 C. 非自愿安乐死

D. 主动安乐死　　　　 E. 强迫安乐死

9. 首先提出脑死亡标准的国家是( )

A. 美国　　　 B. 英国　　　 C. 德国　　　 D. 中国　　　 E. 荷兰

10. 反对安乐死最主要的伦理依据是( )

A. 违背患者的人权

B. 违背公益思想

C. 违背生命质量和生命价值观点

D. 违背功利思想

E. 违背医学人道主义

A3 型题

患者,女,65 岁,农民,经几个大医院确诊为肝癌晚期。由于未能住上院,家属带其返回当地卫生院,给予支持疗法,但患者日渐昏迷。一天,医院主治医师查房,认为该患者是不治之症,并告诉患者的老伴:"患者根本无康复希望,继续治疗是一种浪费。"随后让护士拔掉静脉点滴针头,不久患者死亡。患者家属以"医生擅自让护士拔掉针头是见死不救"而告上法庭。

11. 下面对医生行为的评价,最准确的是( )
    A. 医生的行为符合公益论原则
    B. 医生的行为有利于节约卫生资源
    C. 医生的行为违背了患者或家属的自主权
    D. 医生的行为是在行使干涉权
    E. 医生的行为有利于家属减轻精神压力

12. 该案例中当患者逐渐昏迷时,医生应该怎样做是道德的( )
    A. 不惜一切代价地抢救,以履行医生的职业使命
    B. 继续给予维持治疗,以延长患者的生存时间
    C. 对患者实施主动安乐死,以减轻痛苦
    D. 对患者实施被动安乐死,以节约卫生资源
    E. 让患者家属了解病情并劝说放弃治疗,然后按家属意愿决定放弃与否

患者,女,59 岁,因患肝硬化腹腔积液,住进某市中医院。经治疗病情未见改善,反而出现肝性脑病,处于濒死状态。其子在得知母亲已治愈无望时,向主治医师提出为其母实施"安乐死"的书面请求。在家属的再三要求下,主治医师先后两次为患者注射复方冬眠灵,患者平静地死去。

13. 从医学伦理方面对该医师所做行为的正确评价是( )
    A. 完全正确,其选择在医学上有充分的依据
    B. 完全错误,医师实行安乐死就是杀人
    C. 法律真空,但在伦理上是存在问题的
    D. 法律允许,在伦理上也是说得通的
    E. 没有处理好医学决策与伦理判断之间的矛盾,存在着严重的伦理问题

14. 此案例中的医生对患者实施的医疗行为是( )
    A. 积极安乐死　　B. 消极安乐死　　C. 尊严死　　D. 医助自杀　　E. 变相杀人

三、简答题

1. 脑死亡标准有哪些伦理意义?
2. 主动安乐死、被动安乐死与尊严死是怎样区分的?
3. 支持或反对安乐死的理据有哪些?
4. 临终关怀的特点、意义与伦理要求有哪些?

四、案例讨论

【案例】

一名刚出生 22 天的女婴,因患有肛门闭锁、肾积水等疾病,其父母坚持放弃治疗,让

宝宝"安静地"死去,后被送到某临终关怀医院。得知这一消息后,网友开始在网上滚动播报其生命状态,希望能够挽救生命垂危的婴儿。5名志愿者不忍心女婴被放弃治疗,将她从临终关怀医院转送到某医院进行抢救。

【讨论】

1. 对于该女婴,临终关怀与安乐死之间,如何选择?为什么?

2. 该婴儿的父母是否有权利决定对她实施放弃治疗、安乐死或者临终关怀?

3. 网友的做法是否妥当?

4. 5名志愿者的行为应该得到孩子父母的感谢和社会的赞扬吗?

(李德玲)

第十三章　医学科学研究中的伦理问题

✒ 学习目标

（1）识记：医学科学研究的基本伦理规范；人体实验的伦理原则；医学科学研究中的越轨行为与伦理要求。

（2）理解：人体实验的伦理问题；医学科学研究的特点和意义；人体实验的类型。

（3）运用：医学科学研究的伦理规范和人体实验的伦理原则指导临床医学科学研究。

🖊 案例导入

如期而至的胃溃疡

1984年7月10日，澳大利亚弗里曼特尔医疗中心实验室的马歇尔，把从一位66岁患者胃中收集到的大约10亿细菌混合进少许水中喝了下去。他唯一的愿望就是：这种细菌真的能让他生病。他喝下的细菌当时没有名字，人们知之甚少。

早在20世纪，有研究者在人类和动物的胃中发现了螺旋杆菌。这些细菌与炎症有什么关系呢？马歇尔为一位患者使用了抗生素，结果那种不知名的病菌和胃炎同时消失了。这一实验更坚定了马歇尔的想法：细菌不仅可以引起炎症，也可以引起十二指肠溃疡和胃溃疡。

当时医学界的共识是：胃病的主要病因是心理问题和压力，胃溃疡与焦虑、情绪波动紧密相关。马歇尔猜想胃炎与细菌的关系被认为是幼稚的：胃酸会让细菌不能存活。

马歇尔自体实验的第十天，在同事的帮助下用胃镜取了两份试样，与自己五个星期以前的样本进行比较：马歇尔患了胃炎。

——［瑞士］雷托·U·施耐德.疯狂实验史［M］.许阳,译.北京:生活·读书·新知三联书店,2009.

阅读案例，请思考：什么是人体实验？人体实验包括哪些类型？包含人体实验在内的医学科学研究应遵循哪些伦理原则和道德规范？

第一节　医学科学研究中的基本伦理要求

一、医学科学研究的特点和医学科学研究的伦理意义

（一）医学科学研究的特点

医学科学研究是以人体为研究对象,揭示人类生命活动的本质和规律,认识疾病的

发生发展过程,为探索有效防治疾病、促进健康方法和途径而进行的科学实践活动。除具有一般科学研究的探索性、创造性、继承性、连续性等共同性外,医学科学研究还具有自身的特点。

1. 研究对象的特殊性

医学科学研究的对象是处于各种关系中的现实生活中的人,与人的身心健康和生命安危息息相关。对人的疾病、健康和生命的研究,对研究者提出了更高的伦理道德要求。

2. 研究活动的复杂性

由于个体的差异性,疾病的发生、发展和转归是一个极其复杂的、不确定的生命活动过程,医学科学研究工作也颇具复杂性和长期性,其科研的结果常常具有局限性。这使得医学科学研究的程序更加严格和规范,提升了医学科学研究的道德底线。

3. 研究成果的两重性

医学科学研究的成果往往具有双刃剑效应,可能有益于人类健康,但也可能给人类带来危害和灾难,其效果往往是复合的。

医学科学研究的特殊性决定了在其研究过程中始终贯穿着严肃而复杂的道德诉求。

(二)医学科学研究的伦理意义

医学科学研究伦理或称为医学科学研究道德,是指医学科学研究领域中医德现象的总和,其中主要是指导医学科学研究人员从事医学科学研究,调整各种科研利益关系,解决各种伦理问题所必须遵循的行为准则。医学科学研究与道德关系密切,相互影响和促进。在医学科学研究中科研道德具有重要意义。

1. 维护医学科学研究的正确方向

医学科学研究是一把双刃剑,在正确价值观导向下为维护人类健康做出巨大的贡献,在不纯正动机导向下可以给人类健康带来灾难。目的和动机是医学科学研究道德的灵魂,它支配着研究人员的行为,是保证科研活动造福人类的前提。现代医学科学研究活动存在着多种价值的交织与矛盾,纯正的科研动机和目的保证医学科学研究方向正确,亦是医学科研人员所必备的基本道德修养。医学科学与医学道德之间是相互影响、相互促进和共同发展的,医学科学研究道德是医学科学研究工作的灵魂。

2. 推进医学科学研究发展的动力

医学科学研究道德是医学发展的动力,学术道德修养坚定了科学研究的信念和意志,激励医学科研人员勇于探索、不断进取,为医学的发展和人类的进步做贡献。在我国,从古代传说中的"伏羲氏尝百味而制九针""神农尝百草,一日而遇七十毒"到李时珍冒死饮毒撰写《本草纲目》,都体现了医学科学研究人员为了医学的发展、人类的进步的无私奉献精神。

3. 调节医学科学研究关系的规范

高尚的医学科学研究道德修养是调节医学科学研究活动中研究者与受试者之间、研究人员之间、研究人员与社会之间等各种关系的基本条件。医学科学研究是集体性的创造活动,依靠多学科、多专业人员的团结协作。处理好人际利益关系,营造优良科研环境,离不开医务人员的团队精神、尊重他人等道德修养。只有具备高尚科研道德的医务人员才能端正科研动机,正确评价自己及他人,团结协作、扬长避短,从而有利于科研活动的顺利开展。

4. 评价医学科学研究的标准和尺度

医学科学研究活动的过程及其成果的应用,总是与个人、家庭、社会乃至生态系统发生一定的联系和影响。良好的科研道德是规范科研过程、谨慎使用科研成果、注重其社会效果的重要前提。如果科研人员在科研过程中违背科研规范和科研道德,即使科研成果价值较高,也不会被社会认可和接受。国内、国际科研论文撤稿事件频出,说明了人们对科研道德规范的重视和尊重。

二、医学科学研究的基本伦理规范

维护患者健康是医务人员的根本道德义务。单纯为积累医学知识或为政治经济目的进行的医学科学研究都背离了这一原则。在医学科学研究的选题、研究过程、成果发表与应用中,研究者应遵循一定的研究伦理规范。

(一)研究选题中的伦理规范

1. 动机明确,符合人民健康的需要

从自我利益和需要出发,对人民健康无意义甚至有害的研究选题,是不道德的。

2. 尊重客观事实,创新而可行

选题要从人民健康需要出发,尊重客观的研究条件,既不重复研究,又重视可行性和科研价值。

(二)研究实施过程中的伦理规范

(1)设计科学:注重严格性、合理性和可行性。

(2)规范实验:保证实验的准确性、可靠性和可重复性。

(3)数据准确:主观臆造数据、对数据"各取所需",废弃与自己主观愿望不一致的数据,都是违背研究伦理规范的行为。

(4)团结协作:合理竞争,互通信息,正确对待保密问题。

(三)研究成果发表与应用中的伦理规范

(1)研究论文和著作的撰写要以研究为基础,抄袭、剽窃、购买等行为是学术腐败。

(2)研究成果应用时,应把道德目的放在第一位。研究成果的应用必须遵循伦理规范,否则,就背离了研究的动机与目的。

考点直通车

医学科学研究伦理的根本原则是( )

A. 献身医学

B. 造福人类

C. 团结同道

D. 合理保密

E. 严谨治学

答案与解析:B。考点解析:医学科学研究的最终目的是促进医学的发展和人类的进步,所以医学科学研究伦理的根本原则是造福人类。

三、医学科学研究中的越轨行为与伦理要求

医学科学研究中的越轨行为是指研究人员对科学研究普遍行为规范的背叛和违背科学研究精神的行为。从越轨的道德属性上看,广义的越轨行为分为非道德类越轨和道德类越轨。非道德类越轨包括思想方法和过失类越轨;道德类越轨就是通常所说的科学家的越轨行为,即狭义的越轨,它包括伪造、剽窃和僭誉等行为。

(一)研究选题与申请立项中的越轨行为与伦理要求

(1)选题与申请立项的越轨行为:争易弃难,或虚构前期研究基础,或窃取他人的申请方案。

(2)选题与申请立项的伦理要求:选题的实质是确定研究的具体目标和价值取向。选题符合国家、社会和人民健康的利益和要求;符合学科发展趋势,重视研究的社会价值和道德价值;申请资料应真实可靠,实事求是,不弄虚作假。

(二)研究过程中的越轨行为与伦理要求

(1)研究过程中的越轨行为:虚构、臆造研究数据;任意修改研究数据;伪造实验结果。

(2)研究过程的伦理要求:按照研究设计完成实验研究,不得任意缩减程序;客观观察和记录,不人为诱导受试者;尊重实验和真实结果;不受政治、经济或学术权威的不当干预。

(三)研究论文发表中的越轨行为与伦理要求

(1)研究论文发表中的越轨行为:据团体研究成果为己有;剽窃和抄袭;一稿多投或反复发表;借权威提高知名度。

(2)研究论文发表的伦理要求:按实际贡献署名;尊重他人成果;杜绝杜撰、剽窃和抄袭。

(四)研究成果鉴定与应用中的越轨行为与伦理要求

(1)研究成果鉴定与应用中的越轨行为:自选或收买评议人;不切实际,或随意使用首创或领先等词语,或任意贬低他人的成果;出具虚假应用证明和效益报告;利用职权谋私。

(2)研究成果鉴定与应用的伦理要求:评议人应客观公正,对人类负责;研究者提供真实资料和成果报告;研究参与者互相尊重,不争名夺利。

(五)获取荣誉与分配中的越轨行为与伦理要求

(1)获取荣誉与分配中的越轨行为:主要是僭誉类越轨行为,如利用职权和社会地位之便获取署名;老师把学生的荣誉据为己有;贬低合作者或者竞争对手等。

(2)获取荣誉与分配中的伦理要求:按实际贡献署名;尊重他人成果。

医学科学研究的越轨行为如果得不到有效的社会控制,将会弱化研究人员遵从科学精神的动机,降低对自己、研究对象和社会公众的责任感,从而恶化科学研究环境。越轨行为降低社会公众对科学共同体的信任度,也使人类生活的风险性加大。有关部门应加强科研项目过程监管,完善内部规章制度,加强法律法规、科研诚信、职业道德和医学伦理教育,尊重科学研究伦理。

✒️**知识拓展**

科学研究中的诚信(个人层面)

对科研人员个人来说,诚信首先体现在致力于学术诚实和对自己的行为负责,当然还有一系列体现负责的科研行为的处事惯例,包括以下情况。

(1)研究工作选题立项、执行以及报告方面的学术诚实。

(2)研究项目申请及研究成果报告中,对自己贡献表述的准确性。

(3)同行评议中的公正性。

(4)学术交流(包括互通信息和资源共享)中的同行相尊。

(5)在有利益冲突或潜在利益冲突时的透明度。

(6)保护研究工作中涉及的人体对象。

(7)善待研究中涉及的实验动物。

(8)坚持承担研究人员与其研究群体之间的相互责任和义务。

——美国医学科学院,美国科学三院国家科研委员会.科研道德——倡导负责行为[M].北京:北京大学出版社,2007.

第二节 人体实验的伦理要求

一、人体实验的类型及意义

(一)人体实验的类型

人体实验是研究者以人体为受试对象,有控制地对受试者进行观察和研究,以判断假说真理性的行为过程。这里的人既指患者,也包括健康的受试者。

人体实验就其性质和类型上区分,大致可分为以下几种。

1. 天然实验

天然实验是指在战争、核泄漏、灾荒等自然灾害事件中对疾病进行流行病学及其诊断、治疗、预后等对人体的影响与自然演进的实验研究。因没有研究者的干预和控制,研究者不承担道德责任。医学领域中的天然实验,是指不对受试对象的疾病病情的发展和后果的自然演进进行任何干预的研究。如美国的梅毒自然史研究,该人体实验违背医学的根本宗旨和目的,研究者要承担相应的道德责任。

2. 自体实验

自体实验是研究者在自己身上进行的实验。自体实验可获得准确可靠的数据,但具有一定的危险性,体现医务人员追求真理的科学精神和献身科学的崇高境界。

3. 志愿实验

志愿实验是受试者知情自愿参加的临床试验。

4. 强迫实验

强迫实验是在一定的武力或政治压力下,未经受试者同意或违背受试者意愿而进行的人体实验。它侵犯了受试者的人身自由和利益,触犯法律,是不人道的。

5. 欺骗实验

欺骗实验是为达到某种目的,利用患者解除痛苦和求生的欲望,采取引诱、欺骗的方式使受试者参加实验。不论结果是否使受试者身心损伤,都是不人道的。

上述人体实验根据受试者是否自愿,可分为自愿实验和非自愿实验两大类型。自体实验是自愿实验的特殊类型。非自愿实验又包括欺骗实验和强迫实验。

(二)人体实验的意义

在医学科学研究中,人体实验是在基础理论研究和动物实验后,常规临床应用之前的中间研究环节。由于人与动物的种属差异性,决定了任何一种新药物、新疗法、新技术经历动物实验等多种研究之后,必须经过一定的人体实验和验证,确定了安全性和有效性之后才能正式推广使用。人体实验是无法替代的。人体实验是医学发展的起点和发展手段,没有人体实验就没有医学的进步。

二、人体实验中的伦理问题

人体实验具有两重性,体现为实验伦理中的几组矛盾。

(一)受试者个人利益与社会公众利益的矛盾

人体实验推动医学的发展,符合社会公众的健康利益。人体实验的社会公益性与受试者的利益从根本上是一致的。但是,受试者在实验中得失不明,承担风险和伤害。即使实验者千方百计地保护受试者的安康,也不可能完全避免风险和伤害。受试者个人利益与社会公众的利益的矛盾构成人体实验的基本矛盾。

(二)实验者强迫与受试者自愿的矛盾

强迫,既可以使用武力或政治力,也可以隐蔽的方式进行,如夸大实验对患者的益处,病情需要,除参与实验别无他法等。同时,受试者为绝处逢生或迫于经济压力等,自愿中也包含着强迫的成分。尤其是以未成年人和社会弱势群体为受试者的人体实验,都有类似的问题。

(三)实验者主动与受试者被动的矛盾

实验者设计实验,对实验目的、途径和方法等是清楚的,对实验中可能发生的问题、风险及后果有估计和了解,处于主动地位。受试者只能从实验者那里了解相关信息,自身的医学知识和信息缺乏、受教育水平等都限制了对实验的理解程度,处于被动地位。实验者应尊重受试者的知情同意的权利。受试者充分知情后自愿参加人体实验才是合伦理的。

(四)受试者的权利与义务的矛盾

受试者是否参加人体实验是个人的权利。任何人都会考虑个人生命的安危和自身利益不受侵犯。但每个公民都应尽支持医学科学发展的义务。当受试者的权利与义务发生矛盾时,应尊重受试者的权利,不可违背受试者的意愿擅自为其决定。

(五)继续实验与终止实验的矛盾

实验中若发现受试者出现意外、危险或损害,无论其本人是否感受到,实验者应以受试者的安康为重,终止实验。受试者有权在任何阶段退出实验,即使实验没有产生危险或退出会影响实验结果,实验者也要尊重受试者的退出权利。

三、人体实验的伦理原则

1946 年纽伦堡国际军事法庭制定的《纽伦堡法典》是关于人体实验的第一个国际性伦理文件;1964 年在芬兰的赫尔辛基召开的第 18 届世界医学大会上,又通过了包括人体实验在内的第二个国际性伦理文件——《赫尔辛基宣言》,并且自 1975 年以来进行多次修改,2000 年修改后的宣言多项条款涉及人体实验应遵循的伦理原则。1999 年我国国家药品监督管理局局务会通过的《药品临床试验管理规范》中,也规定了人体实验的一些伦理原则。2016 年 12 月 1 日起施行的国家卫生和计划生育委员会颁布的《涉及人的生物医学研究伦理审查办法》明确规定了人体实验的相关要求。

知识拓展

《赫尔辛基宣言》
——关于人体医学研究的伦理原则

《赫尔辛基宣言》(1964 年)于 20 世纪 80 年代走进中国。该宣言是发达国家对人体实验的经验教训进行伦理学总结的产物和成果,具有普遍意义。在引言部分,宣言认为人体医学研究包括可识别的人体物质或可识别的数据研究。《赫尔辛基宣言》中阐述了医学研究的基本原则:

(1)必须保护受试者准则。

(2)必须符合医学目的准则。

(3)必须经由受试者知情同意准则。

(4)必须接受伦理审查准则。

……医学研究和医学治疗相结合的附加原则。

人体实验的伦理矛盾和道德难题制约了医学科学的快速发展。为了解决这些矛盾,促进受试者利益与医学科学的协调发展,实验者必须认真遵循如下伦理原则。

(一)维护受试者利益原则

人体实验必须以维护受试者利益为前提和出发点,这是人体实验最基本的伦理原则。维护受试者利益原则,要求人体实验首先考虑到的是维护受试者的健康利益。当这一原则与人体实验的其他原则发生矛盾的时候,应该遵循这一原则,把这一原则放在更高的位置,包括"首要性"和"至上性"。人体实验必须在有关专家、具有丰富医学科学研究和临床经验丰富的医生参与或在其指导下进行。在人体实验开始前,要事先准备好可靠的应急或补救措施。

(二)医学目的性原则

人体实验的目的是研究人体的生理机制和疾病发生、发展机制,进而改进和提高疾病的防治水平,以促进医学的发展和维护、增进人类的健康。背离上述医学目的的人体实验是不道德,甚至是违法的。出于政治、军事等非医学目的的人体实验,严重违背人类伦理。出于经济、个人目的等非医学目的的人体实验,需要伦理评估。必须把追求经济效益的目的与医学目的性原则有机地统一起来,把医学目的性原则作为前提和必要条件。医学目的性原则服从于维护受试者健康利益原则。

(三)科学性原则

在人体实验的全过程中,要求所有工作人员遵循科学的原则,还要严格地遵守规章制度和操作规程。实验设计必须严谨,实验数据要准确无误。对实验结果的分析和报告要尊重事实,任何编造假象和篡改数据等行为都是不道德的。人体实验必须以动物实验为基础。确认进行实验的医学新技术、新药物对动物无毒无害时,才能在人体上进行实验。做到正确认识和使用对照,分组要随机,正确认识和使用安慰剂对照,正确认识和使用"盲法"。"盲法"是以受试者利益不受侵害为前提的,并不构成对受试者利益的侵犯。

(四)知情同意原则

人体实验应该在受试者完全知情同意、在没有任何压力和欺骗的情况下进行。首先必须使参加实验的人员知情,要将实验的目的、方法、资金来源、预期的好处、潜在的危险以及可能带来的不适等信息公开,使其理解并回答他们的疑问。其次在知情的基础上,对表示自愿同意者履行承诺手续,方可开始人体实验。对缺乏或丧失自主能力的受试者,由家属、监护人或代理人代表。如果不能得到书面的知情同意,非书面的知情同意必须存在正式文件证明和见证人。已参加人体实验的受试者,有随时撤销其承诺的权利,并且如果退出的受试者是患者,不能因此影响其正常的治疗和护理。

(五)伦理审查原则

进行伦理审查是保证人体实验符合伦理要求的必要的组织程序,它对于确保人体实验的正当性具有不可替代的重要作用。医学伦理审查是保护受试者利益、维护科研秩序的必要程序。在实验前必须报请伦理委员会批准,在实验中要接受伦理委员会的监督,实验结束后发表的论文也要经伦理委员会的审查。任何人体实验项目没有按照规定向国内相关机构申报,或伪造伦理审查通过材料,或实验执行期间也未申请伦理审查的,都是违背伦理审查原则的。

考点直通车

能体现人体实验科学原则的是(　　　)

A. 以健康人或患者作为受试对象

B. 实验时使用对照和双盲法

C. 不选择弱势人群作为受试者

D. 实验中受试者得到专家的允许后可自由决定是否退出

E. 弱势人群若参加实验,需要监护人的签字

答案与解析:B。考点解析:在人体实验的全过程中,要求所有工作人员要遵循科学的原则。实验时使用对照和双盲法是符合科学原则的,有助于摒除其他主、客观因素对实验的干扰。

综合测试

一、名词解释

1. 医学科学研究

2. 人体实验

3. 《纽伦堡法典》

4. 《赫尔辛基宣言》

二、单项选择题

A1 型题

1. 第一个被世界医学会所采用的、涉及人体对象医学科学研究道德原则的伦理文件是( )

    A.《赫尔辛基宣言》　　　B.《纽伦堡法典》　　　C.《东京宣言》

    D.《阿拉木图宣言》　　　E.《悉尼宣言》

2. 人体实验必须坚持( )

    A. 受试者的疾病获得治疗　　B. 受试者知情同意　　C. 受试者绝对安全

    D. 受试者没有不适　　　　　E. 以上都不是

3. 在人体实验中使用对照组、安慰剂和双盲法( )

    A. 是人体实验的重要方法　　B. 是对患者的一种欺骗　　C. 违背人道主义原则

    D. 是违背知情同意原则的　　E. 会损害受试者利益

4. 关于人体实验的国际性著名文件是( )

    A.《夏威夷宣言》　　　　B.《日内瓦宣言》　　　C.《希波克拉底誓言》

    D.《东京宣言》　　　　　E.《纽伦堡法典》

5. ( )年我国国家药品监督管理局局务会审议通过了《药品临床试验管理规范》

    A. 1999　　　B. 1998　　　C. 1987　　　D. 1988　　　E. 1977

A3 型题

某研究小组 2005 年发表在某专业顶尖杂志上的论文完全是伪造,将 2 个干细胞系夸大为 11 个干细胞系,而且这 2 个胚胎干细胞也并非体细胞克隆干细胞,而是受精卵胚胎干细胞。该研究小组不仅在其发表的论文中造假,而且还曾强迫女研究人员提供卵子用于实验。

6. 该研究小组的行为违背的是( )

    A. 研究选题与申请立项中的伦理要求

    B. 研究过程中的伦理要求

    C. 研究论文发表中的伦理要求

    D. 研究成果鉴定与应用中的伦理要求

    E. 获取荣誉与分配中的伦理要求

7. 该研究小组强迫女研究人员提供卵子用于实验违背了人体实验的哪项伦理原则( )

    A. 维护受试者利益原则

B. 医学目的原则

C. 科学性原则

D. 知情同意原则

E. 伦理审查原则

三、简答题

1. 医学科学研究的基本伦理规范包括哪些？

2. 人体实验的意义是什么？

3. 人体实验的伦理原则有哪些？

四、案例讨论

【案例】

两位内科消化专业研究生,选择了胰腺癌早期诊断的科研项目。此课题需要在患者身上抽200毫升血液做抗原测定。能否在晚期癌症患者身上抽200毫升血液,两位研究生发生了争执。甲认为这样做不人道,在快要死的患者身上抽血,无疑会增加患者痛苦,而且可能加速死亡,这不符合医生救死扶伤的职责。乙的观点与甲的观点相反,认为患者为科研做点贡献也未尝不可。

【讨论】

1. 你对此持何态度,为什么？

2. 此案例反映了人体实验中的哪项核心原则？你会如果处理？

(张丽芳)

第十四章　医学高新技术运用伦理

📖 学习目标

（1）识记：人体器官移植的伦理问题和伦理原则。

（2）理解：基因诊疗中的伦理原则；克隆技术应用中的伦理问题。

（3）运用：结合临床实践努力做到医学高新技术运用的技术决策与伦理决策统一。

🖋 案例导入

一位 12 岁女孩因为肾衰竭要进行肾脏移植手术，但很难找到合适的供体，她的母亲因为组织不相容而被排除，弟妹因年幼不适合作为器官供体，只有她的父亲是最合适的潜在供肾者。医学检查结果确证如是。但是，患者的父亲缺乏勇气，特别是术后结果难料而拒绝捐献。他请求医生，为了保护他的家庭完整与个人尊严，告诉他的家人，他由于医学的原因，不适合作为供体。

阅此案例，请思考：医院和医生在实施器官移植手术的过程中应该注意哪些伦理问题？当事医生会答应这位父亲的请求吗？

第一节　器官移植伦理

一、器官移植的含义

器官移植（organ transplantation）是指用功能完好的器官去置换被损坏、丧失功能而无法医治的衰竭器官来救治该患者生命的一项高新医学技术方法。广义的器官移植不仅包括肾、心、肝、肺等实质性器官及其联合移植，还包括血液、骨髓、角膜等组织、细胞移植。

二、器官移植供体的伦理问题

器官移植手术的成功是以有合适的供体器官为保障的。缺乏供体器官是全世界器官移植界存在的共同问题。移植供体来源引发了许多社会伦理问题。

（一）活体器官提供的伦理问题

活体器官提供是指在不危害供体生命和不降低生活质量的前提下，由健康的成人个体自愿捐献在生理和技术上可以切除或部分切除的器官，以挽救他人生命。

1. 伦理前提是保护捐献者的健康和生活质量

用一个人的生命去换取另一个人的生命是有悖伦理的。为挽救一个人的生命而伤害另一正常人的健康,是否是道德的和值得的,也要进行健康与风险的评估、判断和预防。选用活体器官必须有严格的科学标准和伦理学标准。例如,被选供体的成对器官均属健康,摘除其中的一个,通过功能代偿,尚存器官仍能够维持供体的正常的生理功能,供体的整体健康状况必须允许承受摘取器官所造成的损伤等。

2. 知情同意

严格筛选供体,并确认捐献者没有诸如经济、政治等其他目的,或其他因素的干扰,以保证自愿的绝对真实。在有些国家,有些人(如无行为能力的人)是不能作为供体的,有些国家规定在押犯人也不能作为器官的供体,即使犯人同意捐献,其同意可能是在社会压力下做出的,或者为了减少刑期,并不是真正的自愿。临床移植中还涉及防止以捐献的名义进行器官买卖的问题。

3. 生命等价问题与捐献的限制

活体器官的移植主要是以再生性组织及不可再生性的肾脏的移植。尊重活体器官提供者的利他奉献精神,但必须充分考虑供体生命的神圣性和器官摘取后的生活质量,进行利害评估。一个人没有义务为了他人的生命和健康而捐献自己的器官。

(二)尸体器官提供的伦理问题

尸体器官移植是指利用死者遗体器官进行的器官移植。对于单一器官,尸体是唯一合理的供体来源。

1. 死亡标准与器官活性

医学专家希望在脑死亡后、心跳呼吸停止前摘取具有活性的器官,以保证移植的成功率,但世界上大多数国家尚未采用脑死亡标准。同时,大多数民族的文化习俗和观念,不主张死后捐献组织、器官和遗体,阻力很大。

2. 自愿捐献

个人自愿和知情同意是绝对必要的。由死者生前自愿捐献器官,或者死后由家属自愿捐献死者的遗体器官给他人,这是各国器官来源的首选方式。

3. 推定同意

在死者生前没有任何明确表示同意或不同意捐献器官的情况下,如果没有来自本人或近亲属表示不愿意捐献器官的特殊声明或记录时,推定他是愿意捐献。这意味着由患者或者家属采取主动的行动来撤销这种推定同意,不必由医务人员负责来征得他们的同意。其中,有两种摘取形式:政府授权医生全权来摘取尸体上的组织和器官,不考虑死者亲属的愿望;医生在死者生前及其亲属不反对的情况下,摘取死者的组织和器官。

4. 推定不同意

死者生前态度不明确,死后家属推定其不同意捐献器官。

5. 器官商品化

无论是自愿捐献还是推定同意或推定不同意,都没有缓解器官供求矛盾。器官商品化可缓解供求矛盾,但引起的问题令人望而却步:①极易诱发窃取器官的犯罪行为。②崇高的助人利他的意义荡然无存,人道精神受到拷问,也难以维护人类的尊严。③导致在生死面前极度的不平等,富者花钱买命,穷者坐以待毙。④器官质量难以保证,影响受体的健康和生命。

人,是否可以出售自己的一只肾脏或者骨髓?支持者认为:个人对自己的身体以及身体上的器官和组织拥有绝对的权利,有使用或处置自己器官的权利;但也有人认为器官买卖损害人类的价值观,将人体变为商品是对人类尊严的亵渎;而且穷人只能出卖自己的器官而享受不到器官移植的好处,在绝望时出卖自己的器官,不可能真正自愿;如果第一目的是利润而不是患者的利益,不具备条件的医院加入此项业务必然产生高并发症和高死亡率。同时中间商若隐瞒供体疾病,必然损害了供需双方。

各国政府法律上都禁止买卖器官,但是器官买卖现象客观存在,成为笼罩在器官移植界的乌云。

(三)胎儿供体器官的伦理问题

胎儿供体器官涉及胎儿是否是人、胎儿的生存权利、淘汰胎儿的标准、胎儿死亡鉴定及处置权限等问题。胎儿供体器官的生物学优势可能导致胎儿器官、组织和细胞的产业化,造成人为杀死胎儿的现象等。胎儿器官的利用应遵循"来源合理,只限于被淘汰的胎儿"的原则。淘汰在先,利用在后。为急需供体器官而流产或引产胎儿,或为得到胎儿器官和组织而怀孕和堕胎,都是得不到伦理辩护的。

(四)人工器官的伦理问题

人工器官是指可以代替人体器官功能的机械装置,用来置换已丧失功能的人体脏器。目前,人工器官只能模拟被替代器官的维持生命所必需的最重要的功能。人工器官的使用,引发了新的社会伦理问题。

1. 人的尊严和死亡标准的争议

人体内植入人工脏器形成人机共存的生命个体,其生存很大程度上依赖于人工器官。一旦机械故障,人的生命就会受到致命威胁。在判断个体死亡时,是以心肺死亡标准还是以人工脏器的功能衰竭为标志?人工脏器在延续人的生命的时候,也挑战了人的自主性和尊严。

2. 生命质量问题

人工脏器的移植成功率不是很高,即使手术成功,患者的生存时间不长,且要承受人工装置的折磨和身心痛苦。

3. 损害问题

目前大部分人工器官质量和效用都不是很理想,受体生命健康的损害与赔偿问题,也是困扰人工器官使用的法律难题之一。

(五)异种器官的伦理问题

从动物身上采集含有或不含有人类遗传物质的器官用于人类的器官移植,比同种器官移植的伦理问题更敏感,更复杂。

1. 移植器官的种类限制

以移植后是否引起人的特性改变以及可接受程度为限。某些器官和腺体,如生殖腺体等,不能异种移植。

2. 安全性问题

有许多传染病源于动物,动物器官或组织可能将某种未知的病毒或病原体通过移植感染受体并在人群中传播。异种器官移植的风险可能给人类带来灾难。

3. 动物保护问题

异种器官移植作为过渡性的手段,为患者等到合适的器官争取时间,延续生命。灵长类动物器官其功能与人类相似,但保护珍稀动物使它们不可能成为异种器官移植的选择。

三、器官移植受体选择的伦理问题

移植器官来源的严重不足,导致了受体选择与分配的伦理难题。在国家尚未对器官移植立法的前提下,医务人员承担着沉重的道德责任。

(一)受体选择的伦理问题

1. 受体选择问题

在有限的器官资源分配中,对康复希望很小的患者实施移植手术是否合适?供体严重不足,优先给谁?根据什么标准、依据和程序才能做到公平和公正?

2. 高风险、高费用与低成功率

受体是最终的受益者,也是所有风险的承担者。手术可能失败,排斥反应可能导致弊大于利的后果。高医疗费用也涉及卫生资源合理配置的问题。

3. 受体其他方面的问题

如个人的生理、心理、不良嗜好、国籍等问题。例如,基于生命等价和人权平等,有不良嗜好的人可否成为受体?因为器官资源极度缺乏,所以不得不考虑将有限的极其宝贵的器官移植给有不良嗜好的人是否值得?如果纯粹从功利主义立场上考虑,纯粹从一个人能否给他人和社会带来贡献考虑,这是很难从伦理上得到充分辩护的。比如,因为酗酒而损害肝功能,能否接受肝移植?酗酒是一种疾病还是恶习?酗酒会再次损害移植的肝脏,那么,戒酒后是否就可以移植呢?

4. 选择受体的决定权问题

根据医学标准决定受体,此重任非医生莫属。但是,医生是否有能力公平地选择患者?例如,美国一项研究,年收入在35000美元的家庭与20000美元的家庭比较,移植机会多30%,男子比女子多3倍机会。因此,纯医学的标准行不通。

医学标准和伦理考虑结合产生另外的问题也层出不穷:新鲜的器官不允许通过长时间的伦理辩论或者司法审判决定,也有可能造成对生命等价和人权平等的侵犯。因此,有人主张,第一步,由医学标准确定有移植可能的患者;第二步由所有这些可以移植的患者抽签决定谁可能得到器官。抽签决定或许是最中立性的选择。

(二)受体选择的标准

常用的选择标准有以下几种。

1. 临床医学标准

由医学专业技术人员根据医学发展水平和技能所达到的判断标准,严格掌握适应证和禁忌证,并从免疫的相容性、心理与社会调控能力等方面对患者进行全面的评估,并做出技术判断。

2. 综合医学观标准

预期寿命较长、个性心理特征积极且有家庭和社会支持系统、移植后生命质量较高者,优先考虑。

3. 社会学标准

从潜在的能力和价值对社会的重要性、对周围人的重要性、对医学科学研究的重要性、支付能力等综合考虑。

4. 中性标准

排队次序性。

选择受体的伦理难题,需要医学家、伦理学家、社会学家等组成的伦理委员会的慎重讨论和公正裁决。

(三)器官移植与卫生资源分配公正问题

器官移植技术的费用是昂贵的,而且有些患者不能一次成功,即使是移植成功的患者也有存活年数不多的问题。在美国,一例活体肝移植约需 30 万美元,后续治疗还需花费大量金钱。美国肾移植手术费用约 59 万人民币,一人一年服用免疫抑制剂费用约 20 万人民币;肝移植费用约 196 万人民币,一人一年服用免疫抑制剂 58 万人民币;心脏移植费用约 207 万人民币,一人一年服用免疫抑制剂约 38 万人民币。在美国,也涉及有限的卫生资源如何在器官移植和其他医疗部门的分配问题。对于发展中国家而言,如果着眼于推动新的医疗技术的发展,兼顾医疗卫生资源的合理配置,实现两者兼顾,什么样的比例是合适的？支持人工器官的研制和异种器官移植的力度如何确定？器官移植高昂的费用涉及卫生资源分配的公正问题。

四、人体器官移植的伦理原则

(一)人体器官移植的国际伦理原则

1986 年,国际移植学会发布了活体捐赠和尸体器官分配的准则,基本内容如下。

1. 活体捐赠肾脏的准则

(1)只有在找不到合适的尸体捐赠或有血缘关系的捐赠者时,才接受无血缘关系者的捐赠。

(2)接受者及相关医师确认捐赠者是出于利他的动机,而且应有社会公正人士出面证明捐赠者的知情同意不是在压力下签字的。也应向捐赠者保证,若切除肾脏后发生任何问题,均会给予援助。

(3)不能为了个人的利益,而向没有血缘关系者恳求或利诱其捐出肾脏。

(4)捐赠者应已达到法定年龄。

(5)活体无血缘关系的捐赠者应与有血缘关系的捐赠者一样,都应符合伦理、医学与心理方面的捐肾标准。

(6)接受者本人或亲属,或支持捐赠机构,不可付钱给捐赠者,以免误导器官是可以买卖的。不过,补偿捐赠者在手术与住院期间因无法工作所造成的损失与其他有关捐赠的开支是可以的。

(7)捐赠者与接受者的诊断和手术,必须在有经验的医院中施行,而且希望义务保护捐赠者的权益的公正人士,也是同一医院中的成员,但不是移植小组的成员。

2. 尸体器官分配的准则(摘要)

(1)所捐赠的器官必须尽可能予以最佳的利用。

(2)应依据医学与免疫学的标准,将器官给予最适合移植的患者。

(3)绝不可以浪费可供使用的器官,应成立区域性或全国性的器官分配网,做到公平合适的分配。

(4)分配器官必须由国家和地区的器官分配网安排。

(5)分配器官的优先顺序不能受政治、礼物、特别给付或对某团体偏爱的影响。

(6)分配器官移植的外科与内科医生不应在本地、本国或国际上从事宣传。

(7)从事移植的外科医生和其他小组成员,不可以直接或间接地从事牵涉买卖器官或任何使自己或所属医院获益的行为。

🚗 考点直通车

在我国,从事器官移植的医务人员的下列行为中,错误的是(　　)

A. 不参与捐献尸体器官的捐献人的死亡判定

B. 不收取接受移植人体器官患者的红包

C. 不与活体器官捐献人签署知情同意书

D. 不泄露人体器官捐献人、接受人的个人信息

E. 不摘取未满18周岁公民的活体器官

答案与解析:C。考点解析:根据我国国务院2007年颁布的《人体器官移植条例》规定的精神,从事器官移植的医务人员在进行活体器官移植前必须与活体捐献人签署知情同意书,以体现对捐献人的尊重,否则不能摘取活体器官。

(二)我国人体器官移植的伦理原则

参照国际人体器官移植的伦理准则,根据我国国情制定了相应的器官移植伦理原则。

1. 知情同意原则

知情同意是器官移植的首要伦理原则。活体捐献一般来源于受者有血缘关系的家属、无血缘关系的配偶及自愿无偿献出器官的健康者。从尸体上摘取器官和组织,一定要有死者生前自愿捐献的书面或口头遗嘱。

为做到真正客观和公正,术前的说明应在医院伦理委员会或相关机构的监督下进行,说明中至少应向供体、受体及其家属说明以下事项:①受体的病情和可能采取的治疗措施及预后;②某一活体器官移植术的现状;③活体器官移植术的手术过程;④器官摘取时可能发生的危险;⑤有关这一技术远期疗效及并发症发生率;⑥出现并发症后可能采取的救治措施;⑦术后需长期使用免疫抑制剂极有可能带来的毒副作用;⑧手术期费用及术后长期医疗费用。

在供体、受体完全知情的条件下,还应该客观判断受体本身或其监护人有无行为自主能力,帮助受体排除内部或外部压力因素的影响,最终获得真正意义上的自愿。

2. 效用原则

器官移植供体缺乏的现实使效用原则成为器官移植的必然要求。任何导致有限器

官供体的浪费行为都是违反道德的。

3. 公平原则

供移植用器官作为稀有卫生资源如何实现公平分配,是该技术健康发展的关键。每一个等待器官移植的人都有获得器官的权利,但不可能人人获得。在分配中通过公平原则,确定分配次序,成为难题。

4. 患者健康利益至上原则

器官移植必须在利大于弊的前提下施术。认真选择适应证,选择供受体器官的适应性,并在术前、术中、术后认真负责,保障患者的健康利益。

5. 唯一性原则

器官移植术是受体唯一有效可行的治疗方案。

6. 保密原则

保护器官移植术患者的保密权和隐私权,不得随意将其作为宣传对象。

7. 尊重和保护供者的原则

对于尸体供者,医务人员在采集器官时,要尊重尸体,表达对死者的敬意。对于活体供者,要注意健康保护。

8. 反对器官商业化的原则

我国明令禁止器官商业化。买卖器官构成犯罪,应当追究刑事责任。医务人员参与器官买卖也是违法犯罪行为,应受到法律的制裁。

第二节　基因工程伦理

一、基因工程在医学中的应用

基因是遗传的功能单位,是能够表达和产生基因产物(蛋白质或 RNA)的核酸序列(DNA 或 RNA)。基因是负载特定生物遗传信息的 DNA 分子片段,在一定的条件下能够表达这种遗传信息,产生特定的生理功能。应用现代化的遗传学技术对基因进行操纵或改造的科学工程,称为基因工程。

人类基因工程包括体细胞基因工程和生殖细胞基因工程等。人类体细胞基因工程可用于治疗基因异常和缺陷引起的遗传性疾病。人类生殖细胞基因工程包括改变生殖细胞的遗传物质,防止后代罹患此病,以及为增强身体某一性状而改变生殖细胞的遗传物质,使这种增强遗传给后代。

二、基因诊疗的伦理问题

(一)基因诊断的伦理问题

基因诊断是运用分子生物学的方法探测基因的存在,分析基因的类型和缺陷及其表达功能是否正常,在 DNA 或 RNA 水平上诊断疾病的方法。基因诊断的对象不限于遗传病。凡是涉及遗传物质改变的疾病或是病原生物的遗传物质均可进行基因诊断。

基因诊断伴生的伦理问题有以下几方面。

(1)基因缺陷与生命取舍问题:如先天性遗传疾病的胎儿,其产前基因诊断结果势必造成生命价值观与父母选择权的冲突。

(2)基因隐私问题:基因反映出一个人的生命奥秘和最隐私的基因图谱。基因诊断发现的基因隐私归属权,谁有权使用和公开这些信息? 若泄漏缺陷基因或致病基因,必然影响基因携带者的就业、婚姻、保险等;若保密,对其配偶、孩子(和未来的孩子)和社会也会产生不利影响。

(3)基因歧视问题:人们是否因自己生而有之的基因特征而受到社会的歧视和伤害?

(二)基因治疗的伦理问题

从基因的角度理解,基因治疗是对缺陷基因进行修复或将正常功能的基因置换或增补缺陷基因的方法。从治疗角度看,基因治疗是一种基于导入遗传物质以改变患者细胞的基因表达从而达到治疗或预防疾病的目标的新措施。

基因治疗中的伦理问题有以下两种。

(1)基因设计问题:增强基因工程、优生基因工程等就是应用基因设计理想的自我及后代,涉及人的尊严、人性以及公平等伦理问题。

(2)基因改造问题:包括预防致病基因表达,设法修饰或改变。有些现代医学无法治愈的疾病都可用基因改造给予治疗,但存在滥用风险和治疗中风险承担的问题。

三、基因诊疗的伦理原则

(一)尊严与平等原则

出于人类尊严与平等的考虑,对基因诊断中发现的基因缺陷,医务人员应予以保密,以防止当事人因被泄露基因隐私而遭受歧视,得不到公平对待。同时,医务人员也要反对任何的基因歧视行为,不能迫于某种利益或压力而把基因有缺陷者当成实验对象而损害他们的利益。基因技术的运用不应该给患者、当事人、受试者以及利益相关者造成伤害,更不能滥用基因技术危害人类。

(二)知情同意原则

医务人员尊重当事人的自主权,帮助其充分知晓相关信息,自主决定是否接受基因诊断和治疗。绝不能用隐瞒、蒙蔽、欺骗、压制等办法剥夺患者的知情同意权。

(三)科学性原则

在具备基因诊疗的技术条件下,应具有严谨的科学态度,遵守相应的伦理规范进行基因的诊断与治疗,维护患者的利益。不能为自己的名利而给患者带来痛苦和损伤。

(四)优后原则

基因诊断和治疗虽有独特优势,但技术难度大、复杂、高风险,应在找不到其他方法治疗疾病的最后阶段才采用基因方法。

(五)治病救人的原则

治病救人的基因治疗是被接受和得到伦理辩护的。对于非治疗性的基因增强因其会导致严重的伦理、社会问题,尤其是增强基因工程用于生殖细胞,就意味着当代人将自己的价值观强加于未来人,会引发新的基因歧视问题,这是不允许的。

考点直通车

1. 下面关于高新技术运用于医学实践的表述,不能体现道德本质的是( )

A. 临床诊断、治疗疾病的水平提高

B. 人的生命质量和生命价值得以优化

C. 人的健康和诊治疾病的需要得以进一步满足

D. 对医务人员的道德素质提出了更高的要求

E. 医疗机构的收入不断增加

答案与解析:E。考点解析:辨析高新技术在临床医学中运用的意义。

2. 高技术运用于医学实践影响了医患情感,主要是因为( )

A. 患者费用的增加

B. 患者受到高新技术副作用的危害增加

C. 医务人员迷信高新技术而造成误诊增加

D. 卫生资源分配不公

E. 医患关系物化的趋势增强

答案与解析:E。考点解析:辨析高新技术在临床医学中的运用产生的不良后果。

第三节　人类胚胎干细胞研究与克隆技术伦理

一、人类胚胎干细胞研究伦理

(一)人类胚胎干细胞研究的伦理争议

干细胞(stem cells)是一类具有自我更新和分化潜能的原始细胞。人类胚胎干细胞是在人的生长发育过程中起主干作用的原始细胞,具有无限增殖、自我更新和多向分化的潜能,在医学应用方面具有巨大的价值和广阔的发展前景。

在胚胎中取得干细胞必然要通过胚胎实验并损及胚胎,由此引发胚胎的地位和胚胎实验的合理性等伦理争议。

1. 反对人类胚胎实验的观点

人的生命从受精卵开始,胚胎就是人,具有完全的道德地位,胚胎实验不论出于何种目的都是亵渎神圣的生命,损毁胚胎就是谋杀。

2. 支持人类胚胎实验的观点

世界各国凡支持胚胎干细胞实验者,都只是同意使用卵子受精 14 天以内的前胚胎期。因为 14 天后胚胎的系统发育开始,并逐步发育神经系统、心血管系统等,才属于真正意义的胚胎。前胚胎不是具有人格意义的人。治病救人是最高的道德原则,只要在严格管理条件下进行前胚胎研究,探索治疗人类疾病的新方法,在伦理上是可以得到辩护的。

人类干细胞研究最主要的争议与干细胞来源有关。干细胞(非成人的)有四种主要来源:体外受精产生的胚胎,使用捐献精子、捐献卵子通过体外受精技术在实验室中产生的胚胎,通过克隆技术或体细胞移植技术制造的胚胎以及流产的胎儿。干细胞的每一种来源都会遭遇伦理道德的挑战。涉及的伦理问题集中于胚胎的地位问题。

（二）人类胚胎干细胞研究的伦理原则

1. 行善原则（有利原则）

目的是救人，体现仁爱、行善和救人的德行。

2. 尊重原则

胚胎干细胞的提供者和接受者，都应在事前被如实告知预期的目的与可能的后果以及风险，尊重当事人的自主选择和决定。

3. 有利无伤原则

利弊权衡，两害相权取其轻，尽力采取避免伤害措施和补救措施。

4. 知情同意原则

胚胎、淘汰胎儿及卵母细胞捐献者，均应视同为器官、组织捐献者一样，负责任地履行知情同意原则。研究者用适当的方法解释说明研究的目的、意义、可能出现的问题和预防措施，在签署有效的知情同意书后方可进行实验研究。

5. 审慎保密原则

人类胚胎干细胞在技术、伦理和法律等方面都有很多问题有待探索。鉴于经济、文化、宗教信仰、民族和社会习俗等因素的影响，人类胚胎干细胞的研究应谨慎地在专家委员会和伦理委员会的指导下进行。

研究者应对人类胚胎干细胞研究技术在一定时期内予以保密，防止研究技术用于牟取暴利或其他不正当的目的。

（三）人类胚胎干细胞研究的伦理规范

（1）谨慎对待胚胎实验。胚胎实验涉及胚胎损毁，必须十分谨慎。严格准入制度并恪守相应规范。

（2）禁止胚胎干细胞研究用于克隆人。人类干细胞研究涉及体细胞核转移技术的运用，与克隆人早期技术一致。要严格监督和管理，反对滥用干细胞研究技术用于克隆人类为目的的任何研究。

（3）支持符合医学目的的胚胎干细胞研究，支持为患者谋利益的治疗性克隆研究。

（4）用捐赠胚胎建立胚胎干细胞系的研究，必须遵守以下伦理规范：①只允许使用自愿捐献辅助生殖时多余的胚胎，并向捐赠者说明该胚胎将在研究过程中损毁；②胚胎在体外发育不超过 14 天；③严格禁止将捐赠胚胎实验后重新植入妇女子宫；④不允许将人类配子与动物配子相结合进行研究；⑤胚胎捐赠的操作者与胚胎干细胞的研究者应严格分开，不允许为同一个人。

（5）用体细胞核移植技术创造胚胎进行干细胞研究，必须遵守以下伦理规范：①卵母细胞的来源应是临床辅助生殖剩余和自愿捐赠；②胚胎只能在体外发育并不能超过 14 天；③禁止将体细胞核移植所形成的胚胎植入妇女子宫或其他任何物种的子宫；④人的体细胞与动物配子结合的嵌合体胚胎只能用于干细胞基础研究；⑤非商业化原则，不能违背研究是为人类谋福祉的宗旨；⑥建立和健全生命伦理委员会的审查、监控和评估机制。

二、克隆技术伦理

（一）支持生殖性克隆的观点

克隆是运用生物技术通过无性繁殖方式，产生遗传性状与母体完全相同的后代。随着克隆技术的发展,克隆人已不存在技术障碍。是否应该克隆人在伦理上存在争议。支持克隆人的观点如下。

(1)人有生殖的自由与权利,有选择用生殖性克隆等辅助生殖技术解决生殖问题的权利。

(2)生殖性克隆帮助人们实现某种愿望,如复制自己或失去的亲人。

(3)生殖性克隆可以创造资源和财富,如器官移植供体资源、研究人类胚胎的发育过程等。

(4)克隆人是禁止不了的,不如早从法律、伦理等方面做准备,迎接克隆人的到来。

(二)反对生殖性克隆的观点

1. 克隆人挑战人的尊严

(1)人的生殖性克隆与其他辅助生殖的技术是不同的。后者是辅助生殖,前者则似流水线上制造婴儿产品。人的尊严因各种制造目的而损害。

(2)克隆人是为满足人们的某种愿望,但克隆人仅仅与原型的基因组具有同一性,在心理、社会层面上不可能同一,不仅结果事与愿违,而且对克隆人也是不公平的。

(3)克隆人被工具化,成为满足他人愿望的手段,是不符合人的价值和尊严的。

(4)在目前的技术条件下,生殖性克隆势必导致女性的工具化,尤其不利于贫困、无权等处于社会边缘的女性。

2. 克隆人的社会定位

(1)在家庭伦理关系中的代际定位模糊而混乱,冲击了家庭婚姻伦理道德传统。

(2)社会法律关系中的定位混乱、失序而身份难定。

3. 违反生物进化的自然发展规律

生物的遗传性状是由遗传因子决定的,其每对相对性状由一对遗传因子所控制,而这对遗传因子一半来自父体,一半来自母体,当它们形成生殖细胞时,由于受精卵来源于父母双方的遗传物质,受精卵内酶的活性增加,具有独特的基因型,生命力极强,逐渐发展为新个体。克隆人是人工无性繁殖,遗传因子来自于单一男性或女性的体细胞,是同一个人的生物复制品,没有基因自由组合的多样性,因此不存在任何进化意义。

4. 违背不伤害原则

克隆技术首先是一个人的胚胎实验问题,涉及人类胚胎实验的伦理争议。无性生殖的过程也涉及女性、儿童的权益与尊严,大量的流产也给女性带来痛苦和伤害,在生理上有缺陷的克隆人出生则是对下一代人的伤害,也会给社会带来痛苦和负担,违背了不伤害的伦理原则。

5. 克隆人自己的认同性问题

由于克隆人在社会学上也是不健全的,社会地位难以实现。克隆人没有传统意义上的父母,等于被剥夺了人类最基本的权利——血缘亲情,必然会缺少先天性的归属感,把自己当成"异类"。当他们在社会上与人相处的时候,可能由于特殊的身份,在心理上出现恐怖感、孤独感,造成新的社会问题。

(三)理性地对待克隆人

反对用克隆技术制造人,但是,若克隆人已然出生,我们要理性地对待克隆人。克隆人享有人的一切法律权利和道德权利,我们应努力让他们融入家庭和社会,尊重他们的人格和权利。对于有残疾的克隆人,不能歧视;对于有优势特长的,也不能吹捧。理性地把克隆人作为我们社会中普通一员,让他们从人类社会获得应该获得的生存和发展的条件。如果他们受到来自任何方面的伤害,也应该受到法律的、伦理的、舆论的、实际的、精神的和物质的保护和支持。对于个别少数克隆人来到人间,大可不必惊慌失措,因为他们既不会威胁到人类的生存,也不会搅乱人类社会正常的生活秩序。

综合测试

一、名词解释

1. 推定同意

2. 器官移植

3. 基因诊断

二、单项选择题

A1 型题

1. 器官移植的首要伦理原则是(　　　)

    A. 公平原则　　　　　　B. 效益原则　　　　　　C. 知情同意原则

    D. 质量原则　　　　　　E. 医学技术发展

2. 当医学高新技术与人类伦理产生冲突时,首先要遵循的是(　　　)

    A. 人类伦理　　　　　　B. 技术理性　　　　　　C. 技术德性

    D. 人类效益　　　　　　E. 人类生存与繁衍

3. 克隆人这一高新技术所导致的最大伦理问题是(　　　)

    A. 人类的合目的性　　　B. 人类的合道德性　　　C. 技术的道德风险性

    D. 资源分配的公正性　　E. 家庭伦理关系的不确定性

三、简答题

1. 运用器官移植技术过程中,从供体来源和器官分配方面看,有哪些伦理问题? 必须遵守的伦理原则有哪些?

2. 基因诊断、治疗中的伦理问题有哪些? 应该遵循的伦理原则是什么?

3. 简述人类胚胎干细胞研究的伦理争议、伦理原则和规范。

4. 阐释支持或反对人类生殖性克隆的理由。

四、案例讨论

【案例】

    两个患者都需要肝脏移植手术治疗。患者 A,男性,45 岁,事业有成,因酗酒导致肝硬化。患者 B,男性,25 岁,无职业,因见义勇为被刺伤肝脏导致破裂,危在旦夕。医院现只有一个可供移植的肝脏。经检查,A、B 二人均符合医学标准。A 能负担移植及后续治疗费用,B 无力支付移植费用。面对这种情况,仅有的肝脏该移植给谁?

【讨论】

1. 器官移植的受体标准和选择标准有哪些?

2. 简述供体肝脏移植给 A 或 B 的理由和依据。

(罗光强)

第十五章 医学伦理的教育、修养与评价

学习目标

（1）识记：医学伦理修养的概念、途径与方法；医学伦理评价的标准、依据和评价方式。

（2）理解：医学伦理教育的理论；医学伦理修养的意义；医学伦理评价的作用及意义。

（3）运用：结合临床医学实践活动，提升医学伦理修养境界；评价自己和其他医务人员的道德行为，以评价促发展。

案例导入

陈某，男，10 岁，放学回家的途中不小心摔一跤，肛门和直肠被柳条根刺破。因怕父亲骂，谎说肚子疼和腹泻。第二天陈父发现真相后立即带孩子到某区医院看病。冯医生让陈父把孩子屁股扒开，他在远处看了一眼，开出 6 支抗菌针剂。陈父两次提醒医生孩子的直肠可能被刺破，请他做检查，冯医生不耐烦地说："等打了针再说"。诊断结论为臀部外伤。1 天后，孩子因肚子疼再次到医院，赵医生了解病情后，立即戴手套检查。由于孩子肛门失控，粪便和血喷了出来，溅了赵医生一身，赵医生脱下脏衣，擦净病床，继续做肛门检查，诊断结论为直肠穿孔并引起腹膜炎。立即在转诊单上写个大大的急字，送上级医院手术治疗。

阅此案例，请思考：个人或组织如何评价冯医生和赵医生的行为善恶？依据什么理论，采取什么标准，通过什么方式来评价二人的医德行为？当事人和医学界人士如何评价两个医生的不同行为？同样的执业环境，大相径庭的行为方式和结果，其背后隐藏着怎样的动机或修养境界？

第一节 医学伦理教育

一、医学伦理教育的含义与特点

（一）医学伦理教育的含义

医学伦理教育是卫生机构和医学院校按照医学伦理的基本理论和规范体系，运用多种多样的教育方法和手段，有组织、有目的、有计划地对医学生和医务人员进行系统化的医学伦理素质养成的影响过程。医学院校的医学伦理教育为医学生医学伦理的理论素质、文化素质和智慧素质打下了良好的基础。同时，在医疗卫生服务过程中，医学伦理的

基本思想、基本理论、基本原则和规范转化为医务人员内在的医学伦理信念、道德品质和道德行为,使医务人员自觉自愿地履行救死扶伤的道德职责和义务。作为医学伦理实践活动的重要形式之一,医学伦理教育是培育医务人员医学伦理素质修养的重要外在条件,具有重要意义。

(二)医学伦理教育的特点

1. 实践性

医学伦理学实践性的学科特点决定了医学伦理教育尊重理论与实践相统一的原则,既重视理论学习,又重视医学伦理的理论、原则和方法与医疗实践的结合。一是因为医疗实践的不断发展为医学伦理教育提供新的平台和契机,医学伦理教育必须迎接这种挑战与机遇,与时俱进地与临床医学共同成长。二是避免医学伦理教育的无的放矢、空洞清谈和僵化说教。理论脱离实践,就会成为无源之水,无本之木。同时,医务人员如果在临床伦理决策中没有理论指导,就会导致盲目性。三是实践是检验医学伦理学理论的科学性与医学伦理教育的实效性的标准。

2. 长期性

医务人员的成长与医学伦理教育目的的实现,都不是一蹴而就的。只有秉承"千里之行,始于足下"的脚踏实地的精神,循序渐进、持之以恒地进行医学伦理教育,才能促使医务人员内化道德规范,积善行而成就德性。

3. 多样性

医学伦理教育应根据受教育者的个人情况等内在因素、医学教育本身的特点和规律以及社会、政治、经济、文化等环境的外在因素,采取多种多样的形式和方法进行。

二、医学伦理教育的过程

医学伦理教育的过程实际上就是灌输医学伦理学知识,培养医务人员高尚的道德品质的过程。医学伦理品质是由医学伦理认识、医学伦理情感、医学伦理意志、医学伦理信念和医学伦理行为习惯等方面构建的有机整体。因此,医学伦理教育的全过程就是由提高医学伦理认识、陶冶医学伦理情感、锻炼医学伦理意志、树立医学伦理信念、养成医学伦理行为和习惯等构成的开放式循环序列。这一过程是医学伦理品质的基本要素:知、情、意、行的培养、提高和发展的过程。

(一)提高医学伦理的基本认知

医学伦理认知是指医务人员对医学伦理的基本理论、原则、规范和范畴的认知、感悟、体验、理解、认同和接受。

提高医学伦理认知既是医学伦理教育的起点,也是实现医学伦理教育其他环节的基础和前提。医务人员只有掌握医学伦理的理论、原则和规范,提高医学伦理认知水平,才能产生医学伦理情感,提高道德判断能力,增强履行医德义务的自觉性,从而养成医学伦理行为习惯,凝结医学美德。医务人员若伦理观念意识薄弱,很难使自己的行为符合个人、医疗职业和社会的要求。因此,医学伦理认识的教育过程主要是晓之以理,促使医务人员对医学伦理理论、原则、规范、范畴和医学伦理价值的认知和理解,为接受和内化道德规范打下认知基础。

（二）陶冶医学伦理情感

医学伦理情感是医务人员根据医学伦理专业精神，在医学伦理认识的基础上，在处理医疗人际关系和评价医学道德行为的实践过程中产生的同情或冷漠、爱慕或憎恨、喜好或厌恶的心理反应或情感体验。

医学伦理情感是医学伦理行为的催化剂和推动力。医学伦理情感所包含的同情感、事业心和责任感都不是与生俱来的，而是通过自我情感体验、接受医学伦理教育熏陶、不断地对医疗行为评价后的反思、接受榜样感化和反面教训的结果。医学伦理情感是医务人员识别医疗行业中善与恶、美与丑、正义与非正义等的重要因素，情感的稳定性使它改变起来比改变认识困难得多。因此，医学伦理情感一旦形成，就会在工作中表现为比较稳定的为患者着想的医德行为。在医学伦理情感教育过程中，通过动之以情，促使医务人员以真挚、诚心诚意的感情，去关心爱护患者，履行道德责任，出色地完成救死扶伤的任务。陶冶医务人员的医学伦理情感是医学伦理教育的重要环节。

（三）锻炼医学伦理意志

医学伦理意志是医务人员恪守医学伦理原则和规范、履行道德义务、进行伦理判断与决策时克服困难、突破障碍、迎接挑战的毅力和能力。意志坚强者能坚持目标的一致性，锲而不舍地去实现目标；意志薄弱者可能不敢坚持原则，使医德行为半途而废。

医学伦理意志是由医学伦理由认识到行为的关键环节。一名医务人员无论周围道德环境如何，都要坚持医学伦理原则和规范，有坚持不忘初心的勇气，这就是医学伦理意志的作用表现。在行医生涯中，医务人员会遇到各种困难、挫折和阻力，如自身的知识与性格的局限性、个人职业理想的实现程度、社会舆论的压力、患者的非理性反应和要求，甚至是亲人的责备等，是坚定地视医学为事业，还是屈服于困难与压力，医学伦理意志就是选择的力量来源。医学伦理教育中的意志教育，就是炼之以志，锻炼医务人员的道德意志，促使医务人员在艰难困苦的情境下，仍然能够坚定不移地去实现自己的信念和诺言。这一教育过程对医务人员道德品质的形成起着不可替代的重要作用。

（四）树立医学伦理信念

医学伦理信念是医务人员将医学伦理认识、情感和意志有机结合成个人行为的指南和原则。

医学伦理信念是医务人员对医学伦理观念的笃信而产生的履行道德义务的强烈责任感，是医务人员自觉自愿地选择伦理行为的精神支柱。同时，医务人员对道德义务的深刻认识和持久践行也会坚定医学伦理信念。与医学伦理认识、情感和意志相比，医学伦理信念具有综合性、稳定性和持久性的特点，是医学伦理认识转化为医德行为的中介。医务人员一旦牢固地树立了医学伦理观念，就能自觉地、坚定地按照信念来选择行为，并能够依据信念鉴定自己和他人的行为是非、善恶。医学伦理信念对医学美德的形成也具有决定性的意义。在医学伦理教育过程中，帮助医务人员树立医学伦理信念是中心环节，其核心任务是使受教育者笃信医学的专业精神和人文理念。

（五）养成医学伦理行为习惯

医学伦理行为习惯是指医务人员在一定的医学伦理认知、情感、意志和信念的支配下所形成的经常性、持续性、自然而然的行为方式。行为习惯既是个体伦理素质的外在化表现,也是衡量医学道德修养层次的客观标志。

医学伦理行为习惯的养成是医学伦理教育的归宿点。医学伦理规范的落脚点在于成就医务人员的医学美德。医务人员内化医学职业道德的基本原则和规范,不仅仅体现在凝结了医学伦理的情感、信念与意志,更重要的是要见之于道德行为与行为习惯,并最终转化为个人的道德品质与美德。因此,医务人员养成道德行为习惯是至关重要的。医学伦理规范所蕴含的德性完美和精神提升的价值,没有医学伦理的行为是无法实现的。作为内在的道德品格,德性可以看作是道德规范内化的结果,通过外在道德教育与自我道德教育、通过医务人员理性的认知、情感认同和自愿自觉地接受,外在的医学伦理原则与规范逐渐融合,并在道德实践中凝结为医学美德。

医学伦理教育是一个由"知、情、意、信、行"五个环节相互联系,相互影响,构成医学伦理教育的基本过程。提高医学伦理认知是基础和前提,树立医学伦理信念是核心和主导,培育医学伦理情感和意志是关键性的内在条件,养成医学伦理行为习惯是目的。

三、医学伦理教育的原则与方法

医学伦理教育具有实践性、长期性和多样性的特点,在医学伦理教育实践中,应坚持原则,运用多种方法进行。

(一)医学伦理教育原则

医学伦理教育原则是指在医学伦理教育过程中应遵守的准则,是组织实施医学伦理教育的基本要求和依据,它贯穿于医学伦理教育的始终。医学伦理教育的原则包括以下几方面。

1. 目的明确

医学伦理教育必须明确教育的目的和方向,即培养大医精诚、德艺双馨的医务人员,而不是单纯的技术至上主义者。这一原则贯穿医学教育活动的全过程,也必然体现在医学伦理教育过程的始终。

2. 知行统一

既重视医学伦理基本理论的教育,又不忽视运用理论解决现实问题的实践,引导学生理论和实践相结合,知行一致,树立求实精神。医学伦理教育的目的并不仅仅是为了获得普遍有效的知识,而是为了道德行为和道德实践。道德行为与伦理决策,离不开伦理知识,更离不开医务人员愿意行善、始终行善,并通过行善成就德性。在现实生活中,对医学伦理规范谙熟于心却知而不行,知与行脱节是不符合医学伦理教育原则的。内在道德意识的培养与外在道德行为的塑造是一体两面、不可分割的,知行统一的原则尤为重要。

3. 因人施教

因人施教,即从实际出发,根据个体是处于医学生、实习生和医务人员的不同阶段、医学伦理修养境界的不同层级、个性化的需求和特点,具体问题具体分析,无论是医学伦理教育的内容,还是教育教学方法,都要做到有的放矢。在日常生活中,实例比比皆是。如偏重理性的医务人员多侧重道德推理,如果道德原则和规范缺乏道德理由,那么就难以被接受;偏重情感的医务人员多侧重于情感,医学伦理原则与规范中蕴含的道德情感以及教育者在教育过程中的情感投入,都影响着原则和规范的认同与接受。因人施教,因事入理,是道德教育的重要原则。

4. 正面引导

从提高受教育者的道德认识水平为切入点,以医林楷模为榜样,为医务人员的行为习惯养成和品质锻炼指明方向,即为正面疏导原则的运用。古今中外的医学泰斗、当今医疗领域模范人物的生动事迹,都是鲜活的医学伦理教育的教材。通过讲事实,以情动人,以理服人,以真诚的态度帮助医务人员调动正能量,为实现医学伦理理想而奋斗。

5. 真实性

教育选材要注意专业性、科学性与真实性,实事求是。这一原则使医学伦理教育深入医疗领域实践活动的各环节与细节中,无论是以理导入式的推理引导,还是以情动人式的说服诱导,抑或是典型案例的感染熏陶,都依靠客观性、真实性才得以成立,虚假的、空虚的内容只能引起受教育者的逆反心理和摒弃态度,最终的结果是道德氛围和道德环境遭受破坏。

(二)医学伦理教育方法

医学伦理教育方法是为组织和实施医学伦理教育所运用的各种教育形式或措施。根据具体教育内容和对象,方法可灵活多样,下述教育方法可供参考。

1. 说服疏导法

通过积极引导和循循善诱,为医务人员的行为习惯养成和品质积淀指明方向,促使受教育者在思想上共鸣,在内心深处接受和认同医学伦理原则、规范,进而内化为品德,外显为行为。这种说服疏导是医学伦理教育的传统方法之一。当面对发生差错与纠纷的医务人员,教育者决不能简单粗暴,打击挖苦或以惩罚代替说服疏导,耐心说理和解释才能取得事半功倍的效果。

2. 榜样示范法

通过医林楷模或先进典型人物的事迹所内含的说服力、感染力和号召力,激励和影响受教育者,使之产生情感共鸣,激发仿效行为。在榜样教育过程中,注意对比带来的伤害,重点是以真诚的态度帮助医务人员调动正能量,为实现医学职业理想而奋斗。

3. 案例分析法

在临床医疗实践中对典型案例进行伦理分析,相对于理论灌输更自然生动,易于为人所接受。利用正面案例引导,反面案例警醒受教育者进行伦理行为选择,是医学伦理教育的基本方法之一。

4. 实践体验法

受教育者通过亲身经历道德实践活动,在实践中学习和体验恪守或违背医学伦理规范的行为后果。医学伦理教育既重视基本理论的教育,又不忽视运用理论解决现实问题的实践,引导受教育者理论和实践相结合,知行一致,学以致用。医学伦理教育的目的并不仅仅是为了获得普遍有效的知识,而是为了伦理行为和伦理实践。在现实生活中,对医学伦理规范谙熟于心却知而不行、知与行脱节的问题,与缺乏情感体验有关。实践体验法将促进医务人员知行一致。

5. 舆论褒贬法

舆论褒贬法是指一方面积极营造健康的道德舆论氛围,另一方面利用健康的舆论对医务人员进行医学伦理教育的方法。倡导与褒奖行善行为、鞭挞与贬抑医疗不正之风,弘扬高尚的医学伦理精神,提高医务人员的责任感和义务心,促使医务人员养成良好的医学道德行为习惯,就是舆论褒贬法的运用。

6. 参观学习法

耳闻目睹,深思体验,吸取经验和教训,是参观学习法所能达成的教育目的。榜样示范与典型案例的感染熏陶依靠的是客观性与真实性;倘若受教育者质疑其高尚而认为虚假,从而产生逆反心理和摒弃态度,伦理教育也将不成功。参观学习法使受教育者身临其境,更好地克服纯理论教育的局限性。

此外,还有环境熏陶法、言传身教法、角色扮演法、讨论法等医学伦理教育方法。

四、医学伦理教育的重要意义

(一)医学伦理教育是培养医务人员医学美德的重要外部手段

医学伦理教育的过程,实际上就是教与学医学伦理知识,培养医务人员高尚道德品质的过程。医学伦理原则和规范,转化为医务人员的道德意识、道德行为和道德品质,从根本上说是接受熏陶教化与个人自我修养相结合的过程,医学伦理教育起到外部强化和导向的作用。

(二)医学伦理教育是打造医务人员伦理素质的重要途径

医学伦理素质包括医学伦理的理论素质、情感素质和智慧素质。其中,医学伦理的理论素质的养成是建立在医务人员对医学伦理学知识的系统把握和深刻理解的基础上,将知识性的伦理理论内化为良心和责任感、慎独自律的结果。医学伦理理论素质的养成规律和医学伦理教育与修养规律趋于一致,经过"从不知到知,从知之少到知之多,从知之浅到知之深"的循序渐进历程。医务人员医学伦理素质主要通过接受医学伦理教育、学习医学伦理学知识、更新医学伦理观念和投身医学伦理实践等途径而形成的。

(三)医学伦理教育是塑造医学人文精神的重要环节

医学伦理教育的目的在于提高医学伦理的认知能力、洞察能力、判断能力和选择能力,更重要的是塑造医学人文精神和人文关怀能力。医务人员人文素养的积淀和医学伦理教育的实效性密切相关。

(四)医学伦理教育是培育良好医疗风尚的基础性工作和中心环节

医疗风尚是社会风尚的重要组成部分。医学伦理教育在医疗风尚建设过程中起着筑基性作用。实践证明,医学伦理继续教育好的医疗单位,医务人员就能够把医学伦理的基本原则和规范,在"实践—认识—再实践—再认识"的循环上升过程中内化为个人的道德素养,就能够和谐处理医疗人际关系,塑造医疗单位的医德风尚和精神文明。反之,如果医疗机构不重视医学伦理教育,医务人员就会滋生自私自利、遇事推诿等风气,导致医疗人际关系紧张和不信任,医疗质量下降等失序状态。医学伦理教育是医学职业的需要,是医学行业作风建设的重要环节。

(五)医学伦理教育是推动医学科学发展的重要措施

高新医学科学技术的应用产生诸多伦理难题。医务人员通过系统化的医学伦理教育,掌握医学伦理的原则和方法,面对伦理困境或医疗冲突时就能够做出合乎伦理的医学决策,推动医学科学沿着造福人类的途径健康发展,使医学领域的主要学科和关键技术逐步接近或达到国际先进水平。

第二节 医学伦理修养

一、医学伦理修养的含义和意义

(一)医学伦理修养的含义

医学伦理修养是指医务人员为培养自己高尚的道德人格,在知、情、意、信、行等方面的自我教育、自我塑造和自我培养,经过学习和实践磨炼,把医学伦理原则规范转化为个人品质的过程,也指经过长期学习和实践所达到的医学伦理境界。

医务人员在协调医疗人际关系以及与社会关系中,对自身道德品质不断锻炼与改造,并通过情操、举止、仪貌、品行表达出来。医学伦理道德修养过程中,无论是医学伦理认识的提高、医学伦理情感的培养、医学伦理信念的形成、医学伦理意志的锻炼、医学伦理行为的训练,还是医学伦理行为习惯的养成等,都是长期的、复杂的、艰巨的。

(二)医学伦理修养的意义

1. 有利于提高医务人员的素质

合格的医务人员必须具有扎实的专业知识、精湛的诊疗技术、良好的沟通能力和高尚的道德修养;具有尊重和维护患者权利的责任心、体察和理解患者的同情心、倾听患者疾苦的耐心、一视同仁的公平心。医学伦理修养是医务人员"做事与成人"的关键素质。

2. 有利于提高医疗质量

医学科学技术的发展水平、医务人员的专业技术水平和医务人员的道德修养境界制约着医疗质量的高低。医学伦理修养关系到诊疗的质量、患者的满意度,从而关系到患者的根本利益。医务人员良好的医德修养,有助于消除患者不良情绪对疾病的有害影响,更好地获得患者信任,缓解医患矛盾,构建和谐的医患关系,提高医疗服务质量。

3. 有利于形成优良医疗行风

道德修养虽是个体的道德实践活动,但医疗队伍就是由每一个个体组成的,医疗行业风气的形成依赖于每一个医务人员的道德修为。高尚医德的养成不仅需要外在的教育和约束,更需要加强内在的修养,外在的教育和约束成果最终要靠内在的修养起作用。法律约束、行业自律与个人道德修养是构建优良医疗行风必不可少的组成部分,个人道德修养对高尚医德养成起决定性作用。

二、医学伦理修养的内容与实质

(一)医学伦理修养的内容

医务人员在医疗实践过程中,通过对医学伦理理论的学习和把握,培养恪守职业道德的自觉性和坚定性,并做到慎独自律。医学伦理修养的内容包括许多方面,简要介绍如下。

1. 医学伦理理论的修养

医学伦理理论的修养主要指学习和掌握医学伦理学等核心学科的系统化理论。医学伦理理论既是对医疗实践中道德经验的概括和总结,又是医德行为的指南。医务人员只有对医学伦理理论与原则有较深刻的把握、理解、认同,并内化为自己的道德信念,才能在医疗实践中明辨是非善恶,行善除恶。

2. 医学伦理意识的修养

医学伦理意识是医务人员在长期的道德实践中形成的道德观念、道德情感、道德意志、道德信念和道德理论体系的总称。医务人员根据医学伦理原则和规范的要求,对自己的思想和行为进行反省和批判,及时清除不良的意识和观念,形成正确的医学伦理意识,引导高尚的行为发生。

3. 医学伦理情感的修养

医学伦理情感是依据一定的医德认识,对现实生活中的各种医德行为所产生的崇敬或摒弃、赞赏或批评、喜爱或厌恶的心理体验和态度倾向,是医务人员对善恶的情绪或态度。它是在医学伦理理论修养的基础上,由医务人员的同情感、责任感和事业感等积淀而成,集中体现为医务人员实现医学专业精神的情感意志和能力。医务人员对患者的同情和尊重、反躬自省与人格完善,都会使道德情感渐趋稳定和深刻。

4. 医学伦理行为的修养

医学伦理行为是医务人员在一定的道德意识支配下表现出来的对待他人和社会的有道德意义的活动。良好的医德行为是医德修养的目的,也是衡量医务人员医德水平的客观标志。医学伦理的理论修养、意识与情感修养最终体现在医务人员的医疗行为上。医疗行为是医德修养的前提和基础,也是医德修养的目的和归宿。由医学伦理意识到行为习惯的养成,情感和意志起到了关键的作用。

5. 医学伦理智慧的修养

医学伦理智慧修养是一种相对完善的对医学伦理的认知和把握能力,是一种在道德困境与冲突中,仍能把握隐藏在背后的伦理问题关键所在的本领。伦理智慧是由丰富的知识、高尚的情感和坚定的信念以及医疗实践道德经验的不断积累而成的。

(二)医学伦理修养的实质

医学伦理修养的过程是医务人员把医学伦理的原则和规范转化为内心信念与良心的过程。此过程交织着两种对立的医学伦理观念的斗争。择其善者而从之,其不善者而改之,这就是医学伦理修养的实质。高度的自觉性是医学伦理修养的内在要求和根本特点,因为医学伦理修养的过程是一个自我认识、自我解剖、自我教育、自我改造和自我提高的过程,没有外力的强迫,完全靠个人自觉,是自己对自己的扬弃和自我成长的过程。外部条件和环境的影响是存在的,但最终取决于个人的自觉性。

三、医学伦理修养的方法

医学伦理修养是一个活到老、修养到老的雕琢过程。掌握修养的途径与方法,躬身实践,就能够提高修养境界。医务人员只有把医德原则和外在规范转化为内心信念,才能自觉调整和约束自己的行为,使其符合医学伦理的要求,达到全心全意为患者服务的目的。

(一)学以致用,躬身实践

医学伦理理论知识的积累是理论联系实际的前提和基础。德性活动常常与知识、理性联系在一起。道德修养就是要通过学习明辨是非善恶;通过学习各种道德知识、伦理知识和人文知识,明确做人的道理,并对所学的知识予以思考、反省和深思熟虑,这样才能在自己的内心深处培养起趋善避恶的道德意向和情感,从而选择道德行为,成为有道德的人。

医学伦理修养不是闭门静思、纸上谈兵,而是学以致用,知行合一,在实践中雕琢自己。具体说,从以下三个方面做起。

(1)坚持在医疗实践中认识和改造主观世界,在医疗关系中磨炼自己。医务人员要自觉进行医德品质的塑造,把符合社会要求的医德规范内化为自身的医德要求,转化为坚定不移的信念。

(2)坚持在医疗实践中检验自己的言行举止,正视差距与不足,修正、超越自我。在医德修养实践中,要时刻警醒,经常进行自我省察、自我纠错、自我反省、自我改造,形成稳固的道德品质和内心信念。

(3)随着医疗实践的积累而发展修养能力与水平,修养无止境。医德修养要在认识客观真理的过程中,不断与时俱进,向着更高的道德要求层次发展,知难而上,不断地给自己提出更高的要求,真正培养出高尚的医德。

考点直通车

医德修养要坚持(　　)

A. 集体性　　　B. 组织性　　　C. 实践性　　　D. 强制性　　　E. 机动性

答案与解析:C。考点解析:医学伦理修养是一个活到老、修养到老的雕琢过程。掌握修养的途径与方法,躬身实践,就能够提高修养境界。坚持医疗卫生保健实践是医德修养的根本途径和方法。

(二)"慎独"途径

"慎独"既是一种道德修养的途径,也是修养所达到的一种境界。慎独是指一个人在单独工作无人监督时,有做各种坏事的可能并且不会被人发觉的时候,仍能坚信自己的道德信念,自觉地按一定的道德准则去行动,并经过修养达到无私奉献的医学伦理境界。要达到慎独的境界,修养时要注意以下几点。

1. 注重高度的自觉性

不论在什么情况下,都要自觉履行医学伦理义务,并持之以恒,坚持不懈。医务人员工作认真负责、诊断准确、用药恰当、抢救专心、治疗有效,很大程度上依靠医务人员的自觉性和责任感。医务人员要有持之以恒的精神,运用自身坚强的医德信念,自觉地磨炼自己的意志和克服困难的毅力,努力把自己培养成一个具有高尚医德的人。

2. 在隐蔽和微小处下功夫,防微杜渐

医务人员在别人看不见、听不见的时候,十分谨慎和警惕,最隐蔽、最微小的事情最能够反映出一个人的品质,显示一个人的灵魂。社会舆论是对行为者的外在监督,在行为已经完成、结果已经发生时才起作用。对那种缺乏监督、无法监督的思想和行为主要靠慎独修养。因此,医务人员要防微杜渐,毋以善小而不为,毋以恶小而为之,积小善而成大德。

3. 必须打消侥幸心理与图省事的做法

特别是当倦怠或厌烦情绪发生时,越要严格自律,养成良好的行为习惯,逐步达到慎独境界。医务人员要始终保持爱心与耐心,不受环境的干扰,不急不躁地、有序地完成诊疗工作。

(三)榜样学习与自我批评

医学道德实践中各种道德信息的呈现状态,更能够激发人们的道德思考、道德体验和领悟。医务人员在观察学习的过程中,模仿行为时而发生,关键是以什么样的人为榜样。近朱者赤,近墨者黑,与以医谋私者同流合污,就会走入营私舞弊、违法乱纪的泥淖;以医林楷模为榜样,榜样的精神就会为自己的道德修养提供动力。榜样的力量是无穷的。临床医学实践中,不仅有榜样的感化与激励,多元化、开放性的时代里,医务人员难免会受到极端利己主义、享乐主义、物质主义甚至腐朽堕落生活方式等各种不同的刺激和诱惑。因此,医务人员要勇于进行自我批评,敢于与思想中的各种不好的想法做斗争,行为上自觉抵制各种不良诱惑与侵蚀,不忘初心,勇于实现崇高的职业理想。

(四)自律与他律相结合

道德的基础是人类精神的自律,道德自律就是人们独立自主地、没有外在强制地遵循一定道德原则规范的表现。医德修养的基点是医德自律。医德自律主要是医务人员在行为之前认同外在道德原则和规范,或内化原则和规范,从内心敬畏,对自己能够据此行动体验到神圣;把外在原则规范内化为医德法则。由医德自律积淀形成的医德良心是医德自制能力的主要表现。

道德他律是道德领域中的外在必然性对道德主体的行为所产生的外在约束力。在医德领域,人的行为同样受到医德他律的制约和影响,医务人员的道德行为要受到外在的医德原则、规范的制约。医德他律作用主要通过医务人员价值导向的方式,使其服从社会的医德价值目标,进而把医德义务看作是自己对社会和患者的责任、使命。医德他律主要通过医学道德教育、评价、监督等方式实现。

自律与他律既相互区别,又相互联系。自律是医务人员职业道德水平提高的内在根据,是内部原因;他律是医务人员职业道德水平提高的外在条件,是外部原因。自律和他律二者相互依存,不可或缺。医德修养过程是医德他律和自律交互作用的过程。没有医德他律,就没有医德自律的内容,没有医德自律,就没有医德他律的实现。医德他律是自律的前提和基础,医德自律是医德他律的起点和条件。医德修养是从他律走向自律。

四、医学伦理修养的境界

(一)医学伦理修养境界的含义

医学伦理修养境界是指医务人员在医学伦理修养过程中觉悟高低的程度及道德情操的状况,它能反映出医务人员的道德修养能力已经达到的程度和水平。由于每个人所处的社会地位、经济状况、受教育程度、人生观和世界观的不同,以及个人修养的不同,导致了不同的道德境界。个人的道德境界不是固定不变的,它既有相对稳定的一面,又有不断发展变化的趋向。道德境界具有多层次性。

(二)医学伦理修养境界的层次

根据个人处理医疗人际关系、医学与社会的关系中的实际做法和态度,医学伦理修养境界大致可分为四个层次,由低到高依次如下。

1. 自私自利的境界

此境界的医务人员,人生观是自私自利的个人主义,把私利当作不可侵犯的权利,以医谋私,把医疗职业作为获取个人私利的手段,把医学技术作为谋取私利的资本,唯利是图。在此境界中的医务人员只有极少数,但影响恶劣,危害甚大,必须加强道德教育,不能听之任之。

2. 先私后公的境界

此境界的医务人员以医谋生,在处理医疗人际关系和社会关系中,有时尚能考虑到他者利益,但不能始终如一地把患者利益置于首位。此境界中的医务人员一般具有朴素的人道观念,希望追求自己利益的同时,不伤害他人与集体的利益,但往往偏重于个人利益,斤斤计较个人利益得失。

3. 先公后私的境界

此境界的医务人员以医为业,基本上树立了为人民健康服务的理念,能够做到先人后己,先公后私;若发生利益矛盾,多以患者利益为重。此境界中的医务人员也关注个人利益,但利益冲突中总能先集体后个人,先他人后自己,在必要时能牺牲个人的利益,这是大多数医务人员的医德境界。先公后私的境界不是自发的,是在医学实践中通过深入持久的医德教育和医务人员个人修养的不断努力而逐渐发展形成的。

4. 大公无私的境界

大公无私是医德修养的最高境界。此境界的医务人员为医奉献,一切行为都以有利于社会利益和他人利益为准则,公而忘私,具有利他主义精神,全心全意地为人民身心健康服务,自觉把人民的健康利益放在首位。

现阶段人们的道德修养境界呈现出层次性、差别性和多样性的特点,医学伦理实践活动应该从实际出发,把广泛性与先进性结合起来,促进医务人员整体修养境界的提高。

第三节 医学伦理评价

一、医学伦理评价的含义、作用和意义

(一)医学伦理评价的含义

评价是指对人或者事物的价值判断。医学伦理评价是人们依据一定的医学伦理原则、规范和标准,对个体及群体的医疗行为所做出的是非、善恶、道德的或不道德的价值判断。有利于他人和社会利益的行为是善的、道德的;不利于或有害于他人和社会利益的行为就是恶的、不道德的。医学伦理评价是道德的善恶评价标准在医疗卫生服务实践活动中的具体考量与体现,也是构成医德实践活动的重要形式。

(二)医学伦理评价的作用

1. 裁决作用

医学伦理评价的首要任务在于判明人们行为的善恶属性,唤起人们普遍的道德良知

和社会责任感。通过社会评价和自我评价,对行为道德进行善恶裁决。医学伦理评价支持和赞扬符合医学伦理原则的行为,批判和谴责违背医学伦理原则的行为;对医疗行为与活动是否符合医学伦理原则和规范的要求进行裁决,督促医务人员弃恶从善,维护医学伦理原则和规范的权威。

2. 导向作用

医学伦理评价明确了医务人员的责任及责任限度,说明评价行为的善恶标准,理清了动机与效果、目的与手段及其相互关系,引导医务人员选择符合伦理的医学行为。鼓励医务人员行为趋善避恶,自觉选择高尚的医德行为。

3. 调节作用

医学伦理评价是促使医学伦理学从理论观念转化为道德实践的调节器。医务人员对评价结果的心理体验,使其在以后的行为选择中,自觉避开违背伦理的行为,趋向能使良心满足的道德行为。

4. 促进作用

随着医学科学的发展和高新技术的应用,带来许多新的伦理难题。医学伦理评价把人文思维带进医学新领域,倡导运用理性科学的伦理理论去解决矛盾与困境,既推动医学科学的发展,又拓展了医学伦理的发展新空间。

(三)医学伦理评价的意义

1. 医学伦理评价是培养医务人员医学道德品质和调整医学道德行为的重要手段

医学伦理评价的善恶裁决,明确了医学行为的道德与不道德的界限,用事实规劝和帮助医务人员依善而行。同时,医学伦理评价的过程与结果深入医务人员的内心,引起良心上的反省,使之自觉地调整以后的行为,扬善抑恶。

2. 医学伦理评价是医学道德他律转化自律的主要渠道

在医务人员的道德他律境界,医学伦理的原则和规范只是作为外在的规约。医学伦理评价的过程是宣传、灌输和推行医学伦理原则与规范的过程,也是医务人员从理性上接受一定的伦理原则和规范要求的过程,由外在约束条件向医学道德自律的转化,医学道德修养由他律阶段向自律阶段的转化。

3. 医学伦理评价创造了良好的道德环境,调节医学职业领域中的道德生活

医学伦理评价目的在于告诉人们应该做出什么样的行为。医学伦理评价不只是具有描述性意义,更重要的是具有规约的作用,使人们的行为受到规定和约束,具有促进或禁止行为的实践性力量。医学伦理评价肯定、褒扬、传播符合医学伦理原则和规范的行为;否定、谴责、通报违反医学道德原则和规范的行为;通过舆论褒贬表明社会公众的态度和情感倾向,创造良好的道德氛围,调节医务人员的道德生活。

4. 医学伦理评价促进医学科学的健康发展和精神文明建设

医学伦理评价的内容之一是审查医务人员的医学决策与伦理决策是否统一,促使医务人员关心技术,更注重道德修养,从而促进了自身、医疗机构乃至整个社会的精神文明建设。医学伦理评价有利于医务人员实现医疗卫生保健技术与伦理的统一,从而有利于解决医学科学研究和发展所带来的医学道德难题,进而促进医学科学的健康发展。

二、医学伦理评价的标准与依据

（一）医学伦理评价标准

医学伦理评价的标准是在对医疗行为的价值判断和善恶评价过程中用来衡量被评价的客体时所运用的参照系。评价主体运用这种参照系去衡量具体的医疗行为，符合要求的，即是善的，反之，则是恶的。善恶标准的核心是维护人民群众的健康和利益。在医学评价实践中，医学伦理评价的标准主要有以下几种。

1. 疗效标准

疗效标准即医疗行为是否有利于患者疾病的缓解、痊愈和生命安全的医学目的。这是衡量医务人员行为是否道德、道德水平高低的重要标志。作为一个有道德责任感的医务人员，应该根据实际情况制订对患者最有利、经济合理、疗效良好、副作用小的最优治疗方案。在治疗过程中，需充分考虑患者个体差异及以往疾病与健康情况，既要看到近期效果，又要注意到远期的不良影响，切忌为了快速的近期效益而为日后的治疗设置障碍。在尊重患者意见的同时坚持医疗原则，不为单纯的、表面上"好的服务态度"而放弃医疗原则。

2. 科学标准

科学标准即医疗行为是否有利于促进医学科学的发展和造福人类。医学是维护人的生命和增进人类健康的科学，医学科学研究与成果运用的宗旨是维护健康和造福人类。医务人员认真进行医学科学研究，不断揭示生命运动的本质规律，包括疾病发生、发展的客观进程，这些只要有利于人类健康，有利于医学科学技术发展，就是符合医学伦理评价的。

3. 社会标准

社会标准即医疗行为是否有利于人类生存环境的保护和改善。医务人员治病救人的同时肩负预防疾病，提高生命质量的重任。自然环境和社会环境是影响人类生命质量的重要因素。随着社会进步及医疗卫生事业的发展，医学科学的发展呈现出整体化趋势，其社会性日益增强。医疗行为是否有利于人类生存环境的保护和改善，是否有利于促进社会发展和提高人类的健康标准，这是衡量和评价医疗行为的社会标准。

凡是符合上述标准的行为，就是合乎道德的；反之则是不道德的。在对医务人员行为进行伦理评价时，应坚持三种客观标准，做出公正客观的评价。

考点直通车

评价医德行为善恶的根本标准是（ ）

A. 患者的意见

B. 患者家属的意见

C. 新闻媒体的认定

D. 有利于患者、有利于医学发展、有利于生存环境的改善

E. 社会主义医德规范体系

答案与解析：D。考点解析：在医学评价实践中，医学伦理评价的标准主要有疗效标

准、科学标准、社会标准。在对医务人员的行为进行伦理评价时,应坚持这三种客观标准,做出公正客观的评价。

(二)医学伦理评价的依据

医学伦理评价的依据是评价主体对评价客体时用以与标准比较的根据。评价标准是客观的,外在的;评价依据则是内在于行为中的动机与效果、目的与手段,是行为本身的构成要素。

1. 动机与效果

动机是医务人员行为前的主观愿望,效果是医务人员行为产生的客观结果。在医疗实践中,动机和效果是相互联系的,是行为的两个要素。

关于伦理评价的依据,伦理学思想史上曾有两种对立的观点:唯动机论者强调动机否认效果;唯效果论者强调效果否认动机。实际上,动机和效果是辩证统一的关系,在伦理评价中既要看行为的动机,也要依据行为的效果;必须在效果上检验动机,从动机上注重效果,把动机和效果统一到实践中,具体情况,具体分析。

(1)在一般情况下,医务人员的良好动机会产生良好效果,不良动机则会产生不良效果。此时,无论是根据动机还是根据效果,对医德行为做出评价的结果都是统一的。

(2)在动机和效果不一致,甚至出现矛盾的情况下,好的动机不一定会产生好的结果,不良的动机也可能歪打正着。这就需要把动机和效果联系起来分析,不能简单地以效果判断动机,也不能用动机替代效果。进行伦理评价既要看动机又要看效果,以道德实践的全过程为依据,做出正确判断。动机和效果辩证统一的理论,为评价医务人员的行为提供了重要依据。

(3)动机与效果的统一是在医务活动过程中进行的。只有以医疗实践的全过程为依据,从实际出发,才能对医务人员自身或他人做出慎重的、公正的道德评价。

📖 知识拓展

不论是评价自己的行为还是评价他人的行为,都同样是评价这些行为的道德价值,因而也就只能同样以道德规范作为评价标准。问题是行为是由动机和效果构成的,二者有时并不一致。那么,当我们对行为进行评价时,究竟是依据动机还是依据效果?

这是一个难题,古往今来争论不休。对于行为本身的评价,应只看效果而不看动机。我们不是经常说"好心办坏事"吗?"坏事""事",就是行为,"好心""心"就是动机,你虽然是"好心",但你办出来的"事",却恰恰相反,可能是坏事。这意味着对"事"或行为的评价,是不看动机只看效果……相反,对人的品德的评价,对人是好人还是坏人的评价,却应只看动机不看效果。所以,"好心办坏事"的人是好人,"坏心办好事"的人是坏人……

对行为本身的评价只应该看效果;对行为者品德的评价看动机,因此,动机与效果统一论的观点是不能成立的。因为动机与效果一致的时候,可以"统一论"。例如,好心办好事的动机和效果是一致的,那么,不论依据动机还是依据效果都可以说,好心办好事者是好的,道德的。坏心办坏事者的动机和效果是一致的,那么,不论根据动机还是效果都可以说,坏心办坏事者是坏的,不道德的。但是,当动机和效果矛盾时,"统一论"就不适用了。一个人要是好心办了坏事,如何统一论?怎么能够既依据动机又依据效果?如果对行为者品德进行评价既依据动机又依据效果,那么,我们就既不能说好心办坏事者是道德的,也不能说他是不道德的,而只能说他既是道德的,又是不道德的:依据动机是道德的,依据效果是不道德的。这岂不是荒唐之极?

——王海明.伦理学与人生[M].上海:复旦大学出版社,2009.

2. 目的与手段

目的是期望达到的目标;手段是实现这一目的所采取的措施、方法和途径。目的和手段既相互联系又相互制约,目的决定手段,手段必须服从目的。没有目的的手段是毫无意义的;没有一定手段相助,目的无法实现。在进行医学伦理评价时,应从目的和手段的统一观点出发,不仅要看是否有正确的目的,而且要看是否选择了恰当的手段。

依据医学目的选择诊疗手段,应遵循五条原则。

(1)一致性原则:选择的医疗手段和医学目的一致。医务人员所选择的医疗手段应该符合患者的病情发展阶段,有利于维护患者生命健康权益和其他权益目的。

(2)有效原则:选择手段的有效性必须是经过实践证明过的。临床应用的一切诊疗手段,包括各种新技术、新设备和新药品,必须经过严格的动物实验和临床试验,证明是行之有效的,否则均不能使用。

(3)最优原则:选择带来痛苦最小、耗费最少、安全度最高、效果最好的手段。

(4)社会性原则:符合保护社会健康原则,行为的社会后果良好。

(5)伦理原则:医疗行为的选择要达到技术性与伦理性的统一。医疗行为在取得理想效果的同时符合医学伦理原则和要求。

三、医学伦理评价的类型与方式

(一)医学伦理评价类型

医学伦理评价包括自我评价和社会评价两种类型。

1. 自我评价

自我评价是指医务人员在医疗实践中,依据一定的伦理标准,对自己的行为做出的价值判断,是医务人员依靠内心信念进行道德自律的过程。

2. 社会评价

社会评价是指社会或他人依据一定的伦理标准,对医务人员的行为做出的价值判断。社会评价是人们借助社会舆论对医务人员进行他律和监督的过程。

自我评价和社会评价、自律与他律,共同促进良好道德风尚的形成。

(二)医学伦理评价方式

医学伦理评价活动借助于一定的载体,运用一定的方式方法,实现扬善抑恶的目的。其方式主要有社会舆论、传统习俗和内心信念三种。

1. 社会舆论

社会舆论评价是指一定社会群体或一定数量的群众依据道德观念对人的行为和组织的活动施加精神影响的道德评价手段。人们对医德行为的态度和善恶评价,具有广泛的影响力、感染力和强制力等,是应用最普遍的医学伦理评价方式。面对社会舆论,医务人员必须理智冷静地加以区别,以明辨是非、善恶、荣辱,坚持真理,纠正错误,改进工作。

2. 传统习俗

传统习俗是人们在社会生活中长期形成的一种稳定的、习以为常的行为趋向和行为规范,是医学伦理规范的重要补充。取其精华,去其糟粕,批判继承,是应用传统习俗评价时的理性态度。

3. 内心信念

内心信念是指医务人员对医学伦理思想、理论、原则规范的真诚信仰所产生的责任感并身体力行。内心信念是巨大的精神力量,是医学伦理评价的重要方式,它通过良心发挥作用。内心信念是深刻的医德认识,是经过长期医疗实践、医德认识和医德修养的结果,具有稳定性和深刻性。稳定性是指医务人员的内心信念一旦形成,就不会轻易改变,而且在相当长的时期内影响并支配自己的道德行为。深刻性是指医务人员内心信念的形成,并非一朝一夕之事,是长期进行道德学习和道德实践的结果,是道德认识、道德情感和道德意志的统一。内心信念作为一种强烈的道德责任感,推动医务人员进行道德评价和行为选择,具有很强的约束监督作用。内心信念能发挥任何外力无法比拟的作用。

三种评价方式互相渗透和补充,相互作用,决定医学伦理评价的广度和深度,也影响着医学美德的凝结和修养境界水平。

医学机构的医学道德教育、评价和监督,医务人员的医学道德修养实践,归根结底是为了培养医务人员良好的行为习惯与高尚的医学道德品质,进而树立起自己的道德人格,成为精诚之大医。医学道德教育、修养与评价作为道德实践活动不可分离的环节,共同为提高医务人员的伦理素质服务。

🖋 知识拓展

《关于建立医务人员医德考评制度的指导意见(试行)》节选

医德考评结果分为四个等级:优秀、良好、一般、较差。

医务人员在考评周期内有下列情形之一的,医德考评结果应当认定为较差:

(一)自我评价。医务人员各自根据医德考评的内容和标准,结合自己的实际工作表现,实事求是地进行自我评价。

(二)在临床诊疗活动中,收受药品、医用设备、医用耗材等生产、经营企业或经销人员以各种名义给予的财物或提成的。

(三)违反医疗服务和药品价格政策,多记费、多收费或者私自收取费用,情节严重的。

(四)隐匿、伪造或擅自销毁医学文书及有关资料的。

(五)不认真履行职责,导致发生医疗事故或严重医疗差错的。

(六)出具虚假医学证明文件或参与虚假医疗广告宣传和药品医疗器械促销的。

(七)医疗服务态度恶劣,造成恶劣影响或者严重后果的。

(八)其他严重违反职业道德和医学伦理道德的情形。考评结果要在本单位内进行公示,并与医务人员的晋职晋级、岗位聘用、评先评优、绩效工资、定期考核等直接挂钩。

综合测试

一、名词解释

1. 医学伦理教育
2. 医学伦理修养
3. 慎独
4. 医学伦理评价

二、单项选择题

A1 型题

1. 医务人员自觉将医德规范要求内化为自己的医德品质的活动是( )

    A. 医德活动　　B. 医德修养　　C. 医德评价　　D. 医德教育　　E. 医德决策

2. 在自己独处、无人监督的情况下,仍能按照医德规范的要求行事是指( )

    A. 内省　　　　B. 反省　　　　C. 省悟　　　　D. 慎独　　　　E. 自律

3. 人们对医疗行为进行道德价值判断是通过( )进行的

    A. 医德活动　　B. 医德教育　　C. 医德修养　　D. 医德评价　　E. 医德境界

4. 对医德评价的意义,理解不正确的是( )

    A. 表明评价者个人的喜好

    B. 形成健康的医德氛围

    C. 调节医疗人际关系

    D. 有助于将外在医德规范内化为医务人员的信念

    E. 有助于指导医务人员选择高尚的医德行为

A3 型题

    王某,男,35 岁,主诉"舌感异常"到医院就诊,被确诊为舌癌,医生认为病灶尚未转移,及早手术是最佳治疗方法。医生告知患者家属实情及治疗方案,但因手术需取得患者同意,因此,希望家属告知患者其"病灶只是溃疡,因为是恶性的,所以必须切除舌的1/3"以取得患者同意。结果患者坚决反对手术。为了挽救患者生命,医生遂向患者解释"不是切掉舌头,而是烧灼舌的溃疡部分",使患者同意了手术。术后患者出现语言障碍,咀嚼味觉功能减退,认为医生欺骗并坑害了自己,遂上告法院,要求赔偿。

5. 本案例中,关于医生的医学动机与手段,哪一种评价是正确的( )

    A. 动机是善的,是为了治病救人;手段也是正确的,能达到治病救人的目的

    B. 动机是善的,是为了治病救人;但手段是不好的,影响了患者的术后生活

    C. 医生以"不是切掉舌,而是烧灼舌的溃疡部分"告之患者,是为了消除患者对手术的恐惧心理,动机是正确的,但采取欺骗患者的手段是伦理学不允许的

    D. 医生以"恶性溃疡"告知患者,侵犯了患者的知情权,动机是不正确的

    E. 手术的动机是为了防止舌癌术后复发,是善的,医生用"烧灼舌部溃疡"的解释获取患者的同意,也是为了治病救人,因此,手段也是伦理学能接受的

6. 本案例患者上告法院,最主要的理由是( )

A. 医生手术的动机与目的不相符,导致患者术后生活受到严重影响

B. 医生切除 1/3 舌部虽是本手术的指征,但侵犯了患者的合法权益

C. 医生手术的动机与手段超出了患者当时的理解力和心理承受能力

D. 医生当时用"只是烧灼舌的溃疡部分"的虚假解释骗取患者的同意

E. 医生没有向患者说明术后可能出现的后遗症,患者思想准备不够

患者李某,男,72 岁。因反复右上腹痛并向右肩放射,伴有呕吐、发热 4 个月,近 20 天加重出现黄疸,到某医院外科就诊。查体,除巩膜和皮肤黄染、右上腹轻压痛外,无异常发现。B 超提示胆管癌可能性大。患者住院进一步诊治。外科总住院医生查房医嘱复查 B 超。两次 B 超检查,占位性病变的位置仍不能确定,故进行查房讨论。讨论建议做经内镜逆行性胰胆管造影术(ERCP)检查。患者做 ERCP 检查未成功。病情加重,不得已行开腹探查。手术探查证实为胆总管内结石,残余胆囊管结石。

7. 针对案例中患者病情逐渐加重的结果,从哪个角度对医生进行评价最恰当(　　)

A. 做了不必要的辅助检查

B. 过分依赖辅助检查以致延误了治疗时间

C. 因医生意见不一致而延误了治疗时间

D. 医生的做法无可指责,病情加重完全是疾病的自然规律

E. 医生只是技术上欠缺,没能快速确诊,在道德上没有欠缺

8. 本案例归根结底体现了(　　)

A. 未依照最优化原则,未做到对患者损伤相对最小、耗费相对最小

B. 过分依赖辅助检查,缺乏从病史和体检等方面的综合分析

C. 医生的医学模式还停留在生物医学模式,未转化到生理 - 心理 - 社会医学模式

D. 案例里的医患关系是明显的物化关系,即医生眼里只有波形和图像

E. 医生之间意见不一致将最终直接影响患者的利益

一对农村夫妇抱着刚满周岁的喉梗阻的患儿去医院求治,患儿呼吸困难,医生决定做气管切开,但患儿的父母坚决不同意。医生对患儿的病情和手术的必要性进行了简要的解释,并劝患儿父母同意为患儿做手术。

9. 若医生眼看着患儿父母抱着孩子离去,对医生恰当的评价是(　　)

A. 医生的做法虽无可指责,但在说明手术的目的和必要性的技巧上仍有欠缺

B. 医生没有使患儿父母充分做到知情,故未得到患儿父母对手术的同意

C. 医生已经充分尊重了患儿父母的自主性

D. 医生对患儿缺乏高度的责任感,未能达到道德的最高境界

E. 患儿父母有拒绝治疗的权利,医生有尊重其决定的义务

10. 在这关键的时刻,主治医师杨医生看到患儿情况危急,便不顾患儿父母的反对,在患儿父母不给手术签字的情况下,毅然将患儿抱到手术室进行抢救,患儿得救了,患儿的父母感激涕零,对杨医生行为正确的评价是(　　)

A. 杨医生的做法结果虽好,但在道德上仍有欠缺,即手术没有签字坚决不能做

B. 杨医生没有做到手术的知情同意,是不道德的行为

C. 杨医生未尊重监护人的决定,即未尊重患儿监护人拒绝治疗的权利

D. 杨医生的做法在道德上没有欠缺,这种敢于承担风险的精神应属于最高层次的道德

E. 杨医生只是在行使医生的特殊干涉权,在道德上没有欠缺之说

三、简答题

1. 医务人员应如何加强医学伦理修养?

2. 医学伦理评价的标准和依据有哪些?

3. 医学伦理评价有哪些方式?

四、案例讨论

【案例】

　　一位高中生,女,18 岁,患口腔颌面部恶性肿瘤,并有颈淋巴结转移,医生认为需要做根治术。因手术后外观和功能有一定损伤,家长拒绝做根治术,要求医生选择术式既达到根治的目的又不给孩子留下伤残。医生讲:只能尽最大努力,不能担保尽善尽美。家长同意签字后实施手术,术后一切顺利,家长致谢。半年后,肿瘤复发,需要第二次手术,且难度加大,家长认定是医生第一次手术切除不彻底,要求追究医生责任。

【讨论】

1. 医生是否负道德责任,请做伦理评价。

2. 从动机和效果、目的与手段的相互关系的理论视角看,如何评价医生的治疗行为?

(田丽影)

模拟测试卷

试卷一

一、名词解释（每题 3 分，共 15 分）

1. 医学伦理学
2. 医学人道主义
3. 不伤害原则
4. 仁慈
5. 医学伦理评价

二、单项选择题（每题下均附 A、B、C、D、E 五个备选答案，从中选择一个最佳答案。每题 1 分，共 10 分）

1. （　　）被美国 1978 年出版的《生命伦理百科全书》列为世界古典医学道德文献之一，与《希波克拉底誓言》和《迈蒙尼提斯祷文》并列
   A.《本草纲目》
   B.《大医精诚》
   C.《备急千金要方》
   D.《医家五戒十要》
   E.《医家十要》

2. 产妇李某，36 岁，妊 3 产 1。既往病史：习惯性流产，第三次妊娠保胎至 31 周早产。新生儿体重 1950 克，出生后多次出现呼吸暂停，最长一次达 19 分钟。B 超检查显示新生儿有颅内出血，后又继发新生儿肺炎、硬皮肿。医务人员向产妇及家属交代新生儿病情，告知即使抢救能够存活下来，孩子未来的智力可能较差。所以，医务人员建议家属放弃这个早产儿。请问，医务人员提出该建议的主要医学伦理学的伦理依据是哪一项（　　）

   A. 道义论
   B. 生命神圣论
   C. 生命质量和价值论
   D. 公正论
   E. 美德论

3. 一般而言，影响医患关系的最主要因素是（　　）
   A. 社会环境因素
   B. 医务人员的因素
   C. 患者方面的因素
   D. 医院管理因素
   E. 新闻媒体

4. 构成医医关系的两方医务人员都不是权威或指导者，双方工作只有分工的不同，而没有上下级之别，这种医医关系模式是（　　）
   A. 并列互补型
   B. 技术指导型
   C. 主导从属型
   D. 竞争合作型
   E. 平行独立型

5. 患儿，女，5 岁，因上呼吸道感染到某医院儿科就诊。患儿见到医生即哭闹不止，拒绝检查。医生听完家长主诉，知道了孩子有哮喘病史，准备检查身体。但患儿一见到医生要触摸她便紧张害怕，哭闹得更厉害。此时，医生的正确做法是（　　）
   A. 不顾患儿哭闹，强行检查身体
   B. 给患儿讲解疾病情况，进行医患信息沟通
   C. 以患儿哭闹为由拒绝继续诊断和治疗
   D. 用恐吓的方式制止患儿的哭闹

E. 关心安慰患儿,消除患儿的紧张恐惧心理,进行情感沟通;等患儿接受后在检查身体

6. 在高干病房,一些医务人员称呼患者总是用"赵书记""王局长"等,语调适中;而到了一般病房,称呼就换成了"3 床""做透视的"等,语气生硬。从深层次上说,此类现象的本质是( )
   A. 敬业精神差　　B. 语言不文明
   C. 尊重意识差　　D. 公正意识差
   E. 服务意识差

7. 下列哪一项是医务人员的权利( )
   A. 平等医疗权
   B. 知情同意权
   C. 医疗干涉权
   D. 保护患者隐私权
   E. 疾病认知权

8. 在医学史上,"( )"是古老的医学伦理传统,是医务人员首先要考虑的
   A. 患者利益
   B. 国家公益
   C. 医学界的利益
   D. 患者家属的利益
   E. 医学科学研究

9. 医务人员与患者的非技术关系中,最重要的内容是( )
   A. 法律关系　　B. 道德关系
   C. 利益关系　　D. 文化关系
   E. 价值关系

10. 医师在诊断治疗中越来越依赖于化验指标、影像、仪器检测数据等,这使医患关系表现出( )趋势
    A. "道德化"　　B. "商业化"
    C. "民主化"　　D. "法制化"
    E. "物化"

三、填空题(在横线上填入恰当文字,使试题所叙述的内容正确无误。每题2分,共40分)

1. 张仲景在担任长沙太守期间,每月逢初一、十五两天,在公堂上为群众治病。"_____"的典故就是对他的纪念和歌颂。

2. 道德的评价标准是_____。

3. 医学伦理修养的内容包括:_____的修养、_____的修养、_____的修养、_____的修养和_____的修养。

4. 医务人员具有坚持真理、忠诚于医学科学事业、诚心诚意地对待患者和同事的良好品质,就是_____的美德。

5. 医学人道主义的核心内容是_____。

6. 良心的实质是____。

7. "在目前医学条件下患有不治之症的患者在濒临死亡状态时,由于精神和躯体的极端痛苦,在患者或其家属的要求下,经医生的鉴定和法律的认可,用一定的医学方法使患者在无痛苦的状态下,度过死亡阶段而结束生命的全过程。"这是_____的概念。

8. 医学伦理学的理论基础包括:_____、_____、_____和_____。

9. 临床诊断和治疗中的最优化原则的具体内容包括:_____、_____、_____、_____。

四、简答题(每题7分,共21分)

1. 简述生命神圣论的含义及其历史意义。

2. 简述尊重原则的含义及其对医务人员的伦理要求。

3. 简述社区卫生服务的特点及其对医务人员的伦理要求。

五、案例分析(共14分)

【案例材料】2004年的夏天酷热难当。7月23日,唐某(男,35岁)在结束一天的农活后疲惫不堪地回到家中。17:10左右,唐某开始出现头晕、恶心、呕吐、大汗虚脱、周身疼痛、乏力、发热等症状,立即被家人送往某医院就诊。该急诊室满是患者,值班医生接诊后,匆匆忙忙地向家属询问了几句病史,简单地听听心肺之后,就对患者做出了诊断:"有机磷农药中毒"。这样,在25分钟内,先后三次经静脉给予阿托品,总药量达205mg。用药不久,患者开始出现极度口渴、咽喉干燥、颜面潮红、心慌不安等症状。继而又出现极度烦躁不安、手足乱舞、躁动不止、谵妄幻觉、胡言乱语等中毒表现。用药10余小时后,患者死亡。医院出具的死亡诊断是"有机磷农药中毒"。

死者家属怀疑有机磷中毒是存在投毒谋害的可能,所以,在患者死亡后,向公安机关报案。后经省公安厅进行刑事技术检验查明,死者唐某系阿托品中毒致死,排除了有机磷中毒的可能性。临床诊断错误,导致治疗上的一系列失误。

【分析要求】请用临床诊疗的伦理要求,简要分析该案例。

试卷二

一、名词解释(每题4分,共20分)
1. 医学道德情感
2. 医学道德修养
3. 有利原则
4. 诚挚
5. 生命神圣论

二、单项选择题(每题下均附A、B、C、D、E五个备选答案,从中选择一个最佳答案。每题2分,共20分)

1. "若有疾厄来求救者,不得问其贵贱贫富,长幼妍媸,怨亲善友,华夷愚智,普同一等,皆如至亲之想。"此语出自(　　)
   A. 陈实功　　　　B. 钱乙
   C. 李时珍　　　　D. 孙思邈

E. 华佗

2. 产妇李某,36岁,妊3产1。既往病史:习惯性流产,第三次妊娠保胎至31周早产。新生儿体重1950克,出生后多次出现呼吸暂停,最长一次达19分钟。B超检查显示新生儿有颅内出血,后又继发新生儿肺炎、硬皮肿。医务人员向产妇及家属交代新生儿病情,告知即使抢救能够存活下来,孩子未来的智力可能较差。即便如此,医务人员依然建议家属决不能放弃这个早产儿。请问,医务人员提出该建议的主要医学伦理学的伦理依据是哪一项(　　)
   A. 道义论
   B. 生命神圣论

C. 生命质量和价值论

D. 公正论

E. 美德论

3. 患者,男性,27 岁。因车祸导致全身多处骨折,神志不清,被送至某医院急诊科。此时,最适用的医患关系模式是( )

A. 主动 - 被动型

B. 指导 - 合作型

C. 共同参与型

D. 消费者与经营者模式

E. 自由放任型

4. 临床诊疗工作中最基本的原则是( )

A. 安全无害的原则

B. 痛苦最小的原则

C. 患者第一的原则

D. 耗费最少的原则

E. 疗效最佳的原则

5. 人在患病后,有权选择接受或拒绝医生制订的诊治方案,这种权利是哪一项原则的体现( )

A. 最优化原则　　B. 有利原则

C. 不伤害原则　　D. 公正原则

E. 尊重原则

6. 以下规范,哪一项是专属于问诊中的道德要求( )

A. 语言亲切,平易近人

B. 动作轻柔,关心体贴

C. 全面系统,认真细致

D. 动作敏捷,方法得当

E. 保护隐私,问有省略

7. 在我国实施辅助生殖技术,以下不符合伦理原则的是( )

A. 使用捐赠的精子

B. 实施"三盲政策"

C. 使用捐赠的卵子

D. 使用捐赠的胚胎

E. 使用亲属或非亲属代孕

8. 一少女需要肾脏移植手术以挽救生命,但很难找到合适的供体器官。她的母亲因为组织不相容而被排除,她的父亲是医学上最合适的潜在供肾者。但他缺乏勇气,特别担心术后结果的不确定性而拒绝捐献。这位父亲请求医生说他由于医学的原因不适合作为供体。医生应该怎么做才能得到伦理辩护( )

A. 实话实说

B. 替他找到合适的借口,让他能够体面地拒绝捐献

C. 医生自己耐心细致地做工作,并与家属一道做说服工作,促使他捐献

D. 指责他见死不救,说明他不救治自己的女儿是残忍的

E. 医生让医院社会工作者和他面对面沟通,以促使他捐献肾脏器官

9. 最能够体现医学科研人员高尚情操的人体实验是( )

A. 天然实验　　B. 诱导实验

C. 自体实验　　D. 自愿实验

E. 强迫实验

10. "三人行,必有我师"体现了医学道德修养中哪种方法( )

A. 克己自律　　B. 坚持实践

C. 内省自讼　　D. 学习求知

E. 自律与他律结合

三、填空题(在横线上填入恰当文字,使试题所叙述的内容正确无误。每题 2 分,共 20 分)

1. 三国时代的名医董奉,医术精湛,医德高尚,"＿＿＿＿＿"的典故就是对他的歌颂。

2. 道德的评价标准是＿＿＿＿＿。

3. 请列举出四项患者的道德权利:＿＿＿＿＿、＿＿＿＿＿、＿＿＿＿＿、＿＿＿＿＿。

4. 医务人员仁爱慈善,对患者同情、关心、

爱护、尊重即为＿＿＿＿＿＿＿＿＿＿
的美德品质的表现。

5. 良心的实质是＿＿＿＿＿＿＿。

6. ＿＿＿是指在医学领域内,特别是医务人员与患者的关系中,表现为医务人员爱护和关心患者的健康、重视患者的生命、尊重患者的人格和权利、维护患者的利益和幸福的一种伦理思想。

7. 医务人员的道德修养要达到＿＿＿境界,是指医务人员在单独工作,无人监督的时候,仍能坚持医学道德信念、按照医学道德的原则和规范行事。

四、简答题(每题10分,共20分)

1. 简述临床诊疗工作对医务人员的伦理要求。

2. 简述不伤害原则的含义及其对医务人员的伦理要求。

五、案例分析(共20分)

【案例材料】患者赵某,女,60岁,退休工人。因右上腹疼痛两年有余到某县医院外科就诊。A 医生诊断为慢性胆囊炎、胆石症,准备收住院手术治疗,因患者对手术有顾虑,没有接受,先用药物进行治疗。两周后,患者症状加重,再次来门诊,经 B 医生收住院。住院后,在患者等待手术的过程中,巧遇 A 医生查房,A 医生得知此患者是 B 医生收住院的,极为不满。查房时,A 医生在患者面前对下级医生说:"胆囊炎患者应该择期手术,该患者两周前来就诊治是手术的最好时机,但是本人不同意住院,现在,该患者的临床表现是典型的胆囊炎急性发作,此时手术死亡率高,加之患者体胖,也容易发生手术并发症。上星期 B 医生手术的那位患者,就出现了问题……"患者听了这番话,非常紧张,对两周前自己没有听 A 医生的建议,后悔莫及,也对 B 医生的医术产生了怀疑。

【分析要求】试用医务人员之间的道德原则和规范分析 A 医生的言行。

参考答案

第一章

1. B　2. D　3. B　4. C　5. E　6. A　7. C
8. D　9. A　10. B

第二章

1. B　2. C　3. E　4. C　5. D　6. A　7. D

第三章

1. E　2. A　3. C　4. A　5. B　6. B　7. E
8. C　9. A　10. C　11. C　12. B　13. E
14. D　15. D　16. C　17. C

第四章

1. B　2. D　3. D　4. A　5. B　6. B　7. B
8. E　9. D　10. D

第五章

1. E　2. D　3. E　4. A　5. A　6. C　7. C
8. D　9. B　10. A　11. E　12. B　13. D

第六章

1. D　2. B　3. B　4. D　5. D　6. A　7. A

第七章

1. B　2. D　3. B　4. B　5. E　6. C　7. E
8. A　9. A　10. A　11. C　12. E　13. D

第八章

1. A　2. D　3. B　4. E　5. C　9. B　7. B
8. D　9. C　10. E　11. D

第九章

1. A　2. E　3. A　4. E　5. A　6. B　7. B

8. C

第十章

1. C　2. E　3. A　4. E　5. B　6. D　7. B
8. C

第十一章

1. E　2. B　3. D　4. C　5. E　6. A　7. E
8. E　9. C　10. B　11. E　12. E　13. E
14. E

第十二章

1. B　2. C　3. B　4. D　5. C　6. B　7. A
8. B　9. A　10. E　11. C　12. E　13. C
14. A

第十三章

1. A　2. B　3. A　4. E　5. A　6. B　7. D

第十四章

1. C　2. A　3. B

第十五章

1. B　2. D　3. D　4. A　5. A　6. D　7. B
8. B　9. D　10. D

试卷一

1. D　2. C　3. B　4. A　5. E　6. D　7. C
8. A　9. B　10. E

试卷二

1. D　2. B　3. A　4. C　5. E　6. A　7. E
8. B　9. C　10. D

主要参考文献

[1]李德玲,齐俊斌.医学伦理学[M].西安:西安交通大学出版社,2012.

[2][美]雅克·蒂洛,基思·克拉斯曼.伦理学与生活[M].9版.程立显,刘建,译.北京:世界图书出版公司,2008.

[3][美]汤姆·比彻姆,詹姆士·邱卓思.生命医学伦理原则[M].5版.李伦,译.北京:北京大学出版社,2014.

[4]丛亚丽,张大庆.2013—2014中国医患关系蓝皮书[M].北京:北京大学医学出版社,2015.

[5]姜小鹰.护理伦理学[M].2版.北京:人民卫生出版社,2013.

[6]段德智.西方死亡哲学[M].北京:北京大学出版社,2006.

[7]吴崇其,张静.卫生法学[M].2版.北京:法律出版社,2010.

[8]况成云,兰明银,张昌军.医学伦理学[M].北京:人民卫生出版社,2008.

[9]丘祥兴.医学伦理学[M].北京:人民卫生出版社,2008.

[10]丘祥兴,孙福川.医学伦理学[M].北京:人民卫生出版社,2008.

[11]田荣云.医学伦理学[M].北京:人民卫生出版社,2004.

[12]秦敬民.医学伦理学学习指导及习题集[M].北京:人民卫生出版社,2009.

[13]张新庆,杨师.历练你的生命智慧——解读生命中的伦理难题[M].北京:科学普及出版社,2007.

[14]吴晓露,古道宗,王光荣.医学伦理学[M].济南:山东大学出版社,2009.

[15]鲁扬,尚金凯.医案说法[M].沈阳:东北大学出版社,2009.

[16]美国医学科学院,美国科学三院国家科研委员会.科研道德——倡导负责行为[M].北京:北京大学出版社,2007.

[17]李本富.医学伦理学[M].北京:北京大学医学出版社,2010.

[18]焦雨梅,冉隆平.医学伦理学[M].2版.武汉:华中科技大学出版社,2016.

[19]黄名述.教你处理医疗纠纷[M].成都:天地出版社,2008.

[20]王明旭,边林.医学伦理学学习指导及习题集[M].北京:人民卫生出版社,2005.

[21]沈键.医学心理学[M].上海:同济大学出版社,2008.

[22]刘俊荣,刘霁堂.中华传统医德思想导读[M].北京:中央编译出版社,2011.

[23]刘俊荣.护理伦理学实用教程[M].北京:人民卫生出版社,2008.

[24]刘俊荣.医患冲突的沟通与解决[M].广州:广东高等教育出版社,2004.

[25]曹志平.中国医学伦理思想史[M].北京:人民卫生出版社,2012.

[26][美]罗伊·波特.剑桥医学史[M].张大庆,李志平,刘学礼,译.长春:吉林人民出版社,2000.

[27]伍天章.医学伦理学[M].北京:高等教育出版社,2015.

[28]孙宏玉.护理伦理学[M].北京:北京大学医学出版社,2015.

[29]王沧霖,李德玲.护理伦理与法规[M].2版.南京:江苏凤凰科学技术出版社,2018.

[30][瑞士]雷托·U·施耐德.疯狂实验史[M].许阳,译.北京:生活·读书·新知三联书店,2009.

[31][美]恩格尔哈特.生命伦理学的基础[M],范瑞平,译.长沙:湖南科学技术出版社,1996.

[32]王磊,丛亚丽.2015—2016 中国医患关系蓝皮书[M].北京:北京大学医学出版社,2017.